UTB 1411

Eine Arbeitsgemeinschaft der Verlage

Beltz Verlag Weinheim · Basel
Böhlau Verlag Köln · Weimar · Wien
Wilhelm Fink Verlag München
A. Francke Verlag Tübingen und Basel
Haupt Verlag Bern · Stuttgart · Wien
Lucius & Lucius Verlagsgesellschaft Stuttgart
Mohr Siebeck Tübingen
C.F. Müller Verlag Heidelberg
Ernst Reinhardt Verlag München und Basel
Ferdinand Schöningh Verlag Paderborn · München · Wien · Zürich
Eugen Ulmer Verlag Stuttgart
UVK Verlagsgesellschaft Konstanz
Vandenhoeck & Ruprecht Göttingen
vdf Hochschulverlag AG an der ETH Zürich
Verlag Barbara Budrich Opladen · Farmington Hills
Verlag Recht und Wirtschaft Frankfurt am Main
WUV Facultas Wien

Hanspeter Gadler

Praktische Linguistik

Eine Einführung in die Linguistik für Logopäden
und Sprachheillehrer

4. Auflage

A. Francke Verlag Tübingen und Basel

Hanspeter Gadler ist ao. Prof. für Allgemeine und Angewandte Sprachwissenschaft an der Universität Graz.

Bibliografische Information der Deutschen Bibliothek

Die Deutsche Bibliothek verzeichnet diese Publikation in der Deutschen Nationalbibliografie; detaillierte bibliografische Daten sind im Internet über <http://dnb.ddb.de> abrufbar.

4., erweiterte und aktualisierte Auflage 2006
3., aktualisierte Auflage 1998
2., durchgesehene Auflage 1992
1. Auflage 1986

Dischingerweg 5 · D-72070 Tübingen
ISBN 3-7720-8145-2

Gedruckt auf chlorfrei gebleichtem und säurefreiem Werkdruckpapier.

Internet: http://www.francke.de
E-Mail: info@francke.de

Einbandgestaltung: Atelier Reichert, Stuttgart
Satz: Nagel-Satz, Reutlingen
Druck und Bindung: Ebner & Spiegel, Ulm
Printed in Germany

ISBN 3-8252-1411-7 (UTB-Bestellnummer)

Inhaltsverzeichnis

Vorworte 9

Einleitung 13

Linguistik 15

Allgemeine Überlegungen 18

Einige Anmerkungen zu allgemeineren linguistischen Aspekten 21

Sprachsystem und Äußerung 29

Synchronie und Diachronie 31

Sprachstruktur und Sprachverwendung 32

Syntagmatisch und paradigmatisch 34

Phonetik 36

Artikulation 37

Lautproduktion 42

Vokale 45

Konsonanten 49

Suprasegmentalia 52

Akustische Phonetik 57

Auditive Phonetik 62

Phonologie 68

Distributionalismus 68

Funktionalismus 70

Hauptklassen 73

Vokalismus 75

Konsonantismus 79
Phonetisch-phonologische Störungen 85
Nicht-segmentale Störungen 86
Segmentale Störungen 95

Grammatik 101
Bereich der grammatischen Analyse 104

Morphologie 105
Wörter und Morpheme 106
Klassifikation der Morpheme 110
Morphologische Konstruktionen 113
Wortarten 114
Flexion 115
Grammatische Kategorien 116
Wortbildung 118
Zusammensetzung 120
Ableitung 121
Konversion 122

Syntax 125
Kategorien und Funktionen 129
Wortartenkategorien 129
Wortarten und Satzglieder nach der Schulgrammatik 139
Zusammengesetzte Sätze 147
Satzanalyse 150
Satzmuster 152
Grammatische Störungen 155

Semiotik und Semantik 161
Semiotik 161
Der Zeichenbegriff 162
Zeichentypen 163
Zeichenbenützer 165
Semantik 167
Die Struktur des Lexikons 169
Wortfeld 171
Strukturelle Beziehungen im Lexikon 177
Paradigmatische Beziehungen 178
Syntagmatische Beziehungen 185
Komponentenanalyse 186
Prototypensemantik 190
Nicht-lexikalische Semantik 193
Semantische Störungen 198

Pragmatik 202
Pragmatik und Kommunikation 203
Sprechakttheorie 205
Konversationsmaximen 208
Pragmatische Störungen 209

Textlinguistik 212
Kohäsion 213
Kohärenz vs. Kohäsion 216
Einige Konzepte der Textkohärenz 217

Textsorten 221

Textlinguistische Störungen bei Aphasie 223

Soziolinguistik 226

Die Anfänge der Soziolinguistik 227

Varietätenlinguistik 229

Außersprachliche Parameter 232

Anhang 235
Glossar 238
Literatur 263

Vorwort zur 4. Auflage

Wie bereits im Vorwort zur 3. Auflage erwähnt, hat sich die Vorlesung auf der dieses Buch basierte, im Laufe der Jahre deutlich verändert. So wurden nicht nur einführenden Darstellungen in weitere Teilgebiete der Linguistik, wie Pragmatik oder Textlinguistik, hinzugefügt, sondern es wurden in den Abschnitten über die jeweiligen Störungen auch Teile der neueren Literatur eingearbeitet. In diesem Sinne wurde nun in diese erweiterte und aktualisierte Auflage ein großer Teil dieser Veränderungen aufgenommen. Zwar richtet sich diese Einführung noch immer primär an Logopädinnen/Logopäden, Sprachheillehrerinnen/Sprachheillehrer und an alle jene, die im klinisch-linguistischen Bereich tätig sind, aber in vielen Fortbildungskursen für Lehrerinnen/Lehrer der verschiedenen Schulformen hat sich gezeigt, dass auch ihnen eine kurze Einführung in die Linguistik gute Dienste leistet. In diesem Sinne richtet sich diese Einführung auch an alle, die an Grundkenntnissen der Linguistik und ihrer Anwendung interessiert sind.

Die Veränderungen in der Ausbildung der Logopädinnen und Logopäden lassen sich im Spiegel der Vorwörter von der 1. Auflage bis zur 3. recht gut verfolgen, wobei nun ein weiterer Schritt hinzukommt, denn im nächsten Jahr wird aus der "Akademie für den logopädisch-phoniatrisch-audiologischen Dienst" eine eigene Fachhochschule. In diesem Sinne entspricht der Inhalt dieses Buchs nun im Wesentlichen dem Lehrplan der neuen Ausbildung.

Danken möchte ich allen jenen, die mir Anregungen, Verbesserungsvorschläge und weitere Hinweise haben zukommen lassen. Dem Verlag möchte ich für die gute Zusammenarbeit danken.

Graz, im Dezember 2005 Hanspeter Gadler

Vorwort zur 3. Auflage

Seit der 1. Auflage sind nun doch einige Jahre in die Lande gegangen, die auch einige Veränderungen mit sich gebracht haben. So wurde z.B. aus der "Schule für den logopädisch-phoniatrisch-audiometrischen Dienst" an der Universitäts-HNO-Klinik eine "Akademie für den logopädisch-phoniatrisch-audiologischen Dienst", und auch die Ausbildungszeit für die angehenden Logopädinnen/Logopäden wurde auf 3 Jahre verlängert. Dies führte auch dazu, dass sich die Vorlesung, auf der das vorliegende Buch basierte, doch deutlich verändert hat, was sich vor allem auch in einer umfangreicheren Einführung in die Linguistik widerspiegelt. Trotzdem wurden am ursprünglichen Text der vorliegenden Einführung nur geringe Änderungen, wie z.B. Hinweise auf technische Weiterentwicklungen im Bereich der akustischen Phonetik oder Korrekturen von missverständlichen Formulierungen, durchgeführt. Die Bibliographie wurde insofern erweitert, als weitere – neuere – die Thematik vertiefende Werke aufgenommen wurden.

An dieser Stelle möchte ich auch allen jenen danken, die mir wertvolle Anmerkungen und Hinweise haben zukommen lassen. Auch dem Verlag möchte ich für die gute Zusammenarbeit danken.

Graz, im August 1997 Hanspeter Gadler

Vorwort

Dieses Buch ist aus meiner nun schon fünf Jahre dauernden Vorlesungstätigkeit an der "Schule für den logopädisch-phoniatrisch-audiometrischen Dienst" an der Universitäts-HNO-Klinik in Graz entstanden. Als ich von der Schulleitung eingeladen wurde, eine Vorlesung über "Biolinguistik", so der offizielle Titel, der schon vorher und ohne mein Zutun festgelegt worden war, zu halten, versuchte ich erst einmal abzuklären, was denn die Schulleitung unter diesem einerseits doch viel aber andererseits auch wieder wenig aussagenden Titel verstünde. Dabei stellte sich heraus, dass es sich eigentlich um eine Einführung in die Linguistik handeln sollte, wobei ihre Anwendung im sprachpathologischen Bereich und die damit verbundenen Probleme besonders berücksichtigt werden sollten.

Zwar hat sich in den letzten Jahren (nun beinahe schon fast ein Jahrzehnt lang) auch in den deutschsprachigen Gebieten eine Zusammenarbeit zwischen Medizinern und Linguisten für die Analyse und Therapie von Sprachstörungen entwickelt, deren Ergebnisse – vor allem aus dem Bereich der

Forschung – durch die rasch zunehmende Literatur dokumentiert werden. Aber eine Einführung in die Linguistik speziell für Logopäden und Sprachheillehrer, also jene Gruppen, die tagtäglich mit sprachgestörten Patienten arbeiten, fehlte bisher. An Einführungen in die Linguistik, die sich an den angehenden Linguisten wenden, mangelt es sicherlich nicht, wobei aber auch darunter viele sind, die die Aufnahmefähigkeit erst- oder zweitsemestriger Studenten in mancher Hinsicht überschätzen. (Dies sei aus eigener Erfahrung nur angemerkt.) Eine solche Einführung, die vor allem die theoretisch abstrakte Darstellung linguistischer Theorien in den Mittelpunkt stellt, ist für den Praktiker, der in erster Linie ein brauchbares und auch handhabbares "Werkzeug" benötigt, wohl eher ungeeignet.

Aus diesen Gründen habe ich versucht, eine Einführung in die Linguistik zu erstellen, die dem Nichtspezialisten, vor allem dem Logopäden und Sprachheillehrer, ein Werkzeug in die Hand geben soll, mit dem er im sprachpathologischen Alltag arbeiten kann. Sicherlich stellt die Anwendung der linguistischen Methoden im sprachtherapeutischen Bereich ein zentrales Anliegen dieser Arbeit dar, aber ich glaube, dass sie auch als Grundlage für ein breiteres Spektrum der Anwendungen der Linguistik (z.B. im Mutterspracherwerb) dienen kann.

Last but not least möchte ich Prof. N. Denison meinen Dank für die Durchsicht und Diskussion des Manuskripts aussprechen. Danken möchte ich auch noch meinem Kollegen DDr. H. Grassegger für die Erstellung der Sonagramme.

Graz, im Dezember 1985 Hanspeter Gadler

Einleitung

Eigentlich ist es eine selbstverständliche Tatsache, dass alle jene, die mit dem Unterrichten von Sprache oder der Diagnose und Therapie von Sprachstörungen zu tun haben, ein entsprechendes Wissen von Sprache in allen ihren Aspekten benötigen, denn sie haben täglich mit Sprache zu tun. In vielen Fällen handelt es sich um gestörte Sprache – also Sprache, die in pathologischer Weise von der normal üblichen abweicht. Diese Abweichungen können nun vielerlei Ausprägungen besitzen und dementsprechend verschiedene Bereiche der Sprache umfassen. Um helfend eingreifen zu können, brauchen alle in diesen Berufsfeldern Tätigen nicht nur entsprechende Kenntnisse über die einzelnen Störungen und ihre sprachlichen Ausprägungen, sondern auch entsprechende Einsicht in das Funktionieren der Sprache. Dies gilt natürlich auch für all jene, die Sprache(n) unterrichten, sei es in der Grundschule oder an weiterbildenden Schulen, denn auch ihnen kann das Wissen über das sprachliche System und sein Funktionieren helfen, die "Fehler" der SchülerInnen besser zu verstehen. Dazu benötigen sie aber die entsprechenden linguistischen Grundkenntnisse. Sie sollen den in diesen Berufsfeldern Tätigen helfen, die Natur der Fehlleistungen der Patienten bzw. der "Fehler" der Schüler zu analysieren, um aus dieser Analyse die notwendigen (therapeutischen) Konsequenzen ziehen zu können. Sie sollen auch dem Logopäden und Sprachheilpädagogen helfen, die Natur der sprachlichen Fehlleistungen des Patienten zu analysieren, um aus dieser Analyse die notwendigen therapeutischen Konsequenzen ziehen zu können. Denn die durch diese Analyse gewonnene Erkenntnis soll ja auch produktiv sein, d.h. sie soll eine Basis für die weitere Arbeit mit den Patienten bzw. für die Erstellung von entsprechenden Übungen für die SchülerInnen darstellen. Dabei sind zwei Seiten des Erkenntnisgewinns zu beachten: Einerseits sollte durch Analyse die systematische Natur der erhobenen Daten der Fehlleistungen der Patienten zu erkennen sein, andererseits sollten auch Beobachtungen hinsichtlich des Fortschritts der Patienten bei der Therapie möglich sein. Dies hat dann direkte Auswirkungen auf die weitere(n) Therapie(n).

Natürlich ist die Linguistik nicht der einzige Bereich, der für die Rehabilitation etwa von Aphatikern oder Sprachgestörten bzw. von Sprachentwicklungsverzögerungen betroffenen Kindern relevant ist. Dazu gehören ebenso die Medizin, die Psychologie, wie auch der Psychotherapeut, der Sozialarbeiter, die Krankenschwester, der Musikologe u.a. Das heißt, eigentlich müsste der Patient in seiner individuellen Gesamtheit erfasst werden. Dies ist aus den verschiedensten Gründen wohl nur selten möglich.

Anzumerken ist noch, dass die *kursiv geschriebenen Fachausdrücke* im Glossar kurz erklärt werden.

Linguistik

Damit kommen wir nun zum eigentlichen Thema, der Linguistik (Sprachwissenschaft). Bei der Linguistik handelt es sich primär einmal um die Wissenschaft von der Sprache und nicht um Wissenschaft von der Kommunikation im weitesten Sinne (vgl. Kommunikationswissenschaft – Semiotik). Die Sprache ist zwar das wichtigste Kommunikationsmittel des Menschen, jedoch ist Kommunikationswissenschaft der weitere Begriff. Kommunikationswissenschaft bezieht sich auf die Übermittlung eines Inhalts (einer Botschaft bzw. Information) von einem Sender zu einem Empfänger, wobei ein spezielles Signalsystem verwendet wird. Dafür bestehen beim Menschen verschiedene Modalitäten: vokalisch/auditiv, visuell (Blicke, Zeichen), taktil (Berührungen), olfaktorisch (Gerüche) und geschmacklich. Die letzten vier Arten werden meist als nichtverbale Kommunikation bezeichnet. Genau genommen können wir zwischen verbaler, nonverbaler und *paraverbaler* Kommunikation unterscheiden, wobei es sich bei paraverbaler Kommunikation um lautliche Äußerungen wie "hm, aha, oho" usw. handelt, die eben auch (mit entsprechender Betonung) bedeutungsvoll verwendet werden können.

Die Sprache bedient sich nun primär der vokalisch-auditiven Modalität, wobei wir aber neben der gesprochenen Sprache (dem Sprechen) auch noch ihre Kodierung in geschriebener Form und auch die *Gebärdensprache* der Gehörlosen zum Bereich der Linguistik zählen wollen. In dieser Einführung wollen wir uns mit der Verwendung von Sprache als gesprochenes und geschriebenes Medium beschäftigen, wobei auf den verschiedenen Ebenen der Analyse die Schwerpunkte verschieden gesetzt sein können. Zu beachten ist aber, dass die gesprochene Sprache sowohl den Ausgangspunkt als auch den Mittelpunkt aller Analysen auf jeder sprachlichen Ebene bildet. Mit Hilfe von Tonbandgeräten/Kassettenrecordern, Minidisk-Playern und digitalen Recordern, deren Aufnahmen sich gut zu weiteren akustischen Analysen mit so genannten Speech-Labs (s. Kap. Akustische Phonetik) eignen, lässt sie sich problemlos festhalten und kann so zur Erleichterung der Analyse auch in schriftliche Form gebracht werden. Für eine lautgetreue Umschrift wurde im Bereich der Phonetik/Phonologie ein entsprechendes Schrift- und Zeichensystem ("*Lautschrift*") entwickelt, auf das wir weiter unten noch zurückkommen werden. Allerdings werden wir nicht für jede Analyse der sprachlichen Leistungen eines Patienten eine möglichst lautgetreue Umschrift (*Transkription*) seiner Äußerungen benötigen, wie sie etwa für eine phonetisch/phonologische Untersuchung notwendig ist. Für viele Bereiche einer morphologischen Analyse, für die Untersuchung der Syntax und der Semantik können wir durchaus "gröbere", d.h. weniger lautgetreue, Transkriptionen verwenden, die sich stärker an den schriftsprachlichen Formen anlehnen. D.h. die Transkription kann orthographisch erfolgen, wobei allerdings Wörter, die nicht eindeutig erkennbar sind oder die zwar erkennbar sind, sich aber nicht in den Text einordnen lassen, phonetisch *transkribiert* werden sollten.

Wenn wir uns nun Grammatiken des Deutschen näher ansehen, so stellen wir fest, dass, selbst wenn sie nur eine Beschreibung des Satzbaues des Deutschen zu geben versuchen und keine Vorschrift für "gutes" oder "richtiges" Deutsch darstellen, die Basis ihrer Beschreibung zumeist die nichtspontane und wohlformulierte Sprache in geschriebener Form ist (vgl. Duden Grammatik). Zieht man nun solche Grammatiken für die Untersuchung gestörter Sprache bzw. deren Therapie zu Rate, so ist immer zu bedenken, dass die spontan gesprochene Sprache in manchen ihrer Muster von jenen der in der Grammatik dargestellten abweichen kann, ohne dass damit schon ein gravierender Regelverstoß verbunden ist (vgl.: nichtspontan: "Ist die Maus drin?" vs. spontan: "Ist sie drin, die Maus?"; spontan: "Der Ball geht ins Toraus, zuletzt berührt von einem gegnerischen Spieler." vs. nichtspontan: "Der Ball geht zuletzt von einem gegnerischen Spieler berührt ins Toraus."). D.h. wir müssen uns immer darüber im Klaren sein, dass nicht jedes syntaktische Muster, das in einer spontanen Äußerung vorkommt, auch gleich einem Regelverstoß ist. Wir müssen also im Auge behalten, dass in spontanen Äußerungen die "Normen" nicht immer und unbedingt jenen entsprechen, die aufgrund der Untersuchung nichtspontaner Texte erstellt worden sind. Allerdings geht es in dieser Einführung darum, das entsprechende Instrumentarium für die Analyse von Sätzen zur Verfügung zu stellen. Mit diesem Instrumentarium kann dann sowohl die Struktur der geschriebenen als auch der gesprochenen Sprache analysiert werden. Trotzdem müssen wir uns immer darüber im Klaren sein, dass sowohl phylogenetisch als auch ontogenetisch die gesprochene Sprache primär ist und die geschriebene Sprache ein sekundäres Kodierungssystem darstellt.

Aber auch andere Formen der visuellen und taktilen Kommunikation könnten noch in die Analyse einbezogen werden, insofern sie in etwa dieselben strukturellen und pragmatischen Eigenschaften aufweisen wie die Sprache (z.B. die Gebärdensprache der Gehörlosen).

Welche besonderen Eigenschaften charakterisieren nun die sprachliche im Gegensatz zu nichtsprachlicher Kommunikation bzw. unterscheiden auch die menschliche Kommunikationsform Sprache von tierischen Kommunikationsformen? Es wurden viele Kriterien[1] vorgeschlagen, aber zwei sind

1 Um die Problematik zu umgehen, den Begriff "Sprache" zu definieren, führt Hockett (1960) 16 allgemeine Merkmale ("design features") an, die auf die gesprochene Sprache zutreffen.

vielleicht besonders wichtig: Die *Produktivität* bezieht sich auf die kreative Fähigkeit der Sprachbenützer, eine potentiell unbegrenzte Anzahl von Wörtern und Sätzen zu produzieren und auch zu verstehen. So werden z.B. immer wieder neue Wörter erfunden und alte sterben aus (vgl. Kassettenrecorder, Kassettendeck, CD-/DVD-Player/Spieler vs. Magnetophonband, Tonband). Ebenso können immer wieder neue Kombinationen von Wörtern produziert und auch verstanden werden. Der gestischen Kommunikation kann keine solche Produktivität zugeschrieben werden, da nur ein beschränkter Bereich von Gesten (und damit auch Bedeutungen) zur Verfügung steht.

Die Sprache besitzt eine so genannte *Dualität der Struktur*, die in nichtsprachlichen Arten der Kommunikation nicht vorhanden ist. Diese Dualität der Struktur bezieht sich auf die Strukturiertheit der Sprache auf zwei abstrakten Ebenen: Auf der einen kann Sprache als eine Abfolge von Einheiten gesehen werden, die an sich keine Bedeutung haben (z.B. die Segmente f, a, s, t, e, n); wenn aber diese bedeutungslosen Einheiten in bestimmte Sequenzen organisiert werden, können diesen größeren Einheiten bestimmte Bedeutungen zugesprochen werden (z.B.: fast, fest, fasten).

Dies ist ein Merkmal jenes Verhaltens, das wir als Sprache bezeichnen, nämlich die Fähigkeit (Möglichkeit), aus bedeutungslosen Elementen bedeutungstragende Einheiten herzustellen.

Welche Konsequenzen ergeben sich nun aus dem oben Gesagten für LogopädInnen und SprachheilpädagogInnen? Das bedeutet keinesfalls, dass sie sich nicht für die nicht-verbalen Aspekte der Kommunikation interessieren sollen. Im Gegenteil, ihre Aufgabe ist es, die gesamten kommunikativen Fähigkeiten ihrer Patienten zu verstehen, denn diese anderen Faktoren werden auch beachtet werden müssen, um das Verstehen der Patienten am Beginn der Therapie zu bewerten oder um sie zu motivieren, weiterzumachen. Aber das Arbeiten mit dem 'nichtverbalen Aspekt' der Kommunikation ist natürlich kein Ersatz für die Arbeit mit der Sprache.

Die Betonung der Sprache als auditiv-vokalische Kommunikation muss insofern näher bestimmt werden, als nicht *alle* Aspekte der auditiv-vokalischen Phänomene unter diesen Titel gestellt werden können. Auszuschließen sind natürlich solche physiologischen Reflexe wie Husten, Niesen und ebenso die so genannte *Stimmqualität*. Die Stimmqualität ist jenes ständig vorhandene Merkmal unserer Sprache, das für jeden von uns als Individuum kennzeichnend ist und anderen Leuten erlaubt, bestimmte Rückschlüsse auf

---

Diese Merkmale bilden auch einen Rahmen, um die Unterschiede (und auch Ähnlichkeiten) zwischen tierischen Kommunikationsformen und der menschlichen (gesprochenen) Sprache herauszuarbeiten.

die Person des Sprechers zu machen (z.B.: Alter, Frau oder Mann durch die Tiefe oder Höhe der Stimme).

Diese Stimmqualität ist das auditive Ergebnis der anatomischen und physiologischen Unterschiede zwischen den Individuen. Sobald sich der Hörer an die Stimmqualität gewöhnt hat, wird sie nicht mehr bemerkt. Unsere Konzentration gilt dann dem Inhalt der Äußerungen. Wir "hören" sozusagen nur mehr den Sinn des Gesagten und nicht mehr den Hintergrund, die Stimmqualität.

Eine weitere individualspezifische Eigenschaft, die sich auch bei der Verwendung von gesprochener Sprache einstellt, bleibt beim "Zuhören" ebenfalls – zumindest im Normalfall – unberücksichtigt: Jeder Laut, den wir produzieren, besitzt gewisse idiosynkratische Eigenschaften, die allerdings die Effektivität der Kommunikation nicht beeinflussen. Bei genauerer Analyse mit Hilfe von entsprechenden Geräten (s. Abschnitt über die akustische Phonetik) lässt sich feststellen, dass der gleiche Laut nicht derselbe ist. Es lassen sich bei der wiederholten Produktion eines Lautes feine Unterschiede nachweisen, die wir normalerweise nicht "hören".

Weiters treten bei Produktion gesprochener Sprache Verzögerungen, Pausen, Selbstkorrekturen und andere "Fehler" auf, die leichte Irritationen beim Hörer hervorrufen können, die aber normalerweise die Kommunikation nicht besonders beeinflussen. Wenn nun solche Dinge gewisse "Normen" überschreiten, werden sie allerdings zu einem klinischen Problem. Aber üblicherweise wird ihnen seitens des Hörers kaum Beachtung geschenkt.

Allgemeine Überlegungen

Wir wollen nun einige allgemeinere Überlegungen zur Anwendung der Linguistik im klinischen und sprachheilpädagogischen Bereich anschließen. Aus den bis jetzt gemachten Vorüberlegungen ergeben sich einige spezifische Ziele für die Anwendung linguistischer Methoden und Ergebnisse in der Logopädie, Sprachheilpädagogik und Klinischen Linguistik. So scheint es klar zu sein, dass eine Beschreibung des sprachlichen Verhaltens des Patienten den Ausgangspunkt darstellen muss. Diese Beschreibung sollte danach mit Hilfe der entsprechenden linguistischen Methoden analysiert werden. Aus dieser Analyse können dann die notwendigen, für die Therapie relevanten Schlüsse gezogen werden. Nach den Therapien sollten immer wieder entsprechende Analysen des sprachlichen Verhaltens des Patienten erfolgen, um auf diese Weise ein entsprechendes Feedback für die weitere(n) Therapie(n) zu erhalten.

Das alles bringt aber mehr als genug Probleme mit sich. Am Anfang steht also die Analyse der Sprache des Patienten. (Wir wollen uns an dieser Stelle auf allgemeine Aspekte beschränken. Die technischen Details folgen in den jeweiligen Abschnitten dieser Einführung.) Dazu stellen sich sofort eine Unmenge von Fragen: Wie sehen die Möglichkeiten aus, von einem bestimmten Patienten repräsentative Sprachproben zu erhalten? Worüber soll man mit ihm sprechen? Wie soll die Probe festgehalten werden? Wie soll die Sprache des Patienten transkribiert werden? (Unter *Transkription* verstehen wir das Aufzeichnen der Laute der gesprochenen Sprache als phonetische Symbole (Lautschrift). Die entsprechenden Zeichen finden wir in den Abschnitten über Phonetik und Phonologie.) Soll mit experimentellen Methoden gearbeitet werden (Tests etc.)? Oder soll nur Spontansprachliches verwendet werden?

Dazu ist anzumerken, dass in diesem Zusammenhang der Begriff "Spontansprache" aus der Aphasiediagnostik[2] kommt. Mit diesem Begriff werden die sprachlichen Äußerungen von Patienten bezeichnet, die im Rahmen eines Gesprächs mit dem Untersucher von den Patienten produziert werden. Dabei ist der Begriff "spontan" so zu verstehen, dass der Patient im Rahmen seiner Möglichkeiten seine Äußerungen frei gestalten kann, d.h. er kann die Wörter und Satzstrukturen frei wählen. Die Themen dieses Gesprächs werden allerdings durch die Fragen des Untersuchers vorgegeben. Eine gewisse Spontaneität kann trotzdem entstehen, da diese Themen die persönlichen Lebensumstände des Patienten betreffen, also von Familie, Beruf, Freizeit, Erkrankung usw. handeln. Diese Vertrautheit mit den Themen ermöglicht doch eine gewisse Spontaneität der Äußerungen. Zu beachten ist aber auch, dass der Grad der Spontaneität eines Gesprächs auch vom Status des Gesprächspartners (Bekannter, Fremder, Vertrauensperson, Autoritätsperson) und der Situation (ungezwungen, locker (z.B. das Treffen einer Selbsthilfegruppe in einem Gasthaus), vertraut (z.B. zu Hause) oder ungewohnt, stärker öffentlich (z.B. Arztzimmer)) abhängig ist.

Wenn die spontanen Äußerungen eines Patienten als Basis für die Untersuchung der Störung herangezogen werden, dann sollten neben der o.a. mehr oder weniger dialogischen Form der Äußerungen auch noch stärker monologische Äußerungen des Patienten einbezogen werden, indem bekannte Geschichten oder Ereignisse "nacherzählt" werden. Trotzdem bleibt ein Problem bestehen: Im Rahmen von solchen spontanen Gesprächen besteht für den Patienten immer wieder die Möglichkeit, Strukturen und Wörter, die ihm besondere Probleme bereiten zu umgehen, indem diese nicht verwendet

2 s. Huber et al., 1983. Der Aachener Aphasie Test (AAT).

werden oder umschrieben werden. Somit wird es für eine genauere Untersuchung der Störungsmuster eines Patienten bei der Produktion von Sprache auch immer wieder der Ergänzung durch entsprechende Tests bedürfen.

Was die rezeptive Seite anbelangt, wird man ohnehin auf einschlägige Testverfahren zurückgreifen müssen, denn nur aufgrund von Missverständnissen, die in der o.e. dialogischen Situation auftreten, lässt sich die Ursache des rezeptiven Problems (z.B. Satzstruktur oder einzelne Wörter) nicht erkennen. Zur Überprüfung des Wort- und Satzverständnisses müssen wohl experimentelle Methoden herangezogen werden.

Allein die Beschreibung der Sprache des Patienten ist bereits eine ausgesprochen komplexe Aufgabe, die eine Anzahl von Vorentscheidungen erfordert. Einige davon betreffen den praktischen Bereich (Aufnahmegeräte: Video, Mini-Disk etc.) und andere den theoretischen (z.B. Zweck der Beschreibung: Soll nur die lautliche Ebene berücksichtigt werden oder auch die anderen sprachlichen Ebenen?).

Dabei ist besonders der letzte Punkt wichtig: Es ist nämlich nicht so, dass es eine Ebene der Beschreibung gibt, die für alle klinisch Tätigen gleich relevant ist. So kann z.B. die Frage, wie detailliert eine Transkription sein soll, nicht beantwortet werden, ohne etwas über die Analyse- und Therapiesituation zu wissen. Es geht darum, welche Anforderungen an die Transkription gestellt werden, z.B. wird für bestimmte Zwecke (Artikulationsprobleme) eine sehr genaue Transkription notwendig sein. Für andere Zwecke, z.B. um bestimmte Muster beim Stottern zu identifizieren, wird eine etwas gröbere genügen. In manchen Fällen wird sie durch weitere Beschreibungen der sprachlichen Daten zu ergänzen sein (durch Analysen mittels verschiedener Geräte hinsichtlich der akustischen, artikulatorischen Eigenschaften, etwa bei Dysarthrie).

Dasselbe Problem taucht auch bei der Analyse der grammatischen Beschreibung der Sprache des Patienten auf. Für die Analyse der grammatischen und semantischen Ebene in der Sprache des Patienten wird zumeist eine so genannte *Transliteration*, also eine der Schriftsprache angenäherte Wiedergabe der lautlichen Produktionen, genügen. Aber selbst in diesem Bereich kann sich die Frage nach der Detailliertheit der Beschreibung stellen. Dieses Problem tritt nicht so stark in den Vordergrund, wenn ein einzelner Patient beschrieben wird. Es ist relativ einfach, sich die Transkriptionen bzw. Transliterationen nochmals hinsichtlich bestimmter grammatischer Kategorien und Strukturen durchzusehen. Problematischer wird es jedoch beim Vergleich der Äußerungen des Patienten zu verschiedenen Zeitpunkten (etwa der Therapie) oder beim Vergleich mehrerer Patienten. So können oft Kategorien und Strukturen, die bei einem Patienten gar nicht genau beachtet wurden, bei einem anderen gestört sein. Um solche Probleme zu umgehen, sollte man am besten nach dem Motto vorgehen: Alles, was gestört sein kann, wird es früher oder später auch sein. Und das bezieht sich nun auf jede Ebene der Sprache.

Einige Anmerkungen zu allgemeineren linguistischen Aspekten

An dieser Stelle sollen kurz und zusammenfassend einige wichtige und auch einflussreiche Aspekte in der Entwicklung der Linguistik in den letzten Jahrzehnten besprochen werden. Dieser Überblick ist wie gesagt kurz und zusammenfassend und erhebt auch keinerlei Anspruch auf Vollständigkeit, sondern es sollen vielmehr nur einige Aspekte aufgezeigt werden, die nicht unwesentlich zur Entwicklung der Linguistik im Allgemeinen und zu ihrer Anwendung im klinischen und therapeutischen Bereich beigetragen haben.

Zuerst soll aber eine kurze Charakterisierung der Hauptebenen der Analyse der sprachlichen Strukturen einen Rahmen dafür bieten, dass die folgenden Ausführungen etwas besser verständlich werden. Diese Hauptebenen, die auch von den meisten Theorien anerkannt werden, sind:

Phonetik/Phonologie:
Die *Phonetik* befasst sich mit den artikulatorischen, akustischen und auditiven Aspekten der Laute – also mit jenen Faktoren, die bei der Perzeption und Produktion von Lauten durch den Menschen eine Rolle spielen.

Die *Phonologie* beschäftigt sich damit, wie nun die Laute einer Sprache organisiert sind, so dass die Übertragung von Bedeutung in der Form von verschiedenen Wörtern und auch grammatischen Strukturen möglich ist.

Grammatik:
Unterteilt in Morphologie und Syntax, befasst sie sich mit der Organisation der kleineren bedeutungstragenden Elemente zu größeren. So beschäftigt sich die *Morphologie* mit der Struktur der Wörter und die *Syntax* mit der Struktur der Sätze.

Semantik:
Die *Semantik* beschäftigt sich mit dem Studium der Bedeutungen, die durch die morphologischen und syntaktischen Strukturen ausgedrückt werden.

Soweit eine kurze Charakterisierung der grundlegenden Ebenen der Analyse der Sprachstruktur (s.a. **Sprachstruktur und Sprachverwendung**).

Betrachtet man nun die Entwicklung der Linguistik in den letzten 50 Jahren des vorigen Jahrhunderts, so kann man einmal zwei Hauptströmungen ausmachen, die beide eine beträchtliche Relevanz für die Anwendungen im klinischen Bereich hatten[3]. Einerseits bestand das Bestreben, zuverlässige Prozeduren bzw. Vorgangsweisen für die Sammlung, die Transkription, die Beschreibung und die Analyse der sprachlichen Daten aus vielen verschiedenen Sprachen zu entwickeln. Andererseits war man bestrebt, plausible Theorien, die diesen Daten entsprechen, zu entwerfen und auf einem höheren Niveau auch entsprechende Kriterien zu entwickeln, die es dem Linguisten erlauben, die Effizienz seiner Analysen zu bewerten. Diese letzteren Aspekte wurden von Chomsky (1965) als Ebenen der Adäquatheit einer Grammatik zusammengefasst (s. dazu auch das Kapitel **Grammatik**).

Eine Grammatik (im Sinn einer Theorie einer Sprache) soll *beobachtungsadäquat* sein, d.h. sie ist dies dann, wenn sie einer Sammlung von Daten (etwa Sätzen) angemessen ist – wenn sie also die Daten adäquat analysieren kann.

Eine Grammatik ist *beschreibungsadäquat*, wenn sie auch noch die Intuitionen des so genannten "*native speaker*", d.h. des muttersprachlichen Sprechers, über seine Sprache angemessen beschreibt. Zu diesen Intuitionen gehört etwa, dass ein muttersprachlicher Sprecher einer Sprache fähig ist, zu entscheiden, ob ein Satz (noch) ein richtiger – grammatikalisch korrekter – Satz dieser Sprache ist.

Eine Grammatik bzw. Grammatiktheorie, die nach Chomskys Auffassung auch eine Sprachtheorie ist, ist *erklärungsadäquat*, wenn sie erklären kann, wie es möglich ist eine Sprache zu erwerben. Eine solche Grammatiktheorie erlaubt es auch, dass mit Hilfe von entsprechenden Prinzipien alternative beschreibungsadäquate Grammatikmodelle bewertet werden, um so die erklärungsadäquate Grammatik herauszufiltern.

Im Prinzip können wir diese Ebenen auch auf die Arbeit mit sprachgestörten Patienten übertragen oder zumindest dafür fordern. Nur muss uns klar sein, dass wir in unseren Studien und Untersuchungen bestenfalls einmal Beobachtungsadäquatheit erreichen können. Dies nicht zuletzt, weil es sich meist um individuelle Fallstudien handelt und die möglichen Verallgemeinerungen aus der Untersuchung mehrerer Patienten meist allzu grobe Vereinfachungen mit sich bringen können.

Zwei wichtige Begriffe im Rahmen der von Chomsky begründeten "generativen Grammatik" sind *Kompetenz* ("competence") und *Performanz* ("performance"). Bei der Kompetenz handelt es sich um das (unbewusste) Wissen von seiner Sprache über das ein "native speaker" verfügt. Die Bezeichnung Performanz bezieht sich auf die Verwendung von Sprache in konkreten

---

3 Vgl. dazu Crystal 1981, p. 17ff.

Situationen. Chomskys Ziel besteht nun in der Erfassung der Kompetenz, um auf diese Weise eine möglichst genaue Abbildung des Wissens des Sprechers zu erhalten. (Weiteres zu dieser Dichotomie: s.u.: **Sprachsystem und Äußerung**).

Im Rahmen des Modells der generativen Grammatik ist neben dem Begriffspaar Kompetenz und Performanz auch noch auf ein weiteres hinzuweisen, das ebenfalls großen Einfluss auf die Entwicklung der Linguistik ausgeübt hat: *Tiefenstruktur* und *Oberflächenstruktur*.

Bei der Tiefenstruktur handelt es sich – vereinfacht ausgedrückt – um eine zugrundeliegende Basisstruktur, die nicht nur alle grammatischen Beziehungen zwischen den einzelnen Elementen eines Satzes enthält, sondern auch all jene Elemente, die für die Bedeutung des Satzes wichtig sind. Durch so genannte *Transformationen*, der Verschiebung von Elementen der Tiefenstruktur, entsteht daraus die Oberflächenstruktur, die beobachtbaren Sätze. (Genau genommen ist die Oberflächenstruktur aber noch immer abstrakt, denn erst durch die phonologische Komponente entsteht der beobachtbare (gesprochene) Satz.)

Das zentrale Thema der von Chomsky begründeten Richtung der generativen Grammatik war und ist das Sprachsystem – die Kompetenz. Die eigentlichen sprachlichen Äußerungen in bestimmten Situationen – die Performanz – spielen in diesem Modell keine besondere Rolle, obwohl auch Chomsky einräumt (Chomsky 1969: 14), dass "Beobachtungen des Sprachgebrauchs oder Hypothesen über die Anlagen, sprachlich zu reagieren, über Gewohnheiten usw. [...] wohl Evidenzen über die Beschaffenheit dieser mentalen Realität [die Kompetenz, Hp.G.] beibringen (können), sie können aber nicht den tatsächlichen Gegenstand der Linguistik ausmachen, wenn diese eine ernsthafte Disziplin sein soll."

Dieses Ausblenden von Fragen der Sprachverwendung in konkreten Situationen und der geringe Stellenwert, der der Beziehung zwischen Sprache und außersprachlichen Faktoren beigemessen wurde, führte in der Folge zur so genannten "pragmatischen Wende". Dabei werden nun diese weitgehend vernachlässigten Aspekte der sprachlichen Kommunikation aufgegriffen, und es entwickeln sich Forschungsbereiche, die sich – über das Sprachsystem hinausgehend – mit dem Beitrag von Handlungen zum Sprachverständnis befassen oder auch mit der praktischen Analyse von Gesprächen (*Diskursanalyse*). In diesem Zusammenhang erfährt auch die *Soziolinguistik*, die sich mit den Zusammenhängen zwischen sprachlichen und sozialen Strukturen beschäftig, einen weiteren Aufschwung. (Näheres dazu in den Abschnitten **Pragmatik** und **Soziolinguistik**.)

Neben diesen Ansätzen, die sich aufgrund einer grundsätzlichen Kritik an der Ausrichtung der generativen Grammatik entwickelten bzw. weiterentwickelten, entstanden auch neue Modelle, die sich eher aus der theorieinternen Kritik entwickelten. So führte nicht zuletzt die im Modell Chomskys stark vernachlässigte semantische Komponente zur Entwicklung der *generativen Semantik* und auch der *Kasusgrammatik*. Vereinfacht ausgedrückt bildet bei der generativen Semantik (s. u.a. Lakoff 1971) die Semantik den Ausgangspunkt für die Bildung von Sätzen, wobei in diesem Zusammenhang auf die Prädikatenlogik zurückgegriffen wurde. Die Kasusgrammatik (s. Fillmore 1968, 1977) geht in der Darstellung von Satzstrukturen vom Verb aus, das eine bestimmte Situation – eine Handlung oder einen Zustand – beschreibt. Die "Mitspieler" des Verbs übernehmen im Satz verschiedene semantische Funktionen (Rollen), die als "Tiefenkasus" bezeichnet werden (z.B. Agens, Instrumental; s. dazu auch den Abschnitt **Grammatische Bedeutung**). Über diese "Tiefenkasus" soll nun sowohl die Bedeutung als auch die syntaktische Struktur beschrieben werden. Der Ansatz der generativen Semantik wurde allerdings bald wieder aufgegeben, wenn auch später im Bereich der Diskursanalyse noch einmal auf dieses Konzept zurückgegriffen wurde (Seuren 1985). Dagegen wurden die Überlegungen der Kasusgrammatik – wenn auch mit Modifikationen – in andere Ansätze integriert, wie z.B. das G(overnment and)B(inding)-Modell (dt.: Rektions- und Bindungstheorie) der *generativen Grammatik* (s.u.), oder auch die *Valenztheorie* zeigen. Die weitere Entwicklung der generativen Grammatik Chomsky'scher Prägung erfolgte in den frühen 70er Jahren über die Veränderung der so genannten Standardtheorie (Chomsky 1965) zur Erweiterten Standardtheorie (EST) und zur Revidierten Erweiterten Standardtheorie (REST) in den späten 70er Jahren. In weiterer Folge entstand dann das "Government and Binding"-(GB-) Modell (Chomsky 1981) mit zusätzlichen Modifikationen (Chomsky 1986a, 1986b). Die Gründe für die Veränderungen waren nicht nur die in den Diskussionen des Modells aufgetretenen Probleme, sondern es wurde dem Anspruch der Erklärungsadäquatheit ein immer größeres Gewicht beigemessen, d.h. dass eine Grammatiktheorie bzw. Sprachtheorie den Spracherwerb und den Sprachbesitz und die daraus resultierenden Fähigkeiten des "native speaker" erklären können muss. Das Ziel dieser Bemühungen um mehr Erklärungsadäquatheit war das Erstellen von universellen Beschränkungen für sprachliche Strukturen. Ohne allzu sehr ins Detail zu gehen, sei nur erwähnt, dass sich dies in der Neuformulierung der Basiskomponente des Grammatikmodells (das so genannte "X-bar-Schema") und der Einschränkung der Zahl von Transformationen zeigte. Letztere wurden auf eine einzige allgemeine Bewegungstransformation ("bewege α", d.h. "bewege irgendeine Konstituente") reduziert, wobei allerdings die möglichen Auswirkungen dieser Regel durch entsprechende Beschränkungen begrenzt wurden.

Diese kurzen Anmerkungen weisen aber auch darauf hin, dass der Schwerpunkt in diesem Grammatikmodell nicht so sehr in der Beschreibung von einzelsprachlichen Regularitäten liegt, sondern dass es eher um die universalen Grundlagen des menschlichen Spracherwerbs und Sprachbesitzes geht. In diesem Sinne wird auch angenommen, dass Kinder spezifische Fähigkeiten für den Erwerb von Sprache besitzen. D.h. es wird vorgeschlagen, dass Kinder bereits von der Genetik her mit einer so genannten "*Universalgrammatik*" (UG) ausgestattet sind, die eben für diese Fähigkeiten zum Erwerb von Sprache verantwortlich ist. Diese UG besteht nach Chomsky (s. z.B. 1986a) aus einer Reihe von angeborenen Prinzipien und Parametern, die universal sind, d.h. für alle Menschen Gültigkeit haben. Diese Prinzipien und Parameter sind sozusagen die "Grundausstattung" eines jeden Kindes, mit der es dann an das Erlernen der jeweiligen Sprache, die in seiner Umgebung gesprochen wird, herangeht, d.h. die Grammatik dieser Sprache entwickelt. Die Prinzipien sollen für alle Sprachen Gültigkeit haben, wogegen die Parameter zwar universelle Möglichkeiten für grammatikalische Strukturen darstellen, aber durch die jeweilige Einzelsprache festgelegt werden (z.B. ob eine Sprache Präpositionen oder *Postpositionen* besitzt).

(Beispiel: Was die Prinzipien anbelangt, so findet man bei Chomsky (1981) z.B. Vorschläge für so genannte "Bindungsprinzipien" ("binding principles"), die etwa den Beziehungen zwischen den kursiven Elementen in den folgenden Beispielsätzen zugrunde liegen:

1) "*Dagmar* ging, nachdem *sie* das Buch gefunden hatte."

2) "Nachdem *sie* das Buch gekauft hatte, ging *Dagmar*."

3) "*Franz* rasiert *sich*."

4) "*Franz* glaubt, dass Gerhart *ihn* mag."

Diese Prinzipien sollen aber auch die nicht eindeutige Beziehung von "sie" im folgenden Satz erklären: "Sie ging, nachdem Dagmar das Buch gekauft hatte." Wie diese Beispiele zeigen, handelt es sich bei den Bindungsprinzipien also um eine syntaktische Teiltheorie, die z.B. die Beziehung zwischen *Anaphern* oder Pronomen und ihren möglichen Bezugselementen regelt. Durch die Einführung solcher Beschränkungen, wie die Bindungsprinzipien, sollen die Transformationen eingeschränkt werden und durch strukturelle Voraussetzungen für die *Koreferenz* zwischen dem Bezugswort und den sich darauf beziehenden Anaphern oder Pronomen ersetzt werden.

Es ist natürlich klar, dass einzelne Wörter einer Sprache, die die Anaphern oder Pronomen bilden, nicht universal sind; d.h. das ist es, was die spracherwerbenden Kinder zu lernen haben. Wenn aber – wie vorgeschlagen

– die Bindungsprinzipien universal sind, dann müssen sie von den Kindern nicht erlernt werden.)

In diesem Zusammenhang wird nun die "Rektions- und Bindungstheorie" (GB) wohl angemessener auch als "Prinzipien- und Parameter-Theorie" bezeichnet[4].

Der Anspruch der Erklärungsadäquatheit steht in der neuesten Version der generativen Grammatik, dem "Minimalistischen Programm" (Chomsky 1995), noch stärker im Vordergrund. Danach besitzt das menschliche Gehirn eine angeborene Sprachfähigkeit ("language faculty"), d.h. eine Anzahl von Fähigkeiten, die sich speziell mit dem Erwerb, dem Verstehen und der Verwendung von Sprache befassen. Diese Sprachfähigkeit besteht aus mindestens zwei Komponenten, einer kognitiven Komponente und einer Performanz-Komponente. Dabei besteht die kognitive Komponente, die die eigentliche syntaktische Komponente ist, aus einem Verrechnungssystem, einem Lexikon und einer phonologischen Komponente. Die Performanz-Komponente beinhaltet jene Teile des artikulatorisch-perzeptuellen Systems und des semantisch-konzeptuellen Systems, die für die Verwendung von Sprache relevant sind. Zusätzlich werden noch zwei Ebenen mit Schnittstellen angenommen, wovon die phonetische Form die Schnittstelle im artikulatorisch-perzeptuellen System darstellt und die logische Form jene im semantisch-konzeptuellen System. Diese beiden Schnittstellen sind auch die einzigen Repräsentationsebenen in dieser Version der generativen Grammatik.

Insgesamt bleibt allerdings abzuwarten, inwieweit sich dieses Modell als Ansatz zur Erklärung von sprachlichen Fehlleistungen heranziehen lässt, im Gegensatz zu den Versuchen verschiedene Aspekte sprachlicher Störungen, wie z.B. gestörtes Satzverständnis, mit Hilfe der früheren generativen Modelle zu erklären (s. Grodzinsky 1990).

Eine wichtige Funktion der generativen Grammatik in der Entwicklung der Linguistik in den letzten Jahrzehnten besteht darin, dass sie ganz wesentlich zur so genannten "kognitiven Wende" – so bezeichnet in Anlehnung an die o.e. "pragmatische Wende" – beigetragen hat. Darunter versteht man die Untersuchung der Sprache als ein kognitives System, das einen Teil der mentalen Struktur eines jeden menschlichen Wesens bildet. Es geht also um die Beschreibung und Erklärung der kognitiven Strukturen und Prozesse, die der Sprachproduktion, der Sprachverarbeitung und dem Spracherwerb zugrunde liegen, aber auch um die Beziehungen dieser sprachlichen Aspekte

---

4 Ein Problem bezüglich der Annahme einer UG besteht auch darin, dass verschiedene Proponenten auch Verschiedenes darunter verstehen, d.h. dass einerseits nicht immer genau angegeben wird, was unter UG zu verstehen ist und dass andererseits spezifische Vorschläge gemacht werden, nach denen die UG Unterschiedliches sein kann. Vgl. dazu Tomasello 2004.

zu anderen kognitiven Systemen. Chomsky selbst hat ja seine linguistischen Modelle immer als einen Teil der kognitiven Psychologie gesehen, die einen Teilbereich der *Kognitionswissenschaft* (*Cognitive Science*) darstellt. Das Ziel der Kognitionswissenschaft ist die Erforschung der kognitiven Vorgänge, wobei das zentrale Interesse den Fähigkeiten der Informationsverarbeitung von natürlichen und künstlichen kognitiven Systemen gilt. Daraus ergibt sich, dass neben der kognitiven Psychologie noch weitere wissenschaftliche Disziplinen zu den Forschungen der Kognitionswissenschaft beitragen, wie z.B. die Philosophie, die Linguistik, die Neurowissenschaften oder auch die Computerwissenschaften, wobei den Forschungen zur Künstlichen Intelligenz ein besonderer Stellenwert zukommt.

In diesem Zusammenhang hat sich auch in der Linguistik ein spezifischer Forschungsansatz entwickelt – nämlich die *Kognitive Linguistik*. Die Kognitive Linguistik beschäftigt sich mit der Erforschung der mentalen Sprachstrukturen und -prozesse, wobei die menschliche Sprache als ein Subsystem der Kognition aufgefasst wird. Allerdings finden wir auch in der Kognitiven Linguistik unterschiedliche Ansätze, wobei der modulare und der holistische Ansatz zwei entgegengesetzte Positionen darstellen.[5] Der grundsätzliche Unterschied besteht darin, dass im modularen Ansatz das sprachliche Kenntnissystem und auch Teile davon als autonome Subsysteme (Module) der Kognition angesehen werden. Auf dieser Basis haben Bierwisch/Lang (1987) eine Zwei-Stufen-Semantik entwickelt, die im Grunde genommen die Ebenen der semantischen und der konzeptuellen Repräsentation als zwei verschiedene Module der Kognition versteht. So wird bei der semantischen Interpretation eines Satzes, nachdem ihm auf Grund der Verarbeitung durch syntaktische Module eine syntaktische Struktur zugewiesen wurde, zuerst eine semantische Repräsentation erstellt. Diese semantische Repräsentation wird in der Folge auf eine konzeptuelle Repräsentation abgebildet, d.h. im jeweiligen Kontext werden die Einheiten der semantischen Repräsentation konzeptuell ausdifferenziert. Das folgende Beispiel soll diese Vorgehensweise erläutern: In den Sätzen "Die Universität ist in der Heinrichstraße.", "Die Universität leidet unter Geldmangel." und "Der Besuch einer Universität wird immer stärker eingeschränkt." ist "Universität" immer anders zu verstehen, wobei es sich aber offensichtlich nicht um Mehrdeutigkeiten handelt, denn es gibt weitere Wörter, die sich ähnlich verhalten, wie z.B. "Oper", "Schule" etc. Diese Beobachtungen sollen nun durch die Unterscheidung zwischen semantischer und konzeptueller Repräsentation erklärt werden, indem dem Wort "Universität" in allen drei Beispielen zwar die gleiche semantische Repräsentation zugewiesen wird, aber aufgrund unseres begriff-

5 Vgl. dazu Schwarz 1996, p. 44 ff.

lichen Wissens werden in den einzelnen Beispielen der semantischen Repräsentation verschiedene konzeptuelle Repräsentationen zugeordnet. D.h. aufgrund unseres konzeptuellen Wissens können wir erkennen, dass es sich im ersten Fall um ein Gebäude handelt, im zweiten um eine Institution und im dritten um die Institution mit ihren einzelnen Prozessen, wie Lehrveranstaltungen etc.

Dem modularen Ansatz in der Kognitiven Linguistik steht der holistische Ansatz gegenüber. Dabei wird nun die Sprache nicht als ein eigenständiges Subsystem der Kognition betrachtet, sondern als eine Begleiterscheinung der Kognition gesehen[6]. Eine Konsequenz dieser Annahme besteht darin, dass die Repräsentationen des sprachlichen Wissens im Wesentlichen gleich sind wie jene anderer konzeptueller Strukturen und dass sich die Prozesse bei der Anwendung von sprachlichem Wissen ebenfalls nicht grundsätzlich von jenen unterscheiden, die außerhalb des Bereichs der Sprache verwendet werden. Weitere grundlegende Annahmen sind, dass die Grammatik und das Lexikon einer Sprache das Ergebnis von Konzeptualisierungsprozessen sind, und dass das sprachliche Wissen aus der Verwendung von Sprache hervorgeht. In diesen Konzeptualisierungsprozessen werden Informationen aus verschiedenen Erfahrungsbereichen aufeinander bezogen. In gewisser Hinsicht wird eine konzeptuelle Struktur "konstruiert". Für die Konstruktion der Erfahrungen, die kommuniziert werden sollen, spielen nun die grammatikalischen Strukturen eine wichtige Rolle. Das sprachliche Wissen, d.h. die Strukturen und Kategorien der Semantik, Syntax, Morphologie und Phonologie entstehen aufgrund der kognitiven Verarbeitung von spezifischen Äußerungen in spezifischen Verwendungssituationen.

Die Kognitive Linguistik sieht sich also als eine Antwort auf jene Ansätze in der Syntax und Semantik, die annehmen, dass äußerst allgemeine und abstrakte Schemata und Kategorien die Organisation unseres sprachlichen Wissens steuern, wobei manche dieser Schemata und Kategorien auch noch als angeboren angesehen werden.

Soweit einige Hinweise auf einige allgemeinere Aspekte, die die Entwicklung der Linguistik in den letzten Jahrzehnten nicht unwesentlich beeinflusst haben. Wie bereits einleitend hingewiesen wurde, handelt es sich keineswegs um eine auch nur andeutungsweise vollständige Darstellung – auch der besprochenen Konzepte – sondern es sollte nur auf einige Konzepte hingewiesen werden, die nicht ganz unwichtig für die Entwicklung der Linguistik und auch für ihre Anwendung im klinischen und therapeutischen Bereich sind bzw. eventuell noch sein werden.

6 Vgl. dazu Croft/Cruse 2004, p. 1ff.

Sprachsystem und Äußerung

Wie wir bereits an den Ausführungen oben gesehen haben, wird von vielen linguistischen Analysemodellen vor allem die systematischen Natur der Sprache ins Zentrum gerückt und idiosynkratische Erscheinungen werden eher vernachlässigt. Eine allgemeinere Konzeption dieses Unterschieds, der jeder sprachlichen Analyse zugrunde liegt, geht zurück auf die Unterscheidung von de Saussure (1916) zwischen *langue* und *parole*. Der Begriff "langue" bezieht sich dabei auf "Sprache" als einem abstrakten System von Zeichen und Regeln, das für alle Individuen einer Sprachgemeinschaft gilt. "Parole" ist die konkrete Realisierung der "langue", also das Verwenden der "langue" in konkreten Situationen, wobei diese Verwendungen durch eine entsprechende Variabilität – aufgrund von Alter, Dialekt, Situation, usw. – charakterisiert sind.

Die bereits o.e. Dichotomie Kompetenz und Performanz knüpft an die Unterscheidung von de Saussure an. Dabei bezieht sich Kompetenz auf das (unbewusste) Wissen eines Sprechers einer Sprache, das er im Laufe des Spracherwerbs erworben hat und das ihn befähigt, eine potentiell unendliche Zahl von Sätzen zu produzieren und auch zu verstehen. Des Weiteren ermöglicht dieses Wissen dem Sprachbesitzer auch grammatikalische Fehlleistungen und auch strukturelle Mehrdeutigkeiten zu erkennen.

So ist z.B. der Satz "Franz erschoss den Löwen in der Hütte" mehrdeutig. Bestimmte syntaktische Umformungen zeigen uns, dass die Präpositionalphrase "in der Hütte" verschiedene Funktionen erfüllen kann. So ergibt eine Umformung in das Passiv zwei Möglichkeiten:

a) "Der Löwe wurde von Franz in der Hütte erschossen."

b) "Der Löwe in der Hütte wurde von Franz erschossen."

In gleicher Weise ergibt die so genannte *Topikalisierung* (das Voranstellen eines vom Sprecher/Schreiber als besonders wichtig erachteten Satzteils) zwei Möglichkeiten:

a) "Den Löwen erschoss Franz in der Hütte."

b) "Den Löwen in der Hütte erschoss Franz."

Aufgrund unseres (unbewussten) Wissens über das Deutsche und seine Regeln sind wir prinzipiell in der Lage, solche Mehrdeutigkeiten zu erkennen. Dass wir in den meisten Fällen solche und ähnliche Mehrdeutigkeiten nicht bemerken, liegt zum Teil an den weiteren Äußerungen, in die solche Aussagen eingebettet sind und die zu ihrer "Vereindeutlichung" beitragen. Zum anderen aber auch an unserem Wissen, wie sich solche "Dinge", von denen die Rede ist, im Allgemeinen in unserer Welt abspielen. So dass es eher unwahrscheinlich erscheint, dass Franz in der Hütte ist und von dort aus den Löwen erschießt. Diesen eher ungewöhnlichen Umstand würden wir wohl auch dementsprechend anders ausdrücken (z.B. "Aus der Hütte heraus ..."). Trotzdem bleibt die zumindest potentielle Mehrdeutigkeit des eingangs erwähnten Satzes bestehen. (Einige weitere Beispiele für solche mehrdeutigen Sätze: "Das Mädchen verfolgt den Hund mit dem Beißkorb.", "Der Kellner verjagt den Gast mit der Flasche." oder "Der Autofahrer wurde wegen Schnellfahrens vor der Schule von der Polizei angehalten." Solche Sätze, bei denen die intendierte Bedeutung nicht immer auf Anhieb erkennbar ist, werden auch als "Holzwegsätze" ("garden-path sentences") bezeichnet. Das "klassische" Beispiel für einen bewusst konstruierten Holzwegsatz im Englischen ist: "The horse raced past the barn fell." (Bever 1970). Das Problem bei diesem Satz liegt darin, dass "raced" als Verb im Präteritum oder als Partizip Perfekt eines reduzierten Relativsatzes interpretierbar ist. Wenn der Leser/Hörer nun am Ende des Satzes angekommen ist, also das Hauptverb "fell" gelesen/gehört hat, muss erst durch eine neuerliche Analyse die korrekte Bedeutung dieses Satzes ermittelt werden.)

Die Annahme einer Kompetenz, die die potentiellen Fähigkeiten eines "native speaker" einer Sprache beinhaltet, ist sicherlich eine idealisierende Annahme, die im Gegensatz zur Performanz gesehen werden muss. Sie bezieht sich auf die spezifischen Äußerungen in einem sprachlichen Akt, die eben auch Merkmale enthalten können, die irrelevant für das abstrakte Regelsystem der Sprache sind und aufgrund verschiedener psychologischer und sozialer Einflüsse entstehen (Erinnerungslücken, Versprecher, Stress etc.).

Da sich nach Ansicht Chomskys die Sprachwissenschaft vor ihm vor allem mit der Performanz beschäftigt hat und sich kaum um die theoretische Unterscheidung von Kompetenz und Performanz gekümmert hat, stellt er in seiner Theorie (generative Grammatik) die Kompetenz, das (unbewusste) Regelsystem und Wissen des muttersprachlichen Sprechers einer Sprache in den Mittelpunkt.

Im Sinne der Kompetenz-Performanz-Dichotomie Chomskys wurden nun die Ergebnisse (Daten) von Untersuchungen der Sprachproduktion und auch des Sprachverstehens als "Performanzdaten" betrachtet und die ist ja – wie schon erwähnt – aufgrund von Einflüssen psychologischer und sozialer Art unzuverlässig und irrelevant für die Erschließung des abstrakten Regelsystems der Sprache, also der Kompetenz. Daher wurden zur Untersuchung der Kompetenz häufig die Ergebnisse von Urteilen über die Grammatikalität von verschiedenen sprachlichen Strukturen herangezogen, weil man annahm, dass damit die sprachlichen Intuitionen des "native speaker" sichtbar gemacht würden. Solche Daten sollten also einen direkten Hinweis auf die Kompetenz liefern. Wenn nun aber die Kompetenz das im Gehirn gespeicherte Wissen über die Sprache darstellt, das immer dann angewendet wird, wenn wir Sprache produzieren oder verstehen, dann wird es wohl auch dann angewendet werden, wenn wir eine sprachliche Äußerung auf ihre Grammatikalität hin beurteilen. Somit lässt sich die Kompetenz nur über die Untersuchung der eigentlichen Sprachproduktion und des Sprachverständnisses erschließen. (Vgl. dazu Schütze (1996), der ganz deutlich darauf hinweist, dass es eigentlich keine "Kompetenzdaten" gibt.)

Auch im klinischen Bereich besteht das Ziel nicht bloß in der Beschreibung der Sprache des jeweiligen Patienten, sondern wir verwenden die jeweiligen Sprachproben auch und vor allem dazu, um daraus bestimmte Regularitäten abzuleiten, die Voraussagen über die weitere sprachliche Entwicklung des Patienten erlauben. Die Analyse einer solchen sprachlichen Probe ermöglicht es uns, Hypothesen über die Beschränkungen der Sprache des Patienten zu machen, die durch die folgenden Interaktionen bestätigt oder nicht bestätigt werden. D.h., dass der Logopäde oder Sprachheilpädagoge bereits gewisse Annahmen über das System des Patienten getroffen hat, um daraus seine weiteren Schlüsse hinsichtlich der Therapie zu ziehen. Das zeigt, dass die Annahme einer Kompetenz, die die konkreten sprachlichen Äußerungen steuert, durchaus Plausibilität besitzt, wobei allerdings die Frage zu klären wäre, was alles zur Kompetenz gehört. Dies ist jedoch nicht die Aufgabe dieser Einführung.

Synchronie und Diachronie

Diese Unterscheidung bezieht sich auf die zeitliche Dimension der linguistischen Untersuchung. In der *synchronen Linguistik* werden Sprachen zu einem bestimmten Zeitpunkt untersucht. D.h. es wird ein bestimmtes Stadium einer Sprache beschrieben (z.B.: die Sprache des 18. Jahrhunderts oder unsere heutige Sprache). In der *diachronen Linguistik* werden Sprachen vom Standpunkt ihrer historischen Entwicklung aus betrachtet (z.B.: die Entwicklung des Deutschen vom Althochdeutschen bis zum heutigen Deutsch). Diese Untersuchungen erfolgen natürlich auf allen sprachlichen Ebenen. Diese Aspekte der Diachronie und der Synchronie können wir gewissermaßen auch im Bereich der klinischen Anwendung feststellen.

So stellt etwa eine Sprachprobe von einem Patienten zu einem bestimmten Zeitpunkt eine synchrone Untersuchung dar und das Aufzeigen der Entwicklung von einem Zeitpunkt zu einem anderen wäre genau genommen eine diachrone Darstellung.

Üblicherweise werden aber die Untersuchungen der historischen Entwicklung ganzer Sprachgemeinschaften zur Diachronie gerechnet.

Sprachstruktur und Sprachverwendung

Unter Sprachstruktur werden die formale Organisation der gesprochenen bzw. geschriebenen Sprache und die dadurch ausgedrückten Bedeutungen subsumiert. Die Hauptebenen der sprachlichen Organisation haben wir bereits kennen gelernt. Sie sollen hier noch einmal kurz wiederholt werden:

Phonetik/Phonologie: Die *Phonetik* beschäftigt sich mit artikulatorischen, akustischen und auditiven Faktoren der Laute sowie deren physikalischen Eigenschaften. D.h. mit jenen Merkmalen der Laute, die bei der Produktion und Perzeption durch den Menschen eine Rolle spielen.

Die *Phonologie* beschäftigt sich damit, wie die Laute einer Sprache organisiert sind, so dass die Übertragung von grammatischen Strukturen und dadurch auch von Bedeutung möglich ist.

Grammatik: Unterteilt in *Morphologie* und *Syntax*, beschäftigt sie sich mit der Organisation der kleineren bedeutungstragenden Elemente zu größeren.

Semantik: Die *Semantik* beschäftigt sich mit dem Studium der Bedeutungen, die durch die morphologischen und syntaktischen Strukturen ausgedrückt werden.

Mit diesen Dimensionen der sprachlichen Struktur werden wir uns in der Folge näher beschäftigen.

Die einzelnen Elemente der sprachlichen Struktur finden ihren spezifischen Ausdruck in der *Sprachverwendung*. Darunter wird eine große Anzahl von Faktoren verstanden, die mit den sozialen und psychologischen Determinanten des sprachlichen Verhaltens zu tun haben: Was muss ein "native speaker" alles (z.T. unbewusst) wissen, um sich in den verschiedenen Situationen sprachlich richtig zu verhalten? Welche Faktoren der Situation, des sozialen Status, der sozialen Beziehung zwischen Sprecher und Hörer usw. beeinflussen das beobachtbare sprachliche Verhalten eines Sprechers? Wie muss sich ein "native speaker" sprachlich entwickeln, um in den verschiedenen Situationen effektiv und den Erwartungen des Hörers entsprechend kommunizieren zu können? Solche und ähnliche Fragen versucht man auf den Gebieten *Pragmatik*, *Soziolinguistik* und *Psycholinguistik* zu beantworten (s. dazu auch die Abschnitte **Pragmatik** und **Soziolinguistik**).

Soziolinguistik: Sie befasst sich mit allen Aspekten der wechselseitigen Beziehungen zwischen Sprache und Gesellschaft, zwischen Sprachstruktur und Sozialstruktur. Dazu gehören Untersuchungen des sprachlichen Verhaltens verschiedener sozialer Gruppen/Schichten/Klassen, die Einstellungen gegenüber der Sprache solcher Gruppen, die Untersuchung der Entwicklung von Sprachnormen usw. In mehrsprachigen Gemeinschaften werden die Funktionen und Verwendungsweisen der jeweiligen Sprachen, aber auch ihre gegenseitige Beeinflussung, untersucht. Kurz gesagt, versucht die Soziolinguistik die Antwort auf die Frage, wer spricht mit wem welche Sprache (bzw. sprachliche Variante) wann, wie, wo und zu welchem Zweck, zu geben.

Psycholinguistik: Sie beschäftigt sich mit den Beziehungen zwischen dem sprachlichen Verhalten des Individuums und den psychologischen Prozessen, auf denen dieses Verhalten basiert. Es handelt sich also um die mentalen Vorgänge, die der sprachlichen Planung, der Produktion, der Perzeption und dem Verstehen von Sprache zugrunde liegen. Ein weiteres wichtiges Untersuchungsgebiet der Psycholinguistik stellt die Erforschung des Spracherwerbs dar. Dabei steht der Erwerb der Muttersprache durch das Kind im Vordergrund.

Allerdings werden nun in zunehmendem Ausmaß auch Untersuchungen zum Erwerb bzw. Erlernen von weiteren Sprachen, sowohl im Kindes- als auch Erwachsenenalter, durchgeführt. Die Psycholinguistik beschäftigt sich aber auch mit sprachlichen Fehlleistungen, wobei sich der Bogen von den Versprechern, wie sie jedem passieren, bis zu den verschiedenen Formen der Aphasie spannt.

Im Bereich der Psycholinguistik hat sich in den letzten Jahren ein Zweig entwickelt, der als *Neurolinguistik* bezeichnet wird. Den Ausgangspunkt bildeten dabei die Untersuchungen der Sprachproduktion und des Sprachverständnisses im Bereich der *Aphasie*. Im Weiteren wurden schließlich auch immer wieder Untersuchungen zur Sprachverarbeitung bei Hirngesunden einbezogen. Dabei geht es u.a. um die Beziehungen zwischen dem Ort einer Hirnschädigung und der Art der Störung oder auch um die Untersuchung der aktiven Hirnbereiche bei der Sprachverarbeitung.

Für die Anwendung linguistischer Methoden für die Diagnostik und Therapie im klinischen Bereich finden wir die Bezeichnung *Klinische Linguistik*. Daneben finden wir auch oft den Begriff der *Patholinguistik* (s. Peuser 1978, 2000), die sich ebenfalls mit dem Phänomen der gestörten Sprache auseinander setzt. In diesem Sinne besteht eine große Überlappung mit den Bereichen, mit denen sich die Klinische Linguistik befasst.

Die Relevanz der Psycholinguistik für die Arbeit der Logopäden und Sprachheilpädagogen ist damit wohl offensichtlich. Wir werden auch bei der Besprechung der Beispiele von Fehlleistungen gelegentlich auf entsprechende Ergebnisse der psycholinguistischen Forschung zurückkommen. Die Bedeutung der Soziolinguistik ist vielleicht nicht so einsichtig, aber auch hier finden wir Anknüpfungspunkte, die für die Behandlung des einzelnen Patienten wichtig sind. Man denke z.B. an Dialektsprecher, zu denen der Zugang leichter über die ihnen vertraute Sprache (Dialekt) erfolgen kann. Oder wenn etwa bei einer Bildbenennungsaufgabe ein "Kübel/Eimer" gesucht wird und der Patient antwortet mit "emp... emp-..."[7], so ist es notwendig zu wissen, dass in manchen Dialekten Eimer/Kübel als "Empa" (bzw. Varianten davon) bezeichnet wird. Der Verzicht auf die Beachtung des soziolinguistischen Hintergrunds eines Patienten kann so durchaus zu falschen Schlüssen bezüglich seiner sprachlichen Fähigkeiten führen.

Syntagmatisch und paradigmatisch

Bevor wir uns nun den eigentlichen sprachlichen Strukturebenen zuwenden, wollen wir uns noch ganz kurz zwei Begriffe ansehen, die zwar auf den einzelnen Ebenen wieder auftauchen werden, die aber doch eine größere Allgemeinheit besitzen, so dass wir sie schon an dieser Stelle vorstellen wollen. Es sind dies die Begriffe *syntagmatisch* und *paradigmatisch*. Durch sie wird die sprachliche Struktur vom Standpunkt zweier sich überschneidenden Dimensionen aus gesehen: die syntagmatische Dimension bezieht sich auf die sequentiellen Charakteristika der Sprache. Sprache wird gesehen als eine lineare Abfolge von Elementen. Die Beziehungen der Elemente in einer solchen Kette werden als "syntagmatische Beziehungen" bezeichnet. So z.B. die Beziehung der einzelnen Wörter in einem Satz zueinander.

Die paradigmatische Dimension bezieht sich auf die Relation, die eine sprachliche Einheit mit anderen Einheiten derselben Kategorie aufweist.

Das folgende Beispiel möge diese beiden Arten der Beziehung veranschaulichen:

7 Auf eine lautschriftliche Umschreibung wird an dieser Stelle noch bewusst verzichtet.

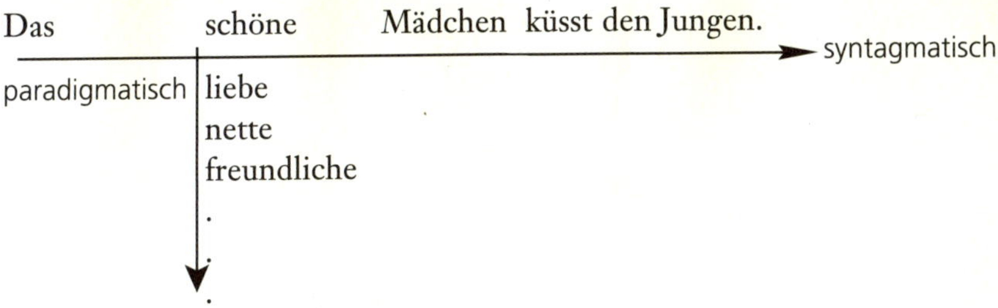

Dieses Prinzip findet auf allen sprachlichen Ebenen Anwendung.

Damit haben wir nun den allgemeinen einführenden Teil abgeschlossen und wenden uns den einzelnen Ebenen der sprachlichen Analyse zu.

Phonetik

Die gesprochene Sprache, die – wie bereits erwähnt – den primären Untersuchungsgegenstand bildet, besteht aus Lauten, die zu Wörtern kombiniert werden und diese werden weiter zu Sätzen und Texten zusammengefasst.

Wir wollen also in unserer Beschreibung mit den Lauten des Deutschen beginnen. Dabei ist der Gegenstand "Laut" etwas, was von einem Beobachter – Hörer – aus einem zeitlichen Kontinuum von verschiedenartigen "Geräuschen" herausgelöst wird. Diese Elemente versucht nun der Hörer oder, wenn er geschult ist, der Phonetiker, unter Zuhilfenahme eines bestimmten, begrenzten Zeichenvorrats symbolisch darzustellen. Daher wird dieser Bereich auch als *Symbolphonetik* bezeichnet: Die phonetische Information wird als eine Kette von Symbolen dargestellt.

Die Verschriftlichung erfolgt mit Hilfe eines Systems, das auf der Basis des lateinischen Alphabets beruht. Diese "Lautschrift", die auch wir im Weiteren verwenden werden, ist das Alphabet der Association Phonétique Internationale (API, englisch: International Phonetic Association, IPA). Die lateinische Basis wird dabei durch griechische Buchstaben, Neuschöpfungen und so genannte diakritische Zeichen erweitert. Wir werden die notwendigen Zeichen im Laufe der phonetischen Beschreibung des Deutschen noch genauer kennen lernen. Vorerst sei einmal darauf hingewiesen, dass sicherlich jeder bereits mit der Lautschrift Bekanntschaft gemacht hat – und zwar im Fremdsprachenunterricht. Zwar wird manchem aufgefallen sein, dass es sich bei diesem "Schriftsystem" um eine Darstellung der Laute der jeweiligen Fremdsprache gehandelt hat, aber kaum jemand wird bemerkt haben, dass man auch seine eigene Muttersprache, z.B. seine eigene Aussprache, mit diesen Zeichen beschreiben und danach auch nachsprechen kann.

Das "Umschreiben" des Gesprochenen wird als Transkribieren bezeichnet. Bei einer Transkription gilt es nun zu entscheiden, wie viel an phonetischem Detail aufgenommen werden soll bzw. wie viel weggelassen werden kann. Manchen ist vielleicht die Unterscheidung zwischen "broad" und "narrow" bekannt. Dabei beinhaltet eine solche "grobe" Transkription nicht viel mehr als das Minimum an lautlicher Information der einzelnen Segmente, das für eine eindeutige Identifikation notwendig ist. Eine solche Transkription wird in vielen Fällen auch im klinischen Bereich genügen; so etwa für die Niederschrift grammatischer oder semantischer Fehlleistungen. Wenn wir uns aber mit den lautlichen Fehlleistungen und ihrer Struktur beschäftigen, wird es notwendig sein, eine genauere, feinere Strukturen beachtende Transkription zu verwenden. Dabei kann es vorkommen, dass wir für manche segmentale lautliche Realisierungen eines Patienten eigene Zeichen "erfinden" müssen, da das API-Alphabet durchaus nicht für alle möglichen Realisierungen Zeichen enthält. Dies können wir natürlich nur dann tun, wenn wir das "erfundene" Zeichen konsequent verwenden, d.h. immer dann, wenn es sich um genau dieselbe lautliche Erscheinung handelt. (Anzumerken ist, dass inzwischen bereits Zusätze zum API/IPA-Alphabet entwickelt wurden, die sich speziell mit der Notation der lautlichen Veränderungen, wie sie bei Patienten mit entsprechenden Störungen vorkommen, befassen. Diese Notationen können in der Zeitschrift "Clinical Linguistics & Phonetics" nachgeschlagen werden.)

Neben der Beschreibung der Laute mit Hilfe von Symbolen der Lautschrift können auch die Vorgänge bei der Produktion der Laute, bei ihrer Übertragung zwischen Sprecher und Hörer und bei ihrer Aufnahme durch den Hörer untersucht werden. Entsprechend dieser Forschungsbereiche unterscheiden wir auch verschiedene Arten von Phonetik: Jener Zweig der Phonetik, der sich mit so genannten Sprechwerkzeugen, den Artikulationsorganen, und der Erzeugung der Laute durch sie befasst, wird *artikulatorische Phonetik* genannt.

Nach der Artikulation bewegen sich die Laute als Luftschwingungen fort; sie stellen akustische Signale dar und mit diesen befasst sich die *akustische Phonetik*.

Schließlich werden diese Schallwellen vom Ohr des Hörers empfangen. Die Wirkungsweise des Gehörs dabei behandelt die *auditive Phonetik*.

Im Ohr werden nun die Schallwellen in neuronale Impulse umgewandelt und über die Nervenbahnen in das Gehirn weitergeleitet, wo sie weiterverarbeitet werden. Mit diesen Vorgängen, der Perzeption und dem Verständnis, beschäftigt sich die *Psycholinguistik* bzw. mit der Lautperzeption die so genannte Psychophonetik. (In neueren Werken zur Phonetik wird dieser Bereich auch als "perzeptive Phonetik" bezeichnet, wobei auch der hier als *auditive Phonetik* vorgestellte Bereich mit einbezogen wird.)

Wir wollen bei unserer Besprechung der Phonetik mit der Lautproduktion beginnen. (An dieser Stelle sei noch auf eine Notationskonvention hingewiesen: Wenn immer es sich bei den Beispielen um lautliche handelt stehen sie in eckigen ([]) Klammern und geschriebene (graphische) Beispiele werden mit <> eingegrenzt, z.B. [haʊs] vs. <Haus>.)

Artikulation

Die Laute werden erzeugt, indem Luft aus der Lunge durch Mund und Nase (gleichzeitig oder getrennt) ausströmt, genauer, hinausgedrückt wird. Der

Bereich ab den *Stimmlippen*[8] (*Stimmbändern*), also Rachenraum, Mundraum und Nasenraum, wird auch als *Vokaltrakt* oder in Anlehnung an Musikinstrumente als *Ansatzrohr* bezeichnet, denn in diesem Bereich (s. Abb. 1) können die mit Hilfe der Stimmlippen erzeugten Tönen verstärkt und variiert werden. Dabei werden an bestimmten Stellen im Vokaltrakt Hindernisse für den aus der Lunge kommenden Luftstrom aufgebaut bzw. Engstellen geschaffen, die eine klangliche Modifikation dieses Luftstroms erlauben (s. Abb. 1).

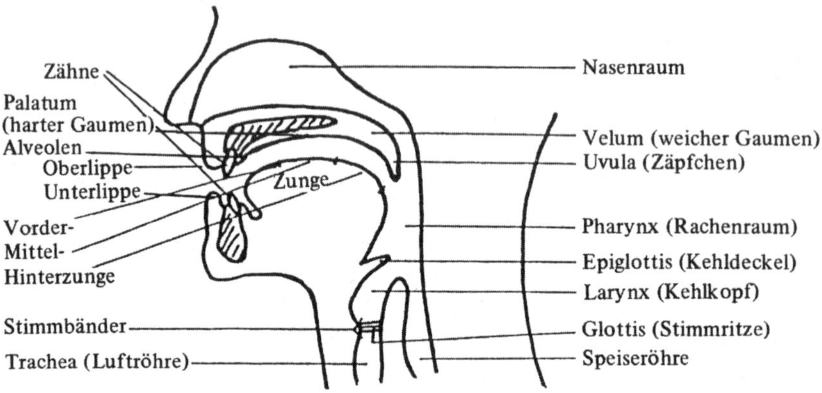

Abb. 1: Vokaltrakt

Die erste Modifikation des durch das Atmungssystem beim Ausatmen erzeugten Luftstroms erfolgt im *Kehlkopf* (*Larynx*), der sozusagen auf der *Luftröhre* (*Trachea*) "draufsitzt".

Im Kehlkopf befinden sich nämlich die Stimmlippen. Es sind dies vom *Schildknorpel*, der vordere Teil des Kehlkopfes (*Adamsapfel*), zu den *Stellknorpeln* ziehende Falten, die zum größten Teil aus einem Muskelgewebe bestehen, das an den inneren Rändern die eigentlichen Stimmbänder (dehnbare Membranen) enthält (s. Abb. 2).

8 Genau genommen müsste man zwischen den Bezeichnungen "Stimmlippen" und "Stimmbänder" unterscheiden, da die eigentlichen "Stimmbänder" nur einen Teil der gesamten schwingenden Strukturen, den "Stimmlippen", ausmacht. Allerdings wird häufig keine so genaue Unterscheidung getroffen und die Bezeichnung "Stimmbänder" für alle schwingenden Strukturen verwendet (s.a. Abb. 1).

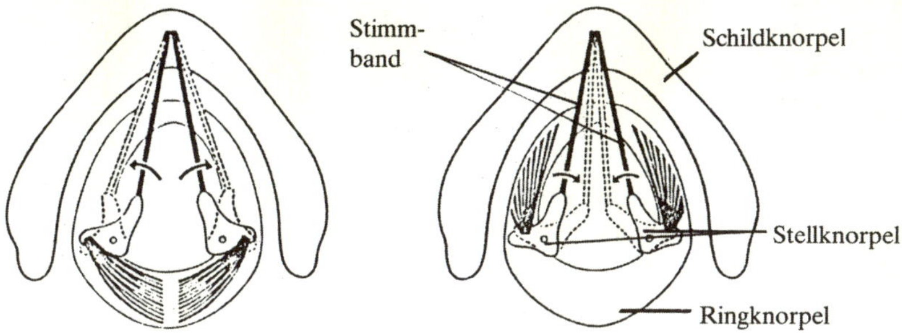

Abb. 2: (a) Glottiserweiterer (b) Glottisverenger
(aus: Rohen J.W., Funktionelle Anatomie des Menschen, 1973)

Durch Muskelbewegungen können die Stellknorpel zusammen- oder auseinander gezogen werden. Damit kann die Stimmritze (Glottis) geschlossen bzw. geöffnet werden. Wenn nun die Stimmbänder fest geschlossen sind, wird die Luft unterhalb der Glottis gestaut. Dies passiert z.B. dann, wenn man etwas sehr Schweres aufhebt oder aufzuheben versucht. Das andere Extrem ist eine weite Öffnung der Glottis, so dass die Luft von den Lungen ohne Hindernis passieren kann. Ein Beispiel für das Vorkommen des totalen Verschlusses in der Sprache bildet der so genannte *glottale Verschlusslaut* [ʔ][9] in Wörtern wie The[ʔ]ater, ver[ʔ]eisen. Dabei wird der Luftstrom durch die geschlossenen Stimmbänder vollkommen blockiert. Dadurch baut sich unterhalb (subglottal) ein großer Druck auf, der explosionsartig gelöst wird, wenn die Stimmbänder sich plötzlich öffnen. Ein sehr starker glottaler Verschluss bildet sich auch beim Husten. Eine mittlere Position zwischen ganz offen und ganz geschlossen nehmen die Stimmbänder für den [h]-Laut ein ([h] aus = Haus).

Die Stimmbänder können sich aber auch sehr schnell öffnen und wieder schließen (von etwa 70 mal/sec bis etwa 1000 mal/sec). Dieses schnelle Öffnen und Schließen bewirkt, dass die Luft in kurzen Stößen durchgeht. Wir können die einzelnen Stöße allerdings nicht wahrnehmen. Was wir wahrnehmen, ist eine kontinuierliche Vibration, die wir als Stimmton oder *Stimmhaftigkeit* bezeichnen. Wenn man den Kehlkopf mit leichtem Druck zwischen Daumen und Zeigefinger nimmt und z.B. "eeeeh" sagt, kann man diese

---

9 Die einzelnen Laute in den Beispielen werden mit dem entsprechenden phonetischen Zeichen und in eckigen Klammern entsprechend der Notationskonvention der IPA wiedergegeben.

Vibrationen spüren. Jeder von uns kann die Anzahl der Vibrationen variieren. Je geringer sie sind, desto tiefer ist auch der produzierte Laut oder Ton und je größer ihre Anzahl ist, desto höher wird der Ton sein. Die o.a. 70 mal/sec entsprechen einem sehr tiefen Ton einer männlichen Stimme und die 1000 mal/sec einem sehr hohen Ton einer weiblichen Stimme.

Aber nicht nur die Häufigkeit der Vibrationen resultiert in besonderen Veränderungen der Stimme, sondern auch die Größe der horizontalen Öffnung der Stimmbänder spielt insofern eine Rolle, als damit die Lautstärke verbunden ist. Je weiter nun die Stimmbänder während der offenen Phase auseinander sind, desto lauter ist der produzierte Laut. Natürlich wird dabei auch der Druck der aus der Lunge kommenden Luft erhöht. So haben lautere Laute einen höheren Druck und eine weitere Öffnung der Stimmbänder als leisere Laute.

Auch für das Flüstern ergibt sich eine besondere Stellung der Stimmbänder. Für leises Flüstern nehmen sie etwa dieselbe Stellung wie für den [h]-Laut ein, so dass eine leichte Reibung entsteht. Wenn das Flüstern lauter sein soll, werden die Stimmbänder immer weiter zusammengebracht, so dass immer mehr Reibung entsteht. Bei besonders lautem Flüstern sind sie ganz geschlossen, so dass nur mehr eine kleine Öffnung zwischen den Stellknorpeln vorhanden ist. Durch diese Öffnung wird nun die Luft mit großem Druck durchgepresst. Dies kann man selbst feststellen, indem man versucht, das Wort "Herr" sehr laut zu flüstern. Dabei bemerkt man, dass mehr Luft für den h-Laut durchgepresst wird als für den folgenden Vokal, bei dem nur mehr die Stellknorpel die Öffnung bilden. Die Stellung der Stimmbänder und der Stellknorpel sieht dann aus wie ein auf dem Kopf stehendes "Y".

Den nächsten Bereich im Raum oberhalb des Larynx (Supraglottaler Raum) bildet der *Rachen* (Pharynx). Dieser geht schließlich in den Nasenraum und Mundraum über (s. Abb. 1). Die Aufgabe des Pharynx liegt in der Bereitstellung eines Resonanzraumes für die durch die Stimmbänder in Schwingungen versetzte Luft. Ähnlich wie bei einer Gitarre, wo die Saiten allein nur wenig an Tönen von sich geben würden, hätten sie nicht den Gitarrenkörper als Resonanzraum, würden auch die Schwingungen der Stimmbänder kaum hörbar sein. Allerdings können im Gegensatz zur starren Form des Resonanzkastens einer Gitarre die Räume oberhalb des Larynx verändert werden.

Der Pharynx selbst ist aber kaum veränderbar, außer indem man den Larynx anhebt und so den Pharynx etwas verkürzt, was einen weniger vollen Ton ergibt. Ein Verengung kann durch das Zurückziehen der Zungenwurzel erfolgen, aber auch durch die Pharynxmuskeln selbst.

Der *Kehldeckel* (*Epiglottis*) hat die Aufgabe beim Schlucken den Larynx zu verschließen und hat keine sprachliche Funktion.

Wichtiger hingegen ist der *weiche Gaumen* (*Velum*), der je nach Stellung für den Austritt der Luft durch den Nasenraum, den Mundraum oder beide sorgt.

Der *Nasenraum* agiert ebenfalls wieder als ein Resonanzraum. Wenn das Velum gesenkt ist – die normale Stellung beim Atmen – und die Stimmbänder vibrieren, wird die ganze Luft im Mund- und Nasalraum vibrieren und dabei einen charakteristischen nasalen Effekt erzeugen. Wird nun durch das Schließen der Lippen der Mundausgang blockiert, entsteht ein summender Ton.

Der *Mundraum* ist bei weitem der wichtigste von allen drei Räumen, weil er am variabelsten ist. Dies ist auf die Beweglichkeit des Unterkiefers, der Lippen und vor allem der Zunge zurückzuführen. Während der Nasenraum nicht veränderbar ist und auch der Pharynx nur wenig Veränderung zulässt, werden im Mundraum die meisten und wichtigsten sprachlichen Unterschiede geformt.

Nach oben hin wird der Mundraum vom *harten Gaumen* (*Palatum*) und nach hinten oben vom bereits besprochenen weichen Gaumen begrenzt. Für die Artikulation wichtig ist die Unterteilung (von vorne nach hinten) in *Alveolen* (die Erhöhung hinter den oberen Schneidezähnen), harten Gaumen und weichen Gaumen (s. Abb. 1). Das Ende des weichen Gaumens bildet das *Zäpfchen* (*Uvula*).

Für bestimmte Artikulationen sind auch die oberen Schneidezähne wichtig. Der Unterkiefer ist insofern wichtig, als durch die Auf- und- Abbewegung die Größe des Mundraumes verändert werden kann. Zwar ist diese Bewegung nicht unbedingt notwendig, um verständliche Sprache zu produzieren, aber üblicherweise bewegen wir beim Sprechen ständig unseren Unterkiefer.

Die Zunge besteht aus einer Anzahl von Muskeln, die sie äußerst flexibel machen. Wir können drei Teile unterscheiden (s. Abb. 1): die *Vorder-*, *Mittel-* und *Hinterzunge.* Ein besonders aktiver Teil der Zunge ist die *Zungenspitze* (*Apex*), die einerseits zwischen den Lippen nach vorne geschoben werden kann, aber andererseits kann sie auch das Palatum bis zum Übergang vom harten zum weichen Gaumen erreichen. Einigermaßen bewusst lassen sich die Bewegungen der Zungenspitze und der Vorder- und Mittelzunge beobachten, d.h. spüren. Weniger bewusst sind wir uns der Bewegungen der Hinterzunge, obwohl auch dieser Teil auf verschiedene Höhe bis zur Berührung des Velums angehoben werden kann. Dies lässt sich mit Hilfe eines Spiegels beobachten: Wenn wir ein Logatom (= eine Lautverbindung ohne Bedeutung) wie “aak” sprechen, so können wir sehen, wie während der Produktion des Vokals die Zunge flach im Mund liegt und wie sich dann bei der Produktion des Konsonanten die Hinterzunge bis zum Velum hebt.

Wenn wir nun versuchen, “Ei” zu sagen, können wir sehen, wie sich die Vorderzunge von unten nach oben hebt. Die Zunge kann also eine ganze Reihe von verschiedenen Positionen innerhalb des Mundraumes einnehmen. Sie ist der wichtigste Teil für die Veränderung des Resonanzraumes Mund.

Aber auch die seitlichen Ränder der Zunge können mit den Seiten des Gaumens in Kontakt treten bzw. knapp vor einem Kontakt stehen bleiben. Wenn wir versuchen, ein lang gezogenes “l”, also “llllll”, zu sprechen, dann die Zunge in dieser Position behalten und nun die Luft einatmen, können wir die kalte Luft an den Seiten der Zunge verspüren, die nicht mit dem Gaumen in Kontakt sind. Ähnliches lässt sich auch zeigen, wenn man “ssssss” sagt und nun wieder die Luft einatmet. Nun strömt die kalte Luft über die Vorder- und Mittelzunge.

Auch die *Lippen* sind sehr beweglich und tragen zur Veränderung des Resonanzraumes Mund und damit zur Artikulation bei. Sie können, fest aufeinander gepresst, einen Verschluss bilden oder auch in einer solchen Position sein, dass sie dem Luftstrom nicht im Wege stehen; sie können aber auch eine Position dazwischen einnehmen. Die Unterlippe kann mit den oberen Schneidezähnen in Kontakt treten, wie etwa im Anfangslaut von “Vater”. Die beiden Lippen können, je nach Mundöffnung eine enge oder weite Rundung bilden, oder relativ neutral sein, wie bei der Produktion von “ah”. Sie können auch auseinander gezogen, d.h. gespreizt, werden.

Damit sind jene Teile überblicksartig besprochen, die sich dem Luftstrom als Hindernisse in den Weg stellen können und so eine klangliche Veränderung bewirken können.

Lautproduktion

Die Produktion der verschiedenen Laute erfolgt nun durch das Zusammenwirken der besprochenen relativ beweglichen und unbeweglichen Teile des Vokaltrakts. Die einzelnen Laute lassen sich charakterisieren: aufgrund der beteiligten beweglichen Teile des Ansatzrohrs (*Artikulationsorgane*), der unbeweglichen Teile (*Artikulationsstellen/Artikulationsorte*) und den *Artikulationsarten*, die sich aufgrund des Zusammenwirkens von Artikulationsorganen und Artikulationsstellen ergeben (z.B.: wie ein “Hindernis” im Luftstrom überwunden wird.).

Wir sind bei der Besprechung der Artikulationsorgane bereits davon ausgegangen, dass der aus der Lunge kommende Luftstrom (pulmonaler Luftstrom) den wichtigsten Mechanismus für die Lauterzeugung darstellt. Die Richtung dieses Luftstroms wird als *exhalatorisch* bezeichnet. Prinzipiell ist es aber auch möglich, mit Hilfe eines *inhalatorischen* Luftstroms Laute zu erzeugen. Jedoch wird davon im Allgemeinen im Deutschen kaum Gebrauch gemacht.[10]

Die Stimmbänder können, wie wir gesehen haben, verschiedene Grade der Öffnung einnehmen. Wichtig sind dabei – wenn wir nicht gerade flüstern – die weit offene Stellung und die periodische Schließung. Wenn sie weit geöffnet sind, bewirken sie *stimmlose Laute*, wie [p], [s]. Durch die periodische Schließung, die wir als Vibration wahrnehmen, werden *stimmhafte Laute* hervorgebracht, wie [d] in *D*ank oder La*d*e oder [eː] B*ee*t. Einen weiteren Laut, der mit Hilfe der Stimmbänder erzeugt wird, haben wir bereits bei ihrer Besprechung als Artikulationsorgane kennen gelernt, den glottalen Verschlusslaut.

Diese Modifikation des Luftstroms im Larynx, d.h. die Erzeugung des Stimmtons durch die Stimmlippen, wird als *Phonation* bezeichnet.

Eine Senkung des Velums bewirkt die Bildung von Nasalen ([m], [n]). Wenn gleichzeitig die Luft auch durch den Mundraum (Oralraum) ausströmt, entstehen nasalierte Laute (z.B. die nasalen französischen Vokale wie etwa: [ã]). Wenn das Velum gehoben ist, werden *orale* Laute produziert (z.B.: [p], [a], [i], [s]).

Die Artikulationsorgane Lippen, Zungenspitze, Zungenrücken (Vorder-, Mittel- und Hinterzunge) artikulieren zwischen der Oberlippe und dem Zäpfchen gegen bestimmte Gebiete des Munddaches. Dadurch wird die jeweilige Artikulationsstelle näher bestimmt (s. Abb. 3[11]).

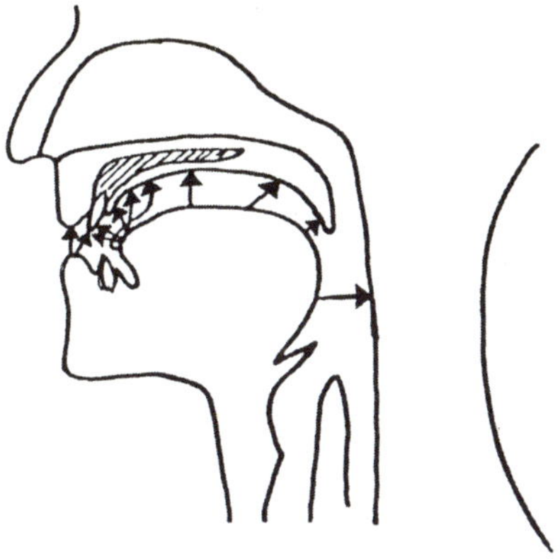

Abb. 3: Artikulationen

10 Kohler (1977, p. 58) spricht von einem, von deutschen Sprechern oft zu hören, dem inhalatorischen "ja".

11 Nach Ladefoged, 1971, p. 36 und Kohler, 1977, p. 61.

Am eindeutigsten abgrenzbar ist dabei die Oberlippe, die einen klar begrenzten Artikulationsort darstellt, der mit *labial* bezeichnet wird. Die Unterlippe kann sowohl gegen die Oberlippe als auch gegen die oberen Schneidezähne artikulieren, was als *bilabial* bzw. *labiodental* bezeichnet wird.

Die anderen Artikulationsstellen bilden eher Kontinua denn fixe Punkte, die von der Zungenspitze oder dem Zungenrücken angesteuert werden. Die dadurch entstehenden Laute werden als *apikal* bzw. *dorsal* bezeichnet. Für die apikale Lautbildung ergeben sich somit von den Zähnen bis zum harten Gaumen folgende Möglichkeiten: *interdental* (Zungenspitze zwischen den Schneidezähnen), *(post)dental* (hinter bzw. an den oberen Schneidezähnen), *alveolar* (am Zahndamm), *postalveolar*, *palatoalveolar* und *retroflex*. Bei einer retroflexen Artikulation biegt sich die Zungenspitze nach hinten um. Ein weiteres Kontinuum ergibt sich für die dorsale Lautbildung von den Alveolen bis zur Uvula und der Pharynxwand. Für die Lautbildung ergeben sich folgende Bezeichnungen: *alveolopalatal*, *palatal*, *velar*, *uvular* und *pharyngal*. Bei diesen Bildungen ist davon auszugehen, dass jener Teil des Zungenrückens die Lautbildung ausführt, der dem Artikulationsort in der Ruhestellung am nächsten liegt.

Das Zäpfchen kann auch ein Artikulator sein und zwar beim so genannten uvularen [R], das auch als "gerolltes Rachen-[R]" bezeichnet wird.[12]

Für den glottalen Verschlusslaut [ʔ] und den glottalen Reibelaut [h] muss auch noch die Glottis als Artikulationsort angesehen werden.

An diesen verschiedenen Artikulationsstellen können nun Engstellen mit verschiedenen Öffnungsgraden hergestellt werden: ein *vollständiger Verschluss*, eine *Friktionsenge* (eine Verengung, bei der ein hörbares Reibegeräusch entsteht) und eine *friktionslose Enge*.

Bei den Verschlüssen können wir drei Arten unterscheiden: *Plosive*, *Vibranten* und *geschlagene Laute*. Beispiele für Plosive sind: [p], [t], [d], [k]. Bei Vibranten alterniert der vollständige Verschluss mit einer friktionslosen Enge, z.B. Zungenspitzen-[r] und uvulares [R]. Bei den geschlagenen Verschlusslauten kommt es nur zu einem einmaligen schnellen Schließen und Öffnen des Verschlusses. Wir finden solche Laute wieder bei den "r"- Lauten, wenn es statt des mehrmaligen Schließens und Öffnens (= Vibrant) nur zu einem einmaligen schnellen Verschluss und der Öffnung kommt: [ɾ], [R]. Ein Friktionsenge wird z.B. gebildet bei [f] in <Faust>, [v] in <wach>, [s] in <was>.

Wenn nun diese Enge etwas erweitert wird, kommt es zu einer friktionslosen Enge. Wenn man den Laut [v] (in wach) sehr lange produziert und

12 Kohler, 1977, p. 62.

dann die Unterlippe von den Zähnen wegbewegt bis die Reibung aufhört, dann ergibt sich ein so genannter *friktionsloser Dauerlaut*.

Laute, die mit noch größerer Öffnung gesprochen werden, nehmen wir dann als *Vokale* wahr.

Konsonanten werden erzeugt, wenn eine Behinderung des Luftstroms durch Verschlüsse oder Verengungen vorliegt.

Nasale bzw. nasalierte Laute entstehen, wenn das Velum gesenkt ist und die Luft durch den Nasenraum bzw. auch durch den Mundraum austreten kann. Nasale finden wir sowohl bei den Konsonanten als auch bei den Vokalen. Nichtnasale Laute werden auch als *Orale* bezeichnet.

Im Folgenden wollen wir die Artikulation der gebräuchlichen Vokale und Konsonanten des Deutschen besprechen. Doch zuerst sollen noch einige Anmerkungen zur Notation der Laute angeführt werden. Wie bereits erwähnt, werden die einzelnen Laute, wenn sie als phonetische Zeichen notiert werden, in eckige Klammern gesetzt. Ein Doppelpunkt hinter einem Zeichen bedeutet Längung (z.B.: [a] vs. [aː] in <satt> vs. <Saat>). Eine Tilde über einem Zeichen bedeutet Nasalierung (z.B.: [ã] in <*En*gagem*ent*>). Wenn spezielle diakritische Zeichen zur Darstellung notwendig sind, werden sie an Ort und Stelle erläutert werden. Für eine starke Behauchung steht [h], für eine schwache [^{h}] hinter dem Symbol für den Plosiv, z.B. [ph] oder [p^h].

Es werden vor allem die im (Standard-)Deutschen gebräuchlichen Laute angeführt und regionale Varianten nur bedingt berücksichtigt.

Vokale

Bei der Produktion der Vokale schwingen die Stimmbänder und der Luftstrom kann ungehindert durch den Oralraum und gelegentlich auch durch den Nasalraum ausströmen. Die für die Artikulation der Vokale wichtigen Komponenten sind: die Form der Lippen, die vertikale Lage des höchsten Punktes der Zunge, welcher Teil der Zunge diese Lage einnimmt und die Stellung des Velums.

Aufgrund der Form der Lippen unterscheiden wir zwischen *gerundeten* (die Lippen bilden die Form eines "O") und *ungerundeten* (normale Stellung der Lippen) *Vokalen*. Beispiele: gerundet: [oː] in <rot>, [yː] in <Düne>; ungerundet: [a] in <Katze>, [iː] in <schief>.

Die vertikale Lage des höchsten Punktes der Zunge im Mundraum, die *Zungenhöhe*, kann Positionen zwischen *hoch* (z.B. [iː] in <schief>) und *tief* (z.B. [a] in <Katze>) einnehmen. Natürlich kann die Zunge zwischen diesen extremen Punkten verschiedene Stellungen einnehmen, und es können weitere unterschiedliche Vokale produziert werden. Die Hauptpunkte zwischen *hoch* und *tief* können wie folgt gekennzeichnet werden[13]: *obermittelhoch* (z.B. [eː] in <stehlen>), *untermittelhoch* (z.B. [ɛ] in <Fell>), *halbhoch* (z.B. [ɪ] in <Ritt> oder [ʊ] in <Rum>; dabei ist die Stellung des höchsten Teils der Zunge zwischen *hoch* und *obermittelhoch*), *mittel* (z.B. [ə] in <fallen>; die Höhe der Zunge ist zwischen *obermittelhoch* und *untermittelhoch*) und *halbtief* (z.B. [æ] in engl. <cat>).

Anzumerken ist aber auch, dass wir für *hoch* und *tief* auch die Bezeichnungen *geschlossen* und *offen* vorfinden, wobei diese auf englische Ausdrücke (*close – open*) zurückgehen. Für die dazwischenliegenden Laute[14], wie z.B. [e], wurde dann *half-close* oder auch *close-mid* verwendet, wogegen [ɛ] bzw. [ɔ] als *half-open* oder *open-mid* bezeichnet wurden. Allerdings finden wir nun auch im englischsprachigen Bereich im Allgemeinen Bezeichnungen für die Zungenhöhe, die nicht mehr auf die Unterscheidung *open – close* zurückgehen[15], z.B. [e] = *upper-mid* oder [ɛ] = *lower-mid* (vgl. a. *obermittelhoch* bzw. *untermittelhoch*; s. dazu auch das Zeicheninventar der IPA am Ende des Buches).

Wir können danach, welcher Teil der Zunge den höchsten Punkt einnimmt, unterscheiden zwischen *vorne* (z.B. [eː]in <Beet> oder [a] in <Hacke>), *zentral* (z.B. [ə] in <Schatten>) und *hinten* (z.B. [u] in <Ruhm>). Die so gebildeten Vokale werden auch als *Vorder-*, *Mittel-* und *Hinterzungenvokale* bezeichnet.

Bei gesenktem Velum entstehen nasalierte Vokale, die in Fremdwörtern vorkommen wie [ɛ̃ː] (die Tilde über dem Vokal weist auf die Nasalierung hin) in <Teint> oder [œ̃ː] in <Parfüm>.

Damit können wir nun einen Vokal mit den hier vorgestellten Parametern artikulatorisch beschreiben, z.B. [oː] (wie in <rot>): gerundet, obermittelhoch, hinten, lang. Die Stellung der Zunge wird üblicherweise in einem *Vokalviereck* dargestellt. Gekennzeichnet wird dabei der höchste Punkt, der entweder von der Vorder-, Mittel- oder Hinterzunge erreicht wird. Um die einzelnen Vokale der verschiedenen Sprachen vergleichen zu können, wurde von den Phonetikern ein ideales Schema der extremen Positionen festgelegt, das die Artikulation der sogenannten *Kardinalvokale* kennzeichnet. (Abb. 4 zeigt die so genannten primären Kardinalvokale 1–8; 1–4: [i], [e], [ɛ], [a]; 5–8: [ɑ], [ɔ], [o], [u].) Neben diesen primären Kardinalvokalen, von denen die ersten 4 ungerundet und die zweiten 4 gerundet sind, gibt es auch noch die sekundären Kardinalvokale. Dabei handelt es sich um Vokale, die mit der gleichen Zungenstellung, aber mit zu den primären Kardinalvokalen entgegengesetzter Lippenrundung produziert werden, d.h. die vorderen 4 sind gerundet

13 Die folgenden Bezeichnungen folgen den Vorschlägen von Pompino-Marshall, 1995, p. 211.
14 Vgl. dazu O'Connor, 1973, p. 51.
15 Vgl. Pullum/Ladusaw, 1986.

(von hoch nach tief: [y], [ø], [œ], [ɶ]) und die hinteren 4 sind ungerundet (von tief nach hoch: [ɒ], [ʌ], [ɤ], [ɯ]). Alle Kardinalvokale kommen in keiner Sprache zusammen vor, denn sie sind ja eigentlich nicht als Laute einer bestimmten Sprache zu sehen, sondern sie wurden sprachunabhängig festgelegt, um bei der Beschreibung der tatsächlich in einer Sprache vorkommenden Vokale Bezugspunkte zu haben. Im Deutschen ist etwa der Laut [u:] in [gu:t^{h}] <gut> dem Kardinalvokal [u] sehr nahe.

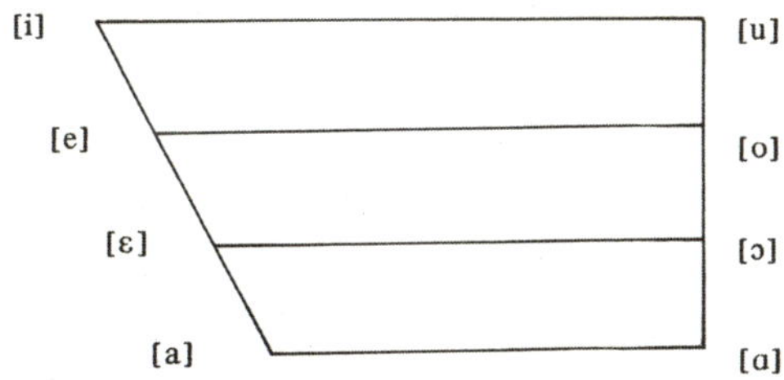

Abb. 4: Kardinalvokalviereck

In Abb. 5 sind die deutschen Vokale in das Vokalviereck eingezeichnet. Dabei ist wieder zu beachten, dass die Artikulationsstellen nur ungefähre Punkte im Mundraum darstellen, denn die konkrete Realisierung des jeweiligen Vokals variiert von SprecherIn zu SprecherIn. (Anzumerken ist auch, dass natürlich in verschiedenen Varianten und Dialekten des Deutschen (s.a. Abschnitt Soziolinguistik) weitere Vokalrealisationen auftreten können, die auch mittels der Zeichen der IPA beschrieben werden können. Das bedeutet aber auch, dass die unten abgebildeten Vokale sozusagen nur eine Art von "Mittelwerten" wiedergeben, die sich am Standarddeutschen orientieren. Für eine entsprechend genaue Transkription sind natürlich die tatsächlichen Realisierungen zu beachten.)

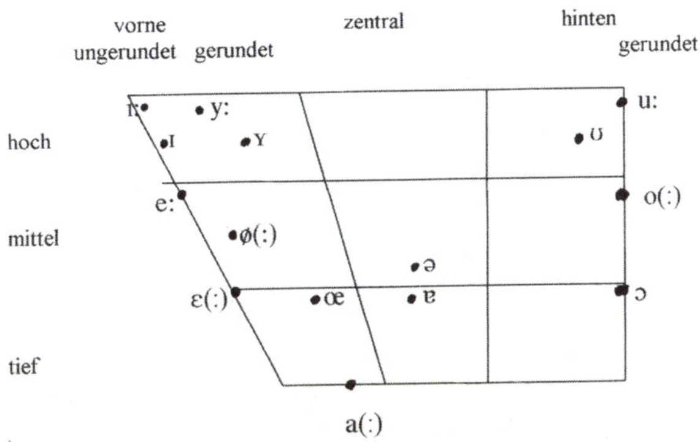

Abb. 5: Vokalviereck mit dt. Vokalrealisationen

Neben den Vokalen, die Einzellaute sind, gibt es auch noch Laute, die eine sich verändernde Lautqualität aufweisen – die *Diphthonge*. Die Diphthonge weisen eine Gleitbewegung der Zunge auf, die von einem Vokal zu einem anderen Vokal geht. Sie werden transkribiert, indem der Anfangs- und der Endvokal nebeneinander geschrieben werden, wobei sie manchmal auch mit einer Klammer darunter verbunden werden (z.B.: [a͜ɪ]).

Man kann bei den Diphthongen zwischen *schließenden* (*steigenden*) und *öffnenden* (*fallenden*) unterscheiden, wobei sich bei den schließenden Diphthongen die Zunge von einer tieferen Position zu einer höheren hin bewegt ([a͜ɪ]) und bei den öffnenden Diphthongen bewegt sich die Zunge von einem höheren Punkt zu einem tieferen ([ɪ͜a] z.B. im Steirischen [lɪ͜at] <Lied> oder [hɪ͜at] <Hüte>). Daneben gibt es auch noch die sogenannten *zentralisierten* Diphthonge, bei denen sich die Zunge hin zu den zentralisierten Vokalen bewegt. Solche Diphthonge entstehen im Standarddeutschen aufgrund der Vokalisierung des <r> nach einem Vokal, wodurch der Laut [ɐ] entsteht, z.B. [oːɐ] <Ohr>.

Die Diphthonge des Standarddeutschen ([a͜ɪ], [a͜ʊ], [ɔ͜ɪ], s. Abb. 6) sind also schließende/steigende Diphthonge.

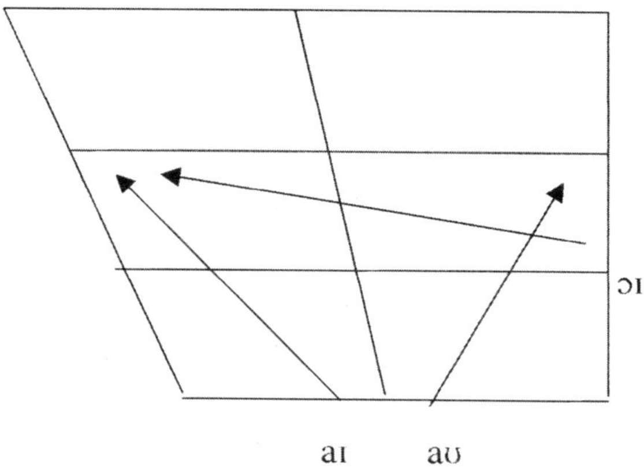

Abb. 6: Diphthonge des Standarddeutschen

Im Folgenden werden einige Wortbeispiele für einzelne Vokale und Diphthonge aufgeführt, wobei sich diese Darstellung ebenfalls am Standarddeutschen orientiert:

[iː]	<sie>, <dienen>	[a]	<Fall>, <Hacke>
[ɪ]	<Schiff>, <Ritt>	[aː]	<Tat>, <Aal>
[y]	<Physik>	[uː]	<Ruhm>, <Mus>
[yː]	<kühn>, <lügen>	[ʊ]	<Rum>, <Glucke>
[ʏ]	<dünn>, <zücken>	[o]	<rotieren>
[eː]	<stehlen>, <Beet>	[oː]	<rot>, <Knoten>
[ø]	<Ökonom>	[ɔ]	<Rotte>, <Schloss>
[øː]	<töten>, <schön>	[ə]	<gute>, <Glocke>, <fallen>
[ɛ]	<Fell>, <setzen>	[ɐ]	<Hamme*r*> (vokalisiertes /r/)
[ɛː]	<Bär>, <zählen>	[aʊ]	<Maus>, <Laus>
[œ]	<Hölle>, <Stöcke>	[ɔɪ]	<Heu>, <läuten>
		[aɪ]	<Kleid>, <kein>

Konsonanten

Bei der Produktion von Konsonanten kommt es im Ansatzrohr zur Bildung von vollständigen oder teilweisen Verschlüssen bzw. zur Bildung von geräuschbildenden Verengungen. Zur artikulatorischen Beschreibung der Konsonanten werden grundsätzlich vier Kriterien herangezogen: 1) das artikulierende Organ, 2) die Artikulationsstelle, 3) die Stimmtonbeteiligung 4) die Artikulationsart (der *Artikulationsmodus*).

Bei der Beschreibung eines Konsonanten werden die Kriterien 1)–3) mit Adjektiven und 4) mit einem Nomen bezeichnet: "labio-dentaler Frikativ" = ein Reibelaut (Frikativ), der als artikulierendes Organ die (Unter-)Lippe hat, die gegen die (oberen) Schneidezähne (=Artikulationsstelle) artikuliert; dies kann nun der Laut [v] (<*V*ase>) oder [f] (<*F*isch>) sein. Da sich diese beiden in der Stimmtonbeteiligung unterscheiden, wird noch das Adjektiv *stimmhaft* oder *stimmlos* hinzugefügt: [v] wird somit charakterisiert als "stimmhafter labio-dentaler Frikativ".

Ausgehend von der Artikulationsart können wir im Deutschen folgende Konsonanten unterscheiden:

Plosive (*Verschlusslaute*, *Okklusive*): Am jeweiligen Artikulationsort wird ein Verschluss gebildet, wodurch der Luftstrom kurzzeitig gestoppt wird,

dabei ist das Velum in seiner neutralen (= gehobenen) Position, wodurch auch der Nasenraum geschlossen ist. Durch die anschließende Sprengung des Verschlusses ergibt sich das charakteristische (Explosions-)Geräusch. Je nach Beteilung des Stimmtons lassen sich stimmhafte, stimmlose bzw. auch stimmlose *aspirierte* (behauchte) Plosive unterscheiden: [b], [p], [p^h]. Bei Letzteren kann man zwischen der Verschlusslösung und dem folgenden Vokal noch ein glottales Geräusch – die *Aspiration* – feststellen. Ausgehend von den Artikulationsstellen lassen sich folgende Plosive unterscheiden (vgl. a. Zeicheninventar der IPA):
bilabiale (Unterlippe artikuliert gegen Oberlippe): stimmlos: [p], stimmhaft [b], z.B.: <*P*aket>, <*P*a*pp*el>, <*B*us>;
dentale, alveolare (bzw. *postalveolare*) (Zungenspitze (*Apex*) oder Zungenblatt (*Lamina*) artikuliert gegen Zähne, Alveolen bzw. eine Stelle dahinter), im Deutschen üblicherweise apiko-alveolar: stimmlos [t], stimmhaft [d], z.B.: <*T*anne>, <Ma*tt*e>, <gla*tt*>, <*d*ort>, <lei*d*en>;
velare (Zungenrücken artikuliert gegen weichen Gaumen): stimmlos [k], stimmhaft [g], z.B.: <*K*anne>, <Ha*k*en>, <Le*ck*>, <*G*ans>, <lie*g*en>;
glottal (Verschluss erfolgt in der Glottis): tritt im Deutschen, wie bereits erwähnt, vor allem vor wort- und morphemanlautenden Vokalen auf: "ver[ʔ]eisen".

Affrikaten: Dabei handelt es sich um Doppellaute, bei denen die Lösung des Verschlusses durch einen Frikativ mit benachbarter Artikulationsstelle erfolgt: [p͡f] z.B.: <*Pf*au>, [t͡s] z.B.: <*Z*ug>.

Nasale: Sie werden ebenfalls mit einem oralen Verschluss gebildet, wobei allerdings aufgrund der Senkung des Velums die Luft durch den Nasenraum ausströmen kann. Die Nasale kommen im Deutschen nur stimmhaft vor.
bilabial: [m] z.B.: <*M*ut>, <Blu*m*e>, <La*mm*>;
alveolar: [n] z.B.: <*n*ei*n*>, <i*nn*en>;
velar: [ŋ]; diesen Laut finden wir einerseits in <lang> [laŋ], wo ihm eine bedeutungsunterscheidende Funktion (s. Phonologie) zukommt (vgl. <Lack> vs. <lang>), aber wir finden ihn auch als *assimilatorische* Realisation von <n> vor [k], wie in <Tank> [taŋk]. (Bei einer *Assimilation* kommt es bei der Lautproduktion zu einer Anpassung eines Lautes an einen benachbarten.) Im Deutschen lässt sich in diesem Zusammenhang auch beobachten, dass in der Umgangssprache durch Assimilation auch ein *labiodentaler* Nasal produziert werden kann, z.B. [zɛɱf] <Senf>.

Frikative (Reibelaute, Spiranten, Engelaute): Vom artikulierenden Organ wird an der Artikulationsstelle eine Enge gebildet, wodurch beim Durchgehen des Luftstroms ein hörbares Geräusch entsteht. Sie kommen im Deutschen stimmlos und stimmhaft vor.

labiodental (Enge zwischen Unterlippe und oberen Schneidezähnen): stimmlos [f], stimmhaft [v] z.B.: <*f*ein>, <A*ff*e>, <Ha*ff*>, <*W*ein>;

alveolar (Enge zwischen Alveolen und gerillter Zunge, d.h. es wird eine kurze zentrale Rille gebildet, die die Luft gegen die (oberen) Schneidezähne schickt): stimmlos [s], stimmhaft [z], z.B.: <rei*ß*en> [s] vs. <Ei*s*en> [z];

postalveolar (Enge zwischen Alveolen und gerillter Zunge, allerdings ist hier die Rille im Zungenblatt länger, womit das Reibegeräusch etwas tiefer klingt als bei den alveolaren Frikativen.): stimmlos [ʃ], stimmhaft [ʒ] (wobei wir im Deutschen die stimmhafte Variante eigentlich nur in Fremdwörtern finden), z.B. <*Sch*ule>, <ra*sch*>, <*J*ournal>, <Garage>;

palatal (Enge zwischen Palatum und Zungenrücken): stimmlos [ç] ist im Deutschen der so genannte "Ich-Laut" (<ch> ausgesprochen wie in "ich");

velar (Enge zwischen Velum und Zungenrücken): stimmlos [x] kommt im Deutschen bei hohen Hinterzungenvokalen vor; anzumerken ist dazu, dass dieser Laut und die uvulare Variante (s.u.) als "Ach-Laut" (<ch> wie in "ach") bezeichnet werden.

uvular (Enge zwischen Uvula und Zungenrücken): stimmlos [χ] kommt bei allen anderen Hinterzungenvokalen vor;

glottal (dies ist die letzte mögliche Stelle zur Produktion eines Reibengeräusches, wie wir bereits im Abschnitt **Lautproduktion** gesehen haben): stimmlos [h], z.B.: <*H*aus>.

Vibranten und *geschlagene Laute*: Bei der Produktion von Vibranten kommt es zu kurzzeitigen, mehrmaligen Kontakten (intermittierender Verschluss) zwischen dem artikulierendem Organ und der Artikulationsstelle; bei geschlagenen Lauten kommt es nur zu einem einmaligen Kontakt. Anzumerken ist, dass diese Laute in den Sprachen der Welt nicht sehr häufig sind und meist stimmhaft realisiert werden.

alveolar: [r] im Deutschen auch als gerolltes Zungenspitzen-r bekannt, z.B.: [r] <*r*aus>;

uvular: [ʀ] auch als Zäpfchen-r bezeichnet, indem das Zäpfchen gegen den gehobenen Zungenrücken artikuliert; ist eine Variante, die ebenfalls im Deutschen vorkommt, z.B.: [ʀ] <Rum>.

Laterale: Sie werden mit einem zentralen Verschluss gebildet, wobei aufgrund einer seitlichen Öffnung (s. Abschnitt **Artikulation**) die Luft ausströmen kann ohne dabei ein Reibegeräusch zu erzeugen. Die Laterale sind überwiegend stimmhaft.

alveolar: [l] tritt im Deutschen auf, z.B.: <*L*aut>, <*l*a*ll*en>, <wei*l*>;

velar: die velare Produktion [ʟ] finden wir manchmal als silbische Variante nach einem velaren Plosiv [ku:gʟ̩] <Kugel>.

Approximanten: Bei der Produktion von Approximanten kommt es an der Artikulationsstelle zu einer Verengung durch das Artikulationsorgan, wobei aber keine so starke Enge erreicht wird, dass es zu einer Geräuschbildung kommt. Durch diese Art der Artikulation wird der vom Kehlkopf kommende Schall verändert.
palatal: [j] finden wir im Deutschen meistens in den Produktionen von <*j*a>, <*j*emand>, <*J*äger>.

Abschließend soll noch auf die Möglichkeit von *Doppelartikulationen* und *Sekundärartikulationen* hingewiesen werden.

Bei den Doppelartikulationen werden zwei Laute gleichzeitig an zwei Artikulationsstellen mit der gleichen Artikulationsart gebildet; z.B. wird im Englischen eine velare, aber nicht geräuschbildende, Enge mit einer gleichzeitig durch Lippenrundung hervorgerufenen, auch nicht geräuschbildenden, Enge kombiniert: [w] in <*w*ater>, <*wh*ere>.

Bei den Sekundärartikulationen wird neben der primären Artikulation für einen Konsonanten eine zusätzliche Verengung an einer anderen Artikulationsstelle gebildet. Diese Verengung ist allerdings geringer als die primäre. Solche Sekundärartikulationen werden nach dem Ort ihrer sekundären Engebildung benannt; z.B.: Palatalisierung [ʲ]: der Zungenrücken wird zusätzlich bis zum Palatum angehoben, z.B.: im Russischen (mit distinktiver Funktion): [matʲ] – "Mutter". (Für eine ausführlichere Beschreibung dieser Phänomene sei auf die in der Bibliographie angeführte weiterführende und vertiefende Literatur hingewiesen.)

Suprasegmentalia

Bisher haben wir die einzelnen Laute (Segmente) als Artikulationseinheiten betrachtet. Wenn wir sprechen, erscheinen Laute im Allgemeinen nicht isoliert, sondern als eine Lautfolge, wobei einzelne Laute (eigentlich Silben, s.u.) unterschiedlich stark hervorgehoben werden, d.h. betont werden. In einer solchen Lautfolge werden also bestimmte Silben mit mehr oder weniger Lautstärke gesprochen. Andererseits können wir auch beobachten, dass die gesamte Lautkette mit höherer oder tieferer Stimmführung gesprochen wird, d.h. im Verlauf der Lautfolge ändert sich die Tonhöhe mit der diese Lautfolge gesprochen wird. Bei diesen Phänomenen, die sich über mehr als ein Segment (Silben, Wörter, Sätze) erstrecken, handelt es sich um so genannte *suprasegmentale* Erscheinungen oder auch kurz um *Suprasegmentalia*.

Zu diesen Erscheinungen zählen die Tonhöhe, die Dauer und die Lautstärke.

Diese suprasegmentalen Erscheinungen erfüllen nun verschiedene Funktionen, durch die die Bedeutung des Gesagten auf verschiedenste Weise modifiziert werden kann. So kann etwa eine erhöhte Lautstärke auf entsprechende emotionale Zustände hinweisen oder durch Flüstern wird z.B. die Vertraulichkeit einer Nachricht angezeigt. Solche Phänomene werden auch als *paraverbal* bezeichnet.

Für uns ist aber die sprachliche Funktion der Suprasegmentalia von besonderem Interesse. Diese sprachliche Funktion besteht nun in der Differenzierung von Bedeutungen auf der Silben-, Wort- und Satzebene (z.B. <'umfahren > vs. <um'fahren>). Diese Funktionen der suprasegmentalen Erscheinungen werden oft als *prosodische Eigenschaften* oder *Prosodie* bezeichnet. Da in vielen Fällen die Termini “prosodisch” und “suprasegmental” synonym gebraucht werden, wollen wir uns hier auch diesem Sprachgebrauch anschließen.

Im Folgenden wollen wir nun kurz die prosodischen Einheiten und Erscheinungen besprechen.

Die kleinste prosodische Einheit ist die *Silbe* (dargestellt durch den griechischen Buchstaben Sigma: σ). Jedem ist eine Silbe schon von Kindheit an bekannt und wir sind auch in der Lage unsere Sprache intuitiv in Sprechsilben zu zerlegen. Trotzdem gibt es eigentlich keine allgemein akzeptierte Definition der Silbe (Dazu Ladefoged, 1982, 285: “Syllable: A unit of speech for which there is no satisfactory definition.”). Allerdings hat sich die Silbe als brauchbare Einheit der sprachlichen Analyse erwiesen. Eine Silbe besteht aus einem (vokalischen) *Silbenkern* (V) und der (konsonantischen) *Silbenschale* (C). Die Silbenschale bestehet aus dem *Silbenkopf* (auch Anfangsrand) und der *Silbenkoda* (auch Endrand) (s. Abb. 7).

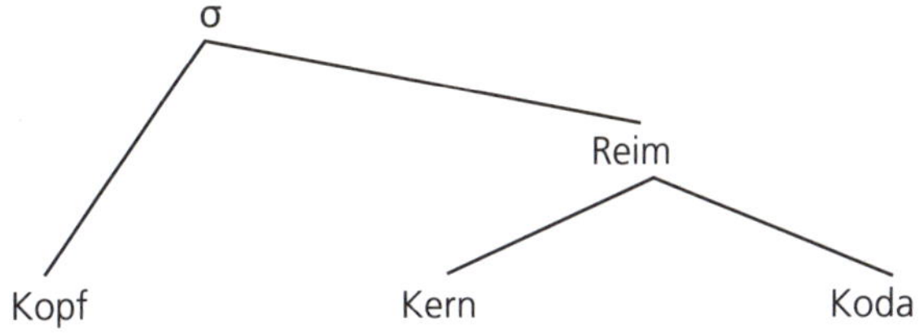

Abb. 7: Struktur der Silbe

Jede Silbe besitzt einen obligatorischen Silbenkern, der meist ein Vokal ist. Allerdings können auch *Liquide* und Nasalkonsonanten den Silbenkern bilden, wie wir bei den unbetonten Auslautsilben des Deutschen sehen können: [reːdn̩] (̩ unter dem Konsonanten ist das Zeichen für seine Silbigkeit). Die Silbenschale bei einer Silbe ist fakultativ, d.h. sie kann fehlen, womit [aʊ] also eine Silbe ohne Silbenschale ist. Hinsichtlich des Vorhandenseins der Silbenschale können wir zwischen *nackten Silben* (ohne Silbenkopf: <aus>) und *bedeckten Silben* (mit Silbenkopf: <mein>) unterscheiden. Bezüglich des Vorahndenseins der Koda können wir zwischen *offenen Silben* (ohne Koda: <bei>) und *geschlossenen Silben* (mit Koda: <Bein>) unterscheiden.

Die in den Sprachen der Welt am weitesten verbreitete Silbenstruktur ist die Struktur CV, d.h. ein Konsonant als Silbenkopf und ein Vokal als Silbenkern. Allerdings finden wir im Deutschen auch wesentlich komplexere Silbenstrukturen, wie z.B. CCCVCCC <Strumpf>.

Die nächste über der Silbe stehende Einheit ist der *Fuß* (F). Ein Fuß besteht aus eine *starken Silbe* (σ_s) und einer oder mehreren *schwachen Silben* (σ_w) (Die Indices $_s$ und $_w$ stehen für stark (engl.: strong) und schwach (engl.: weak). Durch die Kombinationen von starken und schwachen Silben ergeben sich verschiedene Fußtypen, die mit Bezeichnungen aus der traditionellen Verslehre versehen werden: Trochäus ($\sigma_s \sigma_w$, z.B. <'modern>), Iambus (σ_w σ_s, z.B. <mo'dern>), Daktylus (σ_s σ_w σ_w, z.B. <'Heiterkeit>) und Anapäst (σ_w σ_w σ_s, z.B. <Medi'zin>).

Über dem Fuß steht nun das *phonologische Wort* (griech. Omega: ω), das eigentlich einem einfachen Wort entspricht (<Auto>).

Darüber steht nun die *phonologische Phrase* (griech. Phi: φ). Hier werden nun phonologische Wörter zu syntaktischen Einheiten, wie z.B. Nominalphrasen, zusammengefasst (<das schöne Lied>).

Als nächstes folgt die *Intonationsphrase* (IP), die ein Teil eines Satzes oder ein ganzer Satz sein kann, der eine bestimmte *Intonationskontur* aufweist (z.B.: <Die Kinder gehen in die Schule.>)

Die letzte und höchste Ebene in der Hierarchie der prosodischen Einheiten stellt die *phonologische Äußerung* (PÄ) dar. Sie besteht aus einer oder mehreren Intonationsphrasen und ist in der Regel ein Satz, z.B. mehrere Intonationsphrasen: <Die Kinder, sagt der Direktor, gehen in die Schule.>.

Eine prosodische Erscheinung, die wir mit den letzten Beispielen bereits angesprochen haben, ist die *Intonation*. Beim Sprechen variieren wir recht häufig die Tonhöhe. Sie bewegt sich dabei zwischen zwei abstrakten Punkten, die wir als "tief" bzw. "hoch" bezeichnen. Z.B.:

a) 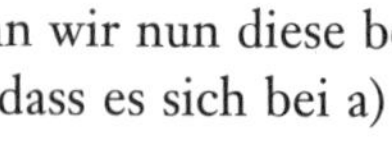

b) 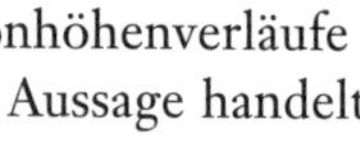

Wenn wir nun diese beiden Tonhöhenverläufe nachsprechen, so erkennen wir, dass es sich bei a) um eine Aussage handelt und bei b) um eine Frage.

Dieses einfache Beispiel zeigt uns, dass bestimmte Tonhöhenmuster mit bestimmten Bedeutungen in Verbindung stehen. Damit befinden wir uns schon am Übergang zur Phonologie, die die einzelnen Laute unter dem Aspekt ihrer Verteilung und ihrer Funktion innerhalb der Sprache untersucht.

Wenn nun eine Tonhöhenbewegung bedeutungsunterscheidende Funktion hat, dann bezeichnen wir sie als *Tonmuster*.

Im System des Deutschen können wir drei Tonmuster feststellen, die in einem Oppositionsverhältnis stehen: *fallend*, *steigend* und *gleichbleibend*. Die ersten beiden haben wir bereits am Beispiel oben kennen gelernt. Beim gleichbleibenden Tonmuster bleibt die Tonhöhe über eine kurze Äußerung hinweg gleich. Wird nun ein Teilsatz mit einem gleichbleibenden Tonmuster gesprochen, so gilt die Äußerung als unvollendet:

c) ———————

das Kind liest

Der Hörer erwartet nämlich ein Steigen oder Fallen am Ende einer Äußerung.

Eine weitere Möglichkeit der Verwendung intonatorischer Mittel in Äußerungen besteht in der Hervorhebung bzw. *Akzentuierung* bestimmter Elemente. Grundsätzlich können wir unterscheiden: zwischen der Hervorhebung einer Silbe gegenüber anderen Silben eines Wortes (*Wortakzent*), der Hervorhebung einer Wortgruppe (*Phrasenakzent*) oder eines Satzes (*Satzakzent*). Die primäre Funktion des Akzents liegt in der rhythmischen Gliederung einer gesprochenen Äußerung. Wir sprechen von einem *gebundenen Akzent*, wenn er regelmäßig auf einer bestimmte Silbe im Wort liegt. Dabei kann es die letzte Silbe sein, wie z.B. im Französischen, oder auch die erste, wie z.B. im Ungarischen. Von einem *freien Akzent* sprechen wir dann, wenn er auf jede Silbe fallen kann. Dies zeigt sich im Deutschen deutlich, wenn wir uns Wörter wie <leben> (Betonung auf der ersten Silbe), <lebendig> (Betonung auf der zweiten Silbe) und <Fleischerei> (Betonung auf der letzten Silbe) ansehen. Außerdem sehen wir anhand von Wortpaaren wie <'modern> vs. <mo'dern> oder <'übersetzen> (einen Fluss) vs. <über'setzen> (ein Buch) die bedeutungsunterscheidende Funktion des Akzents im Deutschen.

Auch innerhalb eines Satzes lassen sich die verschiedenen Wörter stärker akzentuieren, wodurch gewisse Elemente ein besonderes kommunikatives Gewicht gegenüber den nicht betonten erhalten (die stark betonten Elemente sind durch Großbuchstaben gekennzeichnet):

<DER Bub liest ein Buch.>	(und nicht ein anderer)
<Der BUB liest ein Buch.>	(und nicht das Mädchen)
<Der Bub LIEST ein Buch.>	(nicht blättert durch)
<Der Bub liest EIN Buch.>	(nicht zwei oder mehrere)
<Der Bub liest ein BUCH.>	(keine Zeitung)

Dabei ergibt sich, dass jede Tongruppe genau eine betonte Silbe dieses Typs enthält und diese ist die prominenteste starke Silbe. Innerhalb der Tongruppe besitzt diese Tonsilbe eine spezifische Funktion: Sie ist Silbe in der Tongruppe, bei der das gewählte Tonmuster beginnt.

Eine weitere prosodische Erscheinung stellt die *Quantität* dar. Dabei handelt es sich um die Verwendung der Lautdauer als Mittel der Unterscheidung von Bedeutungen. Die Quantität (Länge) eines Lautes ergibt sich natürlich nur relativ zu den anderen Lauten innerhalb des Lautsystems einer Sprache. Mit der Länge bzw. Kürze beziehen wir uns auf die als Bedeutungsdifferenzierung eingesetzte relative Dauer von vokalischen Segmenten. So ist der Unterschied zwischen <Stadt> und <Staat> durch die Quantität des Vokals festgelegt. Ausschlaggebend ist dabei – wie bereits erwähnt – nicht die absolute Dauer, sondern dass der Vokal in <Staat> länger ist als jener in <Stadt>.

Soweit eine kurze Zusammenfassung von prosodischen Erscheinungen, wobei hier nur auf die wichtigsten Teile überblicksartig eingegangen wurde. Genaueres und Weiterführenderes kann der entsprechenden Literatur entnommen werden.

Störungen treten natürlich auch im Bereich der prosodischen Elemente auf. In der Literatur werden sie zumeist unter der Bezeichnung *Dysprosodie* zusammengefasst, wobei diese Fehlleistungen eher phonetisch interpretiert werden denn phonologisch. D.h. solche Störungen des Tonhöhenverlaufs in einer Äußerung, des Rhythmus usw. werden so betrachtet, als hätten sie keine Konsequenz für das sprachliche System. Wie wir aber gesehen haben, kann dies durchaus der Fall sein. Wenn etwa steigende oder fallende Tonmuster nicht mehr entsprechend eingesetzt werden können, so führt das zusammen mit der auch sonst eingeschränkten Syntax dazu, dass der Patient nicht fähig ist Fragen zu stellen. Das bedeutet, dass auch auf die Funktion der prosodischen Elemente innerhalb des sprachlichen Systems geachtet werden muss. Auf die mit nicht-segmentalen Störungen zusammenhängenden Probleme werden wir am Ende des Kapitels über Phonetik und Phonologie noch zurückkommen.

Akustische Phonetik

Wie wir bereits gehört haben, beschäftigt sich die akustische Phonetik mit der physikalischen Struktur der Laute, die sich nach der Artikulation als Schallwellen fortpflanzen. Diese Schallwellen werden nach Intensität, Dauer und Frequenz untersucht. Mit Hilfe von Tonspektrographen werden die akustischen Muster in optische umgewandelt, um so eine genauere Untersuchung zu ermöglichen.

Bei dieser Umwandlung wird die Energie des Sprachschalls durch Filter in mehrere nebeneinanderliegende Frequenzbänder aufgeteilt. Bei den Geräten vor der "PC-Revolution" wurde nun ein vorbeilaufender Thermopapierstreifen entsprechend der auf das jeweilige Frequenzband entfallenden Energie heller oder dunkler geschwärzt. Auf diese Weise entstand eine Spektralanalyse des Sprachschalls. Da sich aber das sprachliche Signal in der Zeit ändert, konnten solche Analysen häufig nur über kurze zeitliche Bereiche durchgeführt werden. Auf diese Weise entstand ein Kurzzeitspektrogramm, dessen bekannteste Version das *Sonagramm* ist. Im Sonagramm (zwei Beispiele finden Sie im Anhang) werden also die physikalisch-akustischen Eigenschaften des Sprachschalls bzw. der Laute abgebildet. Die horizontale Achse stellt dabei die Zeit dar, die vertikale Achse die Frequenz und die unterschiedlichen Schwärzungsgrade geben die verschiedenen Intensitäten wieder.

Früher wurden durch das so genannte "pattern-playback" solche graphischen Darstellungen in akustische zurückverwandelt. Auf diese Weise konnte man bestimmte Schwärzungen, d.h. verschiedene Intensitäten in verschiedenen Frequenzbereichen, anbringen, um dann zu hören, wie der auf diese Weise geschaffene Laut klingt. Natürlich konnte dadurch die Analyse eines bestimmten sprachlichen Schallereignisses auf seine Richtigkeit und Vollständigkeit hin überprüft werden.

Die rasche Entwicklung im Bereich der Computertechnik hat inzwischen dazu geführt, dass für diese Analysen und Synthesen von Lauten und Lautfolgen entsprechend ausgestattete Computer verwendet werden. So lassen sich heute durch die Verwendung von entsprechender Software bereits am PC Analysen durchführen, für die vor ca. 15–20 Jahren noch umfangreiche Geräte notwendig waren. Neben umfassenden Systemen wie dem CSL (Computerized Speech Lab der Firma Kay) gibt es aber auch frei zugängliche Software, die es erlaubt mit dem PC entsprechende akustische Analysen durchzuführen, wie etwa PRAAT[16].

---

16 Praat: doing Phonetics by Computer; Programm für Phonetik (Paul Boersma & David Weenik); http://www.fon.hum.uva.nl/**praat**/; Download für Windows: www.fon.hum.uva.nl/**praat**/download_win.html)

Wenn wir ein Sonagramm betrachten, so können wir vom spektralen Muster her unterschiedliche akustische Segmente zeitlich voneinander abgrenzen, aber es besteht trotzdem keine 1:1-Beziehung zu den "Lautsegmenten" der transkribierten Äußerung. Dies wird verständlich, wenn man sich den Ablauf der lautlichen Produktion eines Wortes vor Augen führt. Bei der Produktion des ersten Lautes eines Wortes werden die Artikulatoren in die entsprechende Stellung gebracht, sobald jetzt die Produktion dieses Lautes beginnt, wird die Konfiguration der Artikulatoren bereits in Richtung des folgenden Lautes verändert. Das bedeutet nun, dass die tatsächliche (akustische) Struktur eines Lautes von den ihn umgebenden Lauten beeinflusst wird. D.h. der vorausgehende sowie der nachfolgende Laut üben einen entsprechenden Einfluss auf die Produktion eines spezifischen Lautes aus. Dieses Phänomen wird auch als *Koartikulation* bezeichnet.

In einem Sonagramm von Vokalen kann man eine Konzentration von Energie in einer Reihe von engen Frequenzbändern feststellen (gekennzeichnet durch dunkle Schwärzung). Diese Energiekonzentration in einem solchen engen Frequenzbereich wird als *Formant* bezeichnet. Die Formanten erscheinen in einem Sonagramm als recht deutlich begrenzte und fast waagrechte, sehr dunkle Balken. Es können oft drei oder vier übereinander auftreten, wobei die obersten weniger deutlich ausgeprägt sind. Für die charakteristische Qualität der einzelnen Vokale sind offensichtlich die beiden unteren Formanten (F_1 F_2) von entscheidender Bedeutung. Dabei ist die jeweilige spezifische Lage (d.h. die jeweilige Frequenzhöhe) der Formanten nicht das entscheidende Element für die Charakterisierung eines Vokals, denn die Formanten eines z.B. von einem Mann gesprochenen [a] liegen an anderen Stellen als jene eines von einer Frau gesprochenen. Was jedoch gleich bleibt, ist die Beziehung (Relation) der jeweiligen Formanten zueinander. Die folgende Abbildung gibt die Durchschnittswerte der untersten Formanten der deutschen Vokale wieder:[17]

17 Kohler 1977, p. 54.

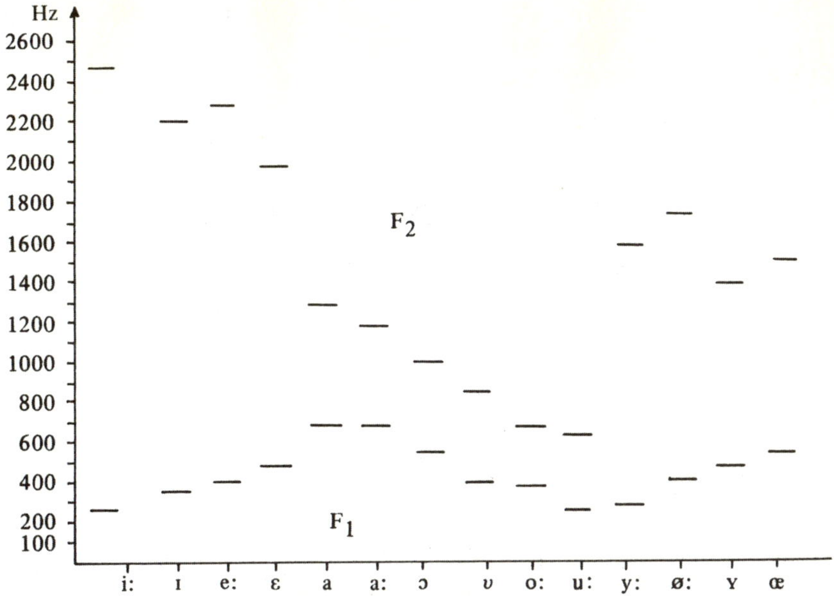

Abb. 8

Die Spektralanalyse der Konsonanten dagegen ist durch plötzliche Veränderungen in der Struktur charakterisiert. Während bei den Vokalen Zeit keine zu große Rolle spielt, ist sie bei den Konsonanten von wesentlich größerer Bedeutung. So kann die Spektralstruktur für Konsonanten eine unregelmäßige Verteilung der Energie über weite Frequenzbereiche aufweisen (z.B. bei [ʃ] oder [s]) oder es kann sogar ein (fast) vollkommenes Abstoppen der Energie auftreten (z.B. bei Verschlusslauten).

Inwieweit nun diese feststellbaren physikalischen Eigenschaften der sprachlichen Schallereignisse für die Perzeption relevant sind, ist keineswegs schon vollständig klar geworden. Das Problem dabei besteht nicht nur darin, dass die Formanten desselben Vokals, wenn er von Männern oder Frauen gesprochen wird, verschiedene Frequenzen haben, sondern auch die akustischen Merkmale für z.B. [d] sind nicht konstant, sondern variieren mit der lautlichen Umgebung. So unterscheiden sich die feststellbaren akustischen Merkmale von [di] und [du] recht deutlich (vgl. Liberman/Cooper/Schankweiler/Studdert-Kennedy 1967). Das weist darauf hin, dass offensichtlich auch die umgebenden Laute die akustische Form eines Lautes (im Beispiel [d]) beeinflussen. Andererseits gibt es auch Konsonanten, die unabhängig von den umgebenden Lauten identifiziert werden können. So tritt etwa das zischende Geräusch bei der Produktion von [s] unabhängig davon auf, welche Laute vorangehen oder folgen. Konsonanten, die unabhängig von ihrer Umgebung identifiziert werden können, sind [s], [z] [ʃ], [ʒ], [dʒ] und [tʃ] (Cole/Scott 1974).

Ein messphonetisch feststellbares Merkmal, das offensichtlich für die Unterscheidung von stimmlosen und stimmhaften Verschlusslauten relevant ist, stellt der so genannte VOT-Wert dar. VOT ist die Abkürzung für "*voice-onset-time*", also der Zeitpunkt des Einsetzens der Stimmbandschwingungen. So unterscheiden sich die beiden Laute [b] und [p], z.B. in den Silben [ba] und [pa], dadurch, dass in [ba] die Stimmbandschwingungen gleichzeitig mit der Verschlusslösung einsetzen. Das ergibt einen VOT-Wert von 0 sec. Dagegen ergibt sich für [pa] eine Verzögerung des Einsetzens der Stimmbandschwingungen von ca. 0,03-0,05 sec. Dieser geringe Unterschied reicht offensichtlich aus, um den Eindruck der Stimmhaftigkeit bzw. Stimmlosigkeit zu erwecken (vgl. Lisker/Abramson 1964, 1970, Cooper 1975). Ähnliche Unterschiede in den VOT-Werten wurden auch für andere stimmhafte bzw. stimmlose Konsonanten festgestellt.

Für die deutschen Verschlusslaute wurden – mit Abweichungen – ähnliche Werte festgestellt (vgl. Stock, 1971, p. 168). Tillmann/Mansell (1980, p. 283) berichten, dass die VOT-Werte bei Rheinländern negativ sind, d.h. dass eine Stimmtonvoreilung auftritt, bei Sachsen dagegen gering positiv und bei Bayern stark positiv sind. (Allerdings geben Tillmann/Mansell ihre Quellen an dieser Stelle nicht an.) In einer Untersuchung zur Produktion anlautender Verschlusslaute durch österreichische Sprecher stellte Grassegger (1988:237) fest, dass die VOT-Werte in allen Fällen positiv waren, wobei die Werte für [b], [d], [g] zwischen ca. 0,017 und 0,030 sec variierten und die Werte für [p], [t], [k] zwischen ca. 0,032 und 0,085 sec.

Die Ergebnisse von solchen Untersuchungen zeigen also, dass durchaus Unterschiede in den absoluten Werten zwischen verschiedenen Sprachen, aber auch den verschiedenen regionalen Varianten einer Sprache, bestehen. Wenn es auch zwischen einzelnen Sprachen bzw. Varianten unterschiedliche Bereiche für die VOT-Werte gibt, so ist jedoch überall ein entsprechender Unterschied zwischen dem stimmhaften und stimmlosen Verschlusslaut festzustellen.

Weitere messphonetische Methoden zur Untersuchung der physikalischen Eigenschaften des Sprachschalls bestehen etwa in der Verwendung eines so genannten "*Tonhöhenschreibers*". Durch ein solches Gerät wird die Grundfrequenz herausgefiltert und weiter verfolgt. D.h., dass eigentlich nicht die Wahrnehmungsgröße Tonhöhe analysiert wird, sondern die zugrunde liegende physikalische Größe, nämlich die Grundfrequenz.

Im Weiteren soll noch auf einige weitere Untersuchungsmöglichkeiten hingewiesen werden, wobei es aber weniger um akustische als "physiologische" Phonetik geht.

Auch der Druck, der unterhalb der Glottis entsteht (subglottaler Luftdruck), lässt sich mit Hilfe eines *elektrischen Druckwandlers* messen. Dabei wird ein Ballon mit einer Luftkammer durch die Nase in die unmittelbar hinter der Luftröhre liegende Speiseröhre eingeführt. Auf diese Weise übertragen sich die Druckschwankungen in der Luftröhre über die Trennwand zwischen Speiseröhre und Luftröhre auf den Ballon und von dort auf die Membran des Wandlers. Hier wird die Druckveränderung in elektrische Spannung umgewandelt, die natürlich verstärkt werden muss, und diese Spannungsänderungen werden dann außerhalb des Körpers aufgezeichnet. Diese Methode lässt auch Messungen an verschiedenen Stellen des Pharynx und auch des Mundraumes zu.

Durch einen so genannten *Elektroglottographen* (Laryngographen) lassen sich die Schwingungen der Stimmbänder erfassen. Ergänzt kann dieses Verfahren durch einen *photoelektrischen Glottographen* werden, der die Öffnung der Glottis misst. Zur Untersuchung der Bewegungen, die bei der Artikulation im Ansatzrohr auftreten, wird die *Röntgenkinematographie* verwendet.

Mit Hilfe der *Elektropalatographie* lässt sich der Kontakt zwischen Zunge und Gaumen feststellen. Dazu erhält die Versuchsperson eine sehr dünne Metallplatte in der Form des Gaumens, in die Elektroden eingelassen sind. Die Leitungen zu bzw. von diesen Elektroden hängen aus den beiden Mundwinkeln, sodass die Versuchsperson beim Sprechen kaum behindert wird. Ein schwaches elektrisches Signal wird über einen Leiter in den Körper gegeben. Durch den Kontakt der Zunge mit den Elektroden im Gaumen werden Stromkreise geschlossen und diese Ströme zeigen in Verbindung mit einem Modell des Gaumens außerhalb der Versuchsperson nach Verstärkung der Ströme, z.B. mit Hilfe von Lämpchen, recht deutlich die Vorgänge beim Artikulieren. Eine Sammlung von Arbeiten zur klinischen Anwendung der Elektropalatographie enthält die Zeitschrift "Clinical Linguistics & Phonetics" (Vol. 3, Nr. 1, 1989).

Eine Neuentwicklung der letzten Jahre stellt die so genannte elektromagnetische Artikulographie dar, mit der ebenfalls versucht wird, artikulatorische Bewegungen "sichtbar" zu machen.

Durch diese Methoden lässt sich eine ganze Menge von Daten sammeln und auswerten. In vielen Fällen wird man aufgrund dieser Datenmengen wohl kaum mehr ohne elektronische Datenverarbeitung auskommen. Trotzdem bleibt das Problem bestehen, wie solche Messergebnisse mit der Perzeption von Sprachlauten bzw. von Sprache überhaupt in Verbindung zu bringen sind.

Auditive Phonetik

Die auditive Phonetik untersucht die Perzeption der Sprache bzw. der Sprachlaute. Damit steht sie am Übergang zur *Psycholinguistik*, die sich u.a. auch mit der Perzeption von Sprache, aber auch mit ihrer weiteren Verarbeitung beim Verstehen (Apperzeption) beschäftigt.

Den Ausgangspunkt der Analyse der auditiven Phonetik bildet das *Ohr* (s. Abb. 8). Die drei Hauptfunktionen des Ohrs sind: (a) die Aufnahme der sprachlichen Stimuli, (b) ihre Übertragung und (c) ihre zumindest teilweise Analyse.

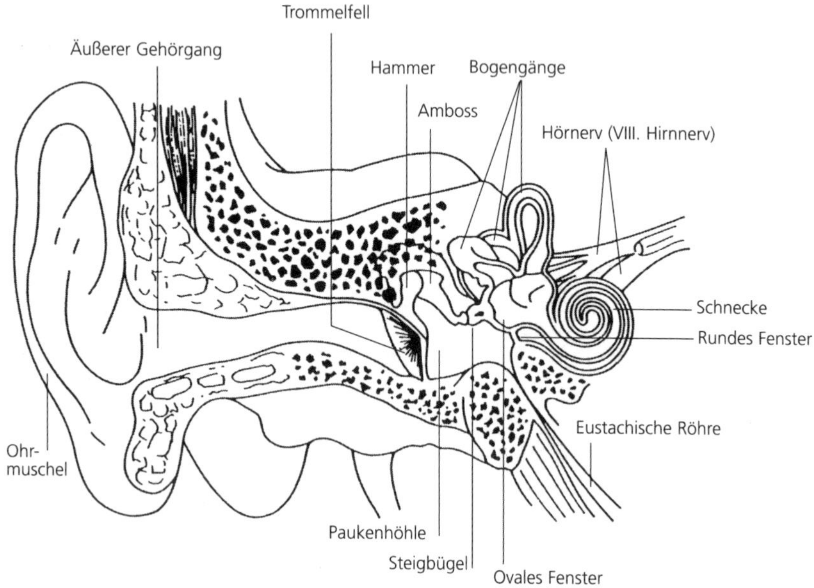

Abb. 8: Aufbau des Ohres
(aus: D. Crystal, Die Cambridge Enzyklopädie der Sprache, 1993: 142)

Das äußere Ohr besteht aus der Ohrmuschel und dem äußeren Gehörgang. Das Mittelohr beginnt am *Trommelfell*, das den äußeren Gehörgang abschließt, und besteht aus der *Paukenhöhle* und der Ohrtrompete (Eustachische Röhre), die zum Rachen führt. Die Paukenhöhle ist ein schmaler, luftgefüllter Raum, in dem sich die *Gehörknöchelchen* (*Hammer*, *Amboss* und *Steigbügel*) befinden. Im Innenohr finden wir die Bogengänge und die *Schnecke* (*Cochlea*). Der für die Lautperzeption wichtige Teil ist die Cochlea (genau genommen erfolgt die Teilung durch den Ductus cochlearis, der aus der Reissnerschen Membran und der Basilarmembran besteht) (s. Abb. 9).

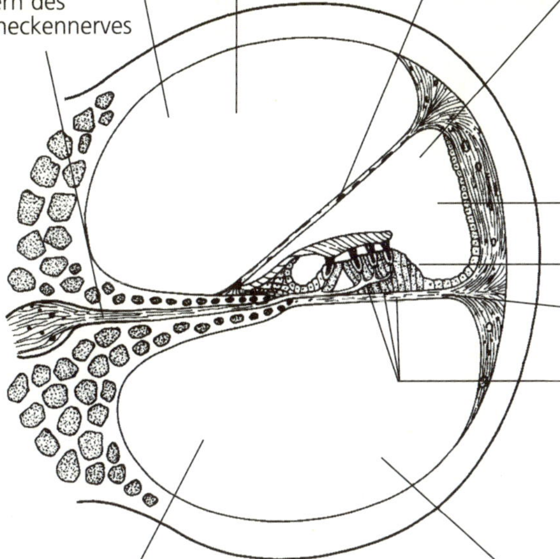

Abb. 9: Querschnitt durch eine Schneckenwindung
(aus: D. Crystal, Die Cambridge Enzyklopädie der Sprache 1993: 142)

Der knöcherne Schneckengang, der mit Lymphflüssigkeit gefüllt ist, wird durch die Basilarmembran zweigeteilt. Zum Mittelohr hin besitzt die Cochlea zwei Öffnungen, wovon die eine durch die Fußfläche des Steigbügels verschlossen ist (ovales Fenster) und die andere durch eine elastische Membran (rundes Fenster). Die Basilarmembran trägt den rezeptorischen Apparat (*Cortisches Organ*).

Wie erfolgt nun die Aufnahme der Schallwellen durch das Ohr? Die Schallwellen erreichen durch den äußeren Gehörgang das Trommelfell, das dadurch zu schwingen beginnt. Diese Schwingungen übertragen sich nun auf die drei Gehörknöchelchen im Mittelohr und werden durch den Fußteil des Steigbügels auf die Flüssigkeit in der Cochlea übertragen. Die Bewegung der Lymphflüssigkeit verursacht nun ihrerseits wieder eine Bewegung der Basilarmembran. Die Sinneshärchen der Zellen des Cortischen Organs werden durch diese Schwingungen abgelenkt und diese mechanische Verbiegung führt zu einer Erregung der Zellen, die wiederum nervöse Impulse in den Fasern des Hörnervs auslöst.

Über den Hörnerv gelangen diese Impulse dann zum Gehirn, wo sie weiterverarbeitet werden.

Die Information, die von der Cochlea bzw. dem Cortischen Organ an das Gehirn weitergeleitet wird, unterscheidet sich allerdings von der Information, die am äußeren Ohr eintrifft:[18] Der Gehörgang verstärkt Frequenzen zwischen 3 000 und 4 000 Hz[19], die für die Sprache wichtig sind, und erleichtert dadurch die Wahrnehmung von schwachen Lauten in diesen Frequenzen. Die Gehörknöchelchen verstärken ebenfalls die Schwingungen. Diese Verstärkung der Schwingungen ist insofern notwendig, als sie sonst im flüssigkeitsgefüllten Innenohr schnell verebben würden. In der Cochlea schließlich wird die komplexe Schallwelle in unterschiedliche Frequenzen analysiert, wobei den tiefen Frequenzen Bereiche in der Nähe der Schneckenspitze und hohen Frequenzen Bereiche am Beginn der Schnecke zugeordnet sind.

Nach dieser Beschreibung des Wie der Perzeption von Sprachlauten (aber nicht ausschließlich) stellt sich die Frage nach dem Was unserer Perzeption.

Unser Gehör reagiert, wie wir gesehen haben, nicht auf alle Merkmale, die in einer Schallwelle vorhanden sind. Wir "hören" Sprachlaute nach den Kategorien der Tonhöhe, der Lautstärke, der Qualität und der Länge. Dies sind allerdings subjektive Eindruckskategorien, die wir nicht unbedingt mit den dazu in Beziehung stehenden physiologischen bzw. physikalischen Kategorien, wie etwa Stimmbandschwingungen bzw. Grundfrequenz, verbinden können. Das bedeutet, dass wir die perzeptuellen Eindrucksdimensionen und ihre Bezeichnungen und Kategorien von den Bezeichnungen der Physiologie und Physik unterscheiden müssen. In den nächsten Absätzen wollen wir kurz die perzeptuellen Kategorien betrachten und versuchen, sie mit den physikalischen in Verbindung zu bringen.

Eine perzeptuelle Kategorie stellt die *Tonhöhe* dar. Ob wir einen Ton oder Laut als hoch oder tief "hören", steht in Beziehung zu seiner Frequenz. Allerdings besteht keine einfache Beziehung zwischen der Frequenz und der gehörten Tonhöhe: In den Bereichen unter 1 000 Hertz ist die Beziehung eher direkt, d.h. ein Frequenzunterschied von etwa 100–150 Hz führt zu einer entsprechenden Tonhöhenveränderung, ganz gleich, ob es sich um Frequenzen von 250–400 Hz oder 700–850 Hz handelt. Über 1 000 Hz jedoch ergibt ein bestimmtes Frequenzintervall immer weniger Unterschied

---

18 Vgl. O'Connor, 1973, p. 98.

19 Die Frequenz wird in Hertz gemessen, d.h. damit wird die Anzahl der Schwingungen/sec angegeben. Der Kammerton a hat eine Frequenz von 440 Hz.

in der Tonhöhe. So müsste man, um die empfundene Höhe eines Tons in den oberen Bereichen zu verdoppeln, seine Frequenz vervierfachen.

Das menschliche Ohr kann Frequenzen im Bereich zwischen 10 Hz und 20 000 Hz wahrnehmen, wobei mit zunehmendem Alter die Wahrnehmung der hohen Frequenzen abnimmt. Die Schwelle für die Unterscheidungen ist frequenzabhängig, wobei bei 1 000 Hz schon 3 Hz zum Erkennen eines Unterschiedes genügen. Für höhere und tiefere Frequenzen steigt die Unterscheidungsschwelle wieder an.

Beim Sprechen verwenden wir keinen besonders großen Tonhöhenbereich. Es sind dabei auch wieder nicht die absoluten Werte von Tonhöhen interessant, sondern, wie wir im Bereich der Prosodie gesehen haben, ist die relative Tonhöhe bzw. ihre Veränderung für die sprachliche Verständigung wichtig.

Eine weitere perzeptuelle Dimension stellt die Lautstärke dar. Sie steht mit der Intensität eines Lautes in Beziehung, aber wiederum handelt es sich um keine einfache Beziehung. Das übliche Maß für die Lautstärke ist Dezibel (dB)[20]. Hoch- und niederfrequente Töne brauchen eine wesentlich größere Intensität, um wahrgenommen zu werden. So kann ein Ton von ca. 4 000 Hz schon in der Nähe von 0 dB hörbar sein. Damit aber ein Ton von 50 Hz hörbar ist, muss er eine Intensität von ca. 50 dB haben und ein Ton von 10 000 Hz braucht ca. 40 dB.

Das Gehör kann Intensitäten zwischen 0 und 130 dB unterscheiden. Bei ca. 130 dB liegt die Grenze, ab der Schmerz empfunden wird. Die Intensitäten des normalen Sprechens bewegen sich im Bereich von ca. 20 bis 85 dB, vom Flüstern bis zum Schreien. Die Unterscheidungsschwelle hinsichtlich der Lautstärke liegt bei etwa 0,5 dB. Experimente unter idealen Bedingungen haben gezeigt, dass wir etwa 250 Unterscheidungen bezüglich der Lautstärke eines reinen Tons machen können. Dagegen können wir bei einem Ton von bestimmter Lautstärke mehr als 1 000 Tonhöhen unterscheiden. Die Feinheit der Tonhöhenunterscheidungen ist also keinesfalls mit jener der Lautstärke zu vergleichen.

Außerdem reagieren wir auf die unterschiedlichen Intensitäten der verschiedenen Frequenzen im akustischen Spektrum eines Lauts. Allerdings nehmen wir diese Unterschiede nicht in dem Sinne als unterschiedliche Lautstärken wahr, wie wir etwa eine Silbe als lauter als eine andere empfin-

---

20 Dezibel wird definiert als 20 log P_x/P_0, d.h. als das Zwanzigfache des Logarithmus des Verhältnisses zwischen dem entsprechenden Schalldruck P_x und dem Standarddruck P_0. Dieser Standarddruck ist festgelegt als 0,0002 dyn/cm^2. Leises Flüstern aus 1½ m Entfernung hat ca. 20 dB, ein vorbeifahrendes Personenauto ca. 70–90 dB, ein durch einen Bahnhof fahrender Zug ca. 100 dB.

den. Solche Unterschiede nehmen wir als Unterschiede in der Qualität von Lauten wahr. Wenn also z.B. die Intensität des zweiten Formanten eines Vokals geringer ist, reagieren wir nicht so darauf, dass wir feststellen, der ganze Vokal sei leiser oder auch nur der zweite Formant. Sondern wir stellen fest, dass sich der Vokal als Ganzes verändert hat, d.h. er hat seine Qualität verändert. Obwohl eine Rangfolge der durchschnittlichen Intensitäten der Sprachlaute festgestellt wurde, von den offenen Vokalen mit der größten Intensität über die geschlossenen bis zu den stimmlosen Frikativen, können wir nicht sagen, dass z.B. das [a] in <Masse> lauter sei als das [iː] in <sieben> oder das [f] in <Fass>. Wir stellen nur die unterschiedliche Qualität fest. Somit nehmen wir die Intensität auf zwei Ebenen wahr: einerseits als Lautstärke und andererseits als Qualitätsunterschied.

Wir haben gesehen, dass wir prinzipiell fähig sind, recht feine Unterschiede in den Schallwellen, die die Sprachlaute ausmachen, zu unterscheiden. Trotzdem hören wir das [s] in <Masse> immer als ein [s], ganz gleich, ob das Wort von einem Mann, einer Frau oder einem Kind gesprochen wird. Eine genaue akustische Analyse würde uns sogar zeigen, dass das [s] desselben Sprechers durchaus nicht immer dasselbe ist, d.h. dieselben physikalischen Merkmale aufweist. Da wir aber trotzdem "das Gefühl haben" invariante Elemente wahrzunehmen, muss es einen Vorgang bei der Perzeption von Lauten geben, der diese feineren Unterschiede sozusagen missachtet. Ein Experiment möge das illustrieren (vgl. Liberman, 1957). Auf ein Tonband wurden Vokale, die aus zwei Formanten bestanden, aufgenommen. Einem jeden dieser Vokale wurde eine Geräuschexplosion mit einer Dauer von 15 Millisekunden vorangestellt. Die Bandbreite dieser Explosion betrug immer 600Hz. Allerdings wurde die absolute Höhenlage dieser Explosion verändert. So ergaben sich z.B. verschiedene [a] oder [i], denen ein 15 ms dauerndes Geräusch zwischen 400 und 1 000 Hz oder zwischen 600 und 1 200 Hz usw. voranging. Was hörten nun die Versuchspersonen, denen diese Stimuli zur Beurteilung vorgespielt wurden?

Lag die Geräuschexplosion in einer Höhe über 3 000 Hz, so wurde sie meist als [t] gehört; unter 3 000 Hz wurde sie, wenn sie über dem zweiten Formanten lag, als [k] ansonsten als [p] gehört. Das bedeutet, dass dieselbe Geräuschexplosion, je nach Beziehung zum folgenden Vokal, als verschiedene Konsonanten ([k], oder [p]) wahrgenommen wurde und andererseits, dass verschiedene Explosionen als derselbe Konsonant gehört wurden, wenn sie nur über 3 000 Hz lagen.

Daraus ergibt sich, dass die Laute, die wir als Konsonanten und Vokale wahrnehmen, nicht invariante Laute oder Geräusche sind, sondern Klassen bzw. Kategorien individueller Geräusche. Unsere Wahrnehmung bestimmen die Unterschiede zwischen den Klassen und die Unterschiede innerhalb der

Klassen “überhören” wir. Diese Art der Lautwahrnehmung wird als “kategoriale Wahrnehmung” bezeichnet.

In die Verarbeitung der sprachlichen Schallereignisse ist offensichtlich ein “Apparat” eingebaut, der auf gewisse Unterschiede reagiert und andere dagegen “überhört”. Mit der Einbeziehung des Begriffs des Klassifizierens, also dem Beachten bzw. Nicht-Beachten von Eigenschaften der sprachlichen Schallerscheinungen, kommen wir in jenen Bereich, wo wir auch psychologischen Gesichtspunkten stärkere Beachtung schenken müssen und somit stehen wir am Übergang von der auditiven Phonetik zur Psycholinguistik, nämlich der Sprachperzeption.

Phonologie

Wir haben bereits öfters vom Systemcharakter der Sprache gesprochen. Auf der Ebene der Sprachlaute zeigt er sich etwa darin, dass von jenen Lauten, die artikulatorisch möglich sind, nur eine begrenzte Anzahl in einer Sprache tatsächlich verwendet werden. So haben wir (normalerweise) im Deutschen keinen apikalen interdentalen Frikativ [θ, ð].

Der systematische Charakter zeigt sich aber auch darin, dass zum Teil phonetisch verschiedene Laute, z.B. [ʀ] und [r] oder [i] und [ɪ] von den Sprechern einer Sprache als "derselbe" Laut identifiziert werden. Solche gleich klassifizierten Laute wollen wir als *Phonem* bezeichnen.

Damit haben wir natürlich den Begriff Phonem keinesfalls ausreichend definiert. *Phonem* ist ein theoretischer Begriff, dessen genaue Definition in einer phonologischen Theorie bestimmt wird.

Nun gibt es in der Linguistik nicht nur einen sondern mehrere Phonembegriffe: Die zwei wichtigsten wollen wir kurz behandeln. Dazu werden wir einerseits auf die phonetische Information über artikulatorische (aber auch akustische) Eigenschaften der Laute zurückgreifen, andererseits werden wir auch die *Distribution* (Verteilung) und die *Funktion* der einzelnen Laute betrachten.

Bei einer Distributionsanalyse werden Laute nach ihren Umgebungen innerhalb eines "Wortes" klassifiziert; d.h. wenn bei Lauten, die in gleicher Umgebung auftreten, entschieden werden soll, ob sie dieselben sind, d.h. also *einem* Phonem angehören, wird einerseits nach der phonetischen Ähnlichkeit dieser Laute und andererseits nach ihrer Funktion im Wort-Kontext gefragt; d.h. unterscheiden sich die Inhalte, haben sie kontrastive Funktion, z.B.: [haːze] – [hoːze].

Distributionalismus

Der Distributionalismus ist von den wissenschaftlichen Axiomen des Behaviorismus geleitet. Sein Grundprinzip besteht darin, dass Verhaltensweisen nur unter Berücksichtigung von externen, beobachtbaren und verifizierbaren "Fakten" beschrieben werden sollen.

Daraus lassen sich die Methoden, die so genannten Entdeckungsprozeduren, ableiten: Die sprachlichen Äußerungen von so genannten "native speakers" (muttersprachlichen Sprechern einer Sprache) werden festgehalten und gesammelt. Diese Äußerungen bilden ein Korpus für die Analyse, die aus zwei Grundoperationen besteht: dem *Segmentieren* und dem *Klassifizieren.* Dabei wird beim Segmentieren die jeweilige zu analysierende Lautkombination in ihre erkennbaren Einzelteile zerlegt. Durch die Klassifizierung werden die einzelnen (segmentierten) Elemente entsprechend den Verbindungen, die sie auf der syntagmatischen Ebene eingehen können, und ihrer Verteilung im Korpus eingeteilt.

Dieses Vorgehen ist jenem im klinischen Bereich nicht unähnlich. Auch hier beginnen wir mit der Segmentierung der Äußerungen des Patienten, sei es nun in spontaner Sprache oder beim Nachsprechen. In der Folge wird versucht, die jeweiligen "falschen" Produktionen in ein Schema zu bringen; allerdings gehen wir bei dieser Klassifizierung von der Einteilung der jeweiligen Ziellaute aus. Insofern ist eine gewisse Erleichterung gegenüber der ursprünglichen Situation vorhanden, doch das Prinzip ist dasselbe.

Die wichtigste Prozedur zum "Entdecken" gleicher Segmente ist dabei die *Substitution*, das Vertauschen von Segmenten in einem bestimmten Rahmen. Die jeweils substituierbaren Elemente werden dann zu Klassen zusammengefasst:

z.B.: "Das ist eine [ʀoːzə]" vs.
"Das ist eine [naːzə]"

Die beiden Äußerungen gleichen sich in ihren Lautfolgen bis auf [roː] bzw. [naː], diese beiden Sprachzeichen (Nase-Rose) werden durch diese beiden Segmente auseinander gehalten. Vergleicht man nun:

das ist eine [ʀoːzə]

und

das ist eine [hoːzə]

so erkennt man, dass [roː] offensichtlich aus zwei Segmenten besteht, denn [ʀ] allein unterscheidet [ʀoːzə] von Hose [hoːzə], ein solch kleinstes Element einer Lautfolge ist ein *Phon* (Laut).

Dabei ist es (im Deutschen) irrelevant, ob [r] oder [ʀ] gesprochen wurde. Unterscheidend (distinktiv) hingegen ist die Tatsache, dass das [h] ein (glottaler) Spirant, das [r/ʀ] dagegen ein (dentaler oder uvularer) Vibrant ist. Unter dem Aspekt der kommunikativen Funktion wird von den "irrelevanten" Eigenschaften des Lautes abgesehen (abstrahiert) und alle Laute, die die gleichen distinktiven Eigenschaften haben, werden als Realisierungen eines abstrakten, im Code der Sprache angelegten, Musters aufgefasst. Dieses abstrakte Muster, das den realisierten Phonen zugrunde liegt, wird nun als *Phonem* bezeichnet. Ein Phonem ist also die Klasse aller Laute, die die gleiche distinktive Funktion haben. Die einzelnen Elemente dieser Klasse, d.h. die Laute, die ein bestimmtes Phonem realisieren, werden als *Allophone* bezeichnet: [r] und [ʀ] von /r/.[21]

Wenn nun ein Allophon eines Phonems nur an bestimmten Stellen steht und ein anderes an anderen Stellen, so spricht man von *komplementärer Distribution*. Das Paradebeispiel dafür bilden im Deutschen die beiden Laute [ç] und [χ) in z.B. [ɪç] <ich> und [daχ) <Dach>, wobei auch häufig vom so genannten "ich"- bzw. "ach"-Laut gesprochen wird, die als Phonem unter /x/ notiert werden.

Auf diese Weise lassen sich Phoneme relativ leicht durch die Bildung von so genannten Minimalpaaren bestimmen, z.B.: /halt/ vs. /kalt/ (<halt> vs. <kalt>), /halt/ vs. /hast/ (<halt> vs. <Hast>), /hast/ vs. /rast/ (<Hast> vs. <Rast>), /rast/ vs. /rɪst/ (<Rast> vs. <Rist>).

Der phonematische Status der Vokale [ɛː] und [eː] (Ähre bzw. Ehre) ist schon etwas schwieriger zu ermitteln. Zwar unterscheiden sich die beiden erwähnten Wörter durch diese beiden Laute. Wenn man aber mehrere Informanten befragt, so wird man feststellen, dass die beiden Laute nicht immer gleich bewertet werden. In einem solchen Fall kann man entweder verschiedene Elemente (2 Phoneme /ɛː/ und /eː/) ansetzen oder von einer freien Variante /eː/ sprechen (vgl. den Satz: "Die Fähre fährt leer.").

So können mit Hilfe einer Distributionsanalyse auch mehrere Phonemsysteme einer Sprache "entdeckt" werden. Je nachdem, ob das Korpus nicht eindeutige Fakten liefert oder ob das Kriterium "phonetische Ähnlichkeit" für die Zusammenfassung von "ähnlichen" Lauten stärker oder schwächer bewertet wird.[22]

So gesehen sind Phoneme nicht bloß die phonetisch bestimmten Laute einer Sprache, sondern sie sind linguistische Elemente, die durch ihre Stellung im sprachlichen System, durch ihre syntagmatischen und paradigmatischen Relationen, d.h. durch ihre Umgebung und durch ihre Substituierbarkeit, bestimmt sind.

Funktionalismus

Der funktionalistische Ansatz wurde in der Prager Linguistik (K. Bühler (Psychologe), N.S. Trubetzkoy, R. Jakobson (Linguisten) als die bekanntesten Vertreter) entwickelt.

---

21 Phoneme werden innerhalb / / dargestellt.
22 Vgl. dazu Bünting, 1979, p. 81.

Die wichtigste Funktion der Sprachlaute ist nach Trubetzkoy[23], die *distinktive* oder bedeutungsunterscheidende Schallfunktion. Wenn zwei Dinge einander gegenübergestellt werden, so können sie nur unterschieden werden, wenn sie sich in gewissen Eigenschaften unterscheiden. Das bedeutet für die Sprache, dass die einzelnen Wörter nur unterschieden werden können, wenn sie sich als Schallereignis unterscheiden. Das heißt, dass jene Schallgegensätze in einer Sprache, durch die Wortinhalte unterschieden werden können, für das Sprachsystem von Bedeutung sind. So ist z.B. der Unterschied im Vokal zwischen /list/ <List> und /lust/ <Lust> für die Unterscheidung der Bedeutung relevant. Weitere Beispiele (die relevanten Elemente sind unterstrichen): /rast/ <Rast> vs. /rɔst/ <Rost>, /rɔst/ vs. /mɔst/ <Most>. Die angeführten Unterschiede sind also phonologisch relevant. Dagegen ist der Unterschied zwischen apikalem [r] und uvularem [ʀ], z.B. [rɔst] vs. [ʀɔst], nicht phonologisch relevant, da damit kein Bedeutungsunterschied verbunden ist.

Wie wir bereits im Abschnitt zum Distributionalimus gesehen haben, gibt es offensichtlich in jeder Sprache vertauschbare Laute, d.h. verschiedene Laute, die in gleicher Umgebung vorkommen können, und es gibt auch Laute, die unvertauschbar sind, d.h. also nie in gleicher Umgebung vorkommen können (z.B. im Deutschen: "ich-Laut" [ç] und "ach-Laut" [χ]). In diesem Zusammenhang gilt es noch anzumerken, dass es im Deutschen in vielen Fällen nur mehr beschränkte Oppositionen gibt: z.B. /s/ (stimmlos) vs. /z/ (stimmhaft) ist insofern beschränkt (restringiert) als anlautend [z-][24] und auslautend [-s] gesprochen wird und nur inlautend die Opposition (vgl. reißen [-s-] vs. reisen [-z-]) noch aufrecht ist. Allgemein lässt sich sagen, dass im Deutschen Konsonanten im Silben- bzw. Wortauslaut ihren Stimmton verlieren (= Auslautverhärtung).

Die vertauschbaren Laute bilden Oppositionen, die phonetisch gesehen sowohl distinktiv als auch nicht-distinktiv sein können. Vom phonologischen Standpunkt sind allerdings nur die distinktiven Oppositionen von Bedeutung.

So stellen nun jene phonologischen Einheiten die Grundeinheiten für das phonologische System einer Sprache dar, die sich nicht in noch kleinere zerlegen lassen. Diese kleinsten bedeutungsunterscheidenden Einheiten einer Sprache sind die *Phoneme* dieser Sprache (z.B.: /sat/ <satt> vs. /saːt/ <Saat>, /baʊm/ <Baum> vs. /zaʊm/ <Saum>, /haʊs/ <Haus> vs. /maʊs/ <Maus>, /huːf/ <Huf> vs. /hoːf/ <Hof>.

---

23 Trubetzkoy, 1967^{4}, Grundzüge der Phonologic

24 Im Österreichischen lässt sich auch im Anlaut häufig ein Stimmtonverlust beobachten.

Dabei ist allerdings zu beachten, dass Phoneme eigentlich abstrakte Einheiten sind, Phoneme werden in den einzelnen Äußerungen (Sprechakten) realisiert. Beobachtbar sind daher nur die *Phonemrealisationen* und nicht die Phoneme selbst. Wie wir bereits im Kapitel Phonetik gesehen haben, besteht eine Möglichkeit der Beschreibung dieser Phonemrealisationen mit Hilfe einer Reihe von artikulatorischen Merkmalen. Für den Phonologen sind nun diejenigen Merkmale interessant, die phonologisch relevant sind, d.h. also jene, die Phoneme unterscheiden.

Die Laute, die für die Bedeutungsunterschiede verantwortlich sind, werden als *Bündel von Merkmalen* aufgefasst. So sind etwa Stimmhaftigkeit, Nasalierung, bilabiale Artikulation usw. alles Merkmale, die dazu beitragen, die deutschen Konsonanten zu unterscheiden. Ein Merkmal ist ein Element eines Lautes, das innerhalb des lautlichen Systems einer Sprache für die Bedeutungsdifferenzierung mitverantwortlich ist. Dabei kann es sich nur um ein Merkmal handeln (z.B. unterscheidet /f/ von /v/ das Merkmal 'stimmhaft') oder um mehrere (z.B. /f/ von /p/ durch die Merkmale 'dauernd' und 'frikativ').

Wir bewegen uns also von der o.e. Aussage, dass die Phoneme sich nicht mehr in kleinere Einheiten zerlegen lassen, weg und stellen fest, dass es offensichtlich doch noch kleinere Elemente gibt, aus denen ein Phonem (natürlich auch ein Laut) zusammengesetzt sein kann. Nun hängt es vom jeweiligen theoretischen Standpunkt ab, ob diese *distinktiven Merkmale* als eine ergänzende Beschreibung der Phoneme einer Sprache betrachtet werden oder ob dadurch der Begriff Phonem gänzlich ersetzt werden soll. In den phonologischen Theorien, die ausschließlich mit distinktiven Merkmalen arbeiten (wie die meisten heute), gibt es eigentlich kein Phonem mehr und solche Symbole wie /p/ oder /b/ werden nur als praktische Abkürzungen für eine bestimmte Anzahl von Merkmalen angesehen[25]. So sind also die Merkmale die kleinsten Analyseeinheiten und nicht die Phoneme. Dabei wird vor allem hervorgehoben, dass durch die Ersetzung der Phoneme durch Merkmale, Verallgemeinerungen über die Beziehungen der Laute einer Sprache gemacht werden können, die sonst nicht auffallen würden. Dies kann natürlich auch für den sprachpathologischen Bereich relevant werden, insofern als durch eine Merkmalsanalyse der Äußerungen eines Patienten seine lautlichen Fehlleistungen oder Ersetzungen (besser) erklärbar werden.

Nach welchen Kriterien lassen sich nun diese distinktiven Merkmale feststellen? Wenn wir uns wieder an die Phonetik erinnern, so stellen wir fest, dass Laute unter drei verschiedenen Gesichtspunkten analysiert und klassifiziert werden können:

25 Vgl. Hyman (1975).

1. *artikulatorisch* (nach ihrer Bildungsweise)
2. *akustisch* (nach ihren physikalischen Eigenschaften)
3. *auditiv* (nach ihrem Gehöreindruck)

Eine jede dieser Analysemöglichkeiten stellt entsprechend unterschiedliche Bereiche in den Mittelpunkt einer Untersuchung und geht auch dementsprechend von verschiedenen Voraussetzungen aus. So basiert die artikulatorische Analyse auf der Rolle der Artikulationsorgane bei der Erzeugung der einzelnen Laute.

Im Zentrum der akustischen Analyse stehen jene physikalischen Eigenschaften der Laute, die in den Schallwellen realisiert werden. Die Gleichheit, die Ähnlichkeit und die Verschiedenheit der Laute, die vom Gehör bei der Perzeption der Laute wahrgenommen wird, stehen im Mittelpunkt der auditiven Analyse.

Daraus geht hervor, dass je nach zugrunde gelegtem Gesichtspunkt die Kriterien der Analyse und Klassifizierung unterschiedlich sein werden. Die jeweiligen Merkmalsysteme – relativ gut ausgearbeitete gibt es auf akustischer Basis (Jakobson/Halle, 1956) und auf artikulatorischer Basis (Chomsky/Halle, 1968) – weisen zwar gewisse Gemeinsamkeiten auf, aber auch wesentliche Unterschiede: Die Merkmale haben unterschiedliche Bezeichnungen und in vielen Fällen lassen sich auch keine eindeutigen Entsprechungen herstellen.

Prinzipiell müssten für eine Beschreibung der Merkmale der Laute alle drei angesprochenen Bereiche berücksichtigt werden. Zwar gibt es Ansätze in eine solche Richtung (Lieberman, 1970), aber ein solches Merkmalsystem besteht noch nicht.

Allerdings lässt sich auf der Basis eines artikulatorisch motivierten Merkmalsystems (Chomsky/Halle, 1968) mit entsprechenden Modifikationen für das Deutsche (Wurzel, 1970) eine durchaus angemessene Beschreibung der Laute durchfuhren.

Es sei nochmals darauf aufmerksam gemacht, dass die so genannten distinktiven Merkmale jene Lauteigenschaften darstellen, aus denen die Phoneme (und auch Laute) zusammengesetzt sind.

Hauptklassen[26]

Wie wir gesehen haben, wird bei den Lautsegmenten allgemein zwischen Vokalen und Konsonanten unterschieden. Die Vokale werden als Laute

---

26 Die folgende Darstellung orientiert sich an: Heidolph/Flämig/Motsch, Grundzüge einer deutschen Grammatik (p. 898ff.).

charakterisiert, bei denen der Phonationsstrom den Rachen-Mund-Nasen-Raum ungehindert passieren kann. Bei den Konsonanten dagegen wird der Phonationsstrom in bestimmter Weise behindert.

Damit haben wir bereits die Vokale und die Konsonanten als disjunkte (einander ausschließende) Klassen bestimmt. Ein jedes Segment ist entweder Vokal oder Konsonant.

Diese binäre (= zweigliedrige) Einteilung führt dazu, dass wir mit dieser artikulatorischen Charakterisierung ein recht eindeutiges Kriterium für eine binäre Einteilung herangezogen haben, um Vokale von Konsonanten zu unterscheiden. In dieser Einteilung lässt sich allerdings der Gleitlaut [h] nur sehr schwer unterbringen. Aber auch für die so genannten silbischen Konsonanten ergeben sich Probleme. Zwar sind sie nach unserem Kriterium Konsonanten, doch funktionieren sie eher so wie Vokale, vgl. die Aussprache von Kittel als [kɪtl̩][27] oder raten als [raːtn̩].

Damit ergeben sich bereits vier Hauptklassen für die Einteilung der Lautsegmente: Vokale, Gleitlaute, silbische und unsilbische Konsonanten.

Wenn wir nun davon ausgehen, dass die Konsonanten über eine typische Eigenschaft verfügen, die von den anderen Lauten nicht geteilt wird – die Behinderung des Phonationsstroms –, dann können wir bei der Klassifizierung davon ausgehen, dass wir Elemente, die dieses Merkmal aufweisen, mit '+ konsonantisch' ("plus-konsonantisch") kennzeichnen und alle übrigen mit '– konsonantisch' ("minus-konsonantisch"). Damit besitzen alle Konsonanten das Merkmal '+ konsonantisch', unabhängig davon, ob sie unsilbisch wie [t], [n] oder silbisch wie [ɪ̩] oder [n̩] sind.

Bezüglich der Silbigkeit sei noch einmal in Erinnerung gerufen, dass dem Hörer bzw. Sprecher meist intuitiv klar ist, was eine Silbe ist, jedoch eine Definition schwierig ist. Einfacher lässt sich der Silbenkern feststellen, denn er trägt die prosodischen Merkmale Ton und Akzent. So trägt etwa im Beispiel ['kɪtəl] <Kittel> der erste Teil den Akzent und eine Ton- bzw. Stärkeabstufung erfolgt im zweiten Teil. Die prominenten Teile, die Silbenkerne, bilden dabei die beiden Vokale. Wird nun aber ['kɪtl̩] gesprochen, so erfüllt die Funktion der Ton- bzw. Stärkeabstufung nicht mehr der Vokal [ə], sondern der silbische Konsonant [l̩].

Anzumerken ist noch, dass in anderen Sprachen häufiger silbische Konsonanten vorkommen als im Deutschen, z.B. im Tschechischen der Ortsname Brno (Brünn) oder vlk (Wolf).

27 Silbigkeit wird durch einen kurzen senkrechten Strich unter dem Konsonanten dargestellt. Bei den silbischen Konsonanten handelt es sich um Liquide und Nasale.

Damit ergibt sich eine Einteilung der Lautsegmente in 4 Hauptklassen:

	Vokale	Gleitlaute	silb. Kons.	unsilb. Kons.
konsonantisch	–	–	+	+
silbisch	+	–	+	–

Vokalismus

Bei der Klassifikation der Vokale wollen wir ebenfalls vom artikulatorischen Gesichtspunkt ausgehen. Wir können weiters zwischen einer qualitativen und einer quantitativen Klassifizierung unterscheiden. Die relevanten Klassifikationskriterien für die qualitative Einteilung der Vokale sind:

1) die vertikale Zungenbewegung (Höhe der Zunge)
2) die horizontale Zungenbewegung (Stellung des höchsten Teils des Zungenrückens im Mundraum)
3) die Lippenrundung.

Nach der Höhe des Zungenrückens unterscheiden wir zwischen hohen Vokalen (Beispiele: [i], [y], [u]), mittleren Vokalen ([e], [o], [ø], [œ]) und niedrigen Vokalen ([a], [ɛː]).

Nach der Stellung des höchsten Teils des Zungenrückens im Mund unterscheiden wir vordere Vokale ([i], [y], [e], [ø], [œ]) und hintere Vokale ([u], [o], [ɔ]).

Nach dem Vorhandensein der Lippenrundung unterscheiden wir gerundete ([y], [u], [ø], [œ], [o]) und ungerundete ([i], [e], [ɛ]) Vokale.

Die phonologischen Merkmale, die zur Beschreibung dieser Unterschiede verwendet werden, sind: ‘hoch’ und ‘niedrig’, z.B. [i]: ‘+ hoch’, ‘– niedrig’; [a]: ‘– hoch’, ‘+ niedrig’; [e]: ‘– hoch’, ‘– niedrig’ (ein mittlerer Vokal ist weder hoch noch niedrig).

Für vorne bzw. hinten ergibt sich ‘+ vorn’ bzw. ‘– vorn’, z.B. [i]: ‘+ vorn’; [u]: ‘– vorn’.

Und für gerundet verwenden wir ‘+ rund’ bzw. ‘– rund’, z.B. [u]: ‘+ rund’; [i]: ‘– rund’.

Das Merkmal ‘nasal’ haben wir ausgespart, da es nur in Fremdwörtern vorkommt (vgl. aber den folgenden kurzen Exkurs) und vor allem von jenen Sprechern verwendet wird, denen die Herkunft des Wortes und seine Aussprache zumindest einigermaßen geläufig ist (vgl. die häufig von Nicht-Österreichern verwendete Aussprache [bal'koŋ] für Balkon). Wenn wir dieses Merkmal für eine Analyse benötigen, so lässt es sich natürlich in der binären Form von ‘± nasal’ einführen.

An dieser Stelle sollte angemerkt werden, dass der vorliegenden phonologischen Analyse doch eine hochdeutsche "Norm" zugrunde liegt. Das bedeutet, dass auf regionale bzw. dialektale Charakteristika nicht näher eingegangen wird. Das vorgestellte phonetische/phonologische Instrumentarium müsste die Logopädin bzw. Sprachheillehrerin/den Logopäden bzw. Sprachheillehrer in die Lage versetzen, die jeweilige umgangssprachliche bzw. mehr oder weniger dialektal gefärbte Variante des Patienten zu erkennen, zu analysieren und als Basis für die Therapie zu nützen. In diesem Zusammenhang wären natürlich entsprechende phonetisch-phonologische Untersuchungen wünschenswert und nützlich. Wenn der Logopäde/die Logopädin nicht allzu weit über die ihm/ihr bekannten sprachlichen Regionen hinaus 'versetzt' wird, kann er/sie durchaus auf seine/ihre Umgangssprache und deren dialektale Beeinflussungen zurückgreifen. So wird z.B. vielen Österreichern bekannt sein, dass es auch in vielen österreichischen Mundarten Nasalvokale gibt (z.B.: [baːn] → [bã)] <Bahn>); dass die lexikalische Verteilung der Rundung abweichend ist (z.B.: [hitn] <Hütte> vs. [fyː] <viel>); dass eine Fülle von Diphthongen vorhanden ist (z.B.: [glɔke] – [glɔʊkn̩] <Glocke>) und natürlich noch weitere Unterschiede. Wichtig aber ist, dass sich der Therapeut in der Diagnostik und in der Therapie auf die "Ausgangssprache" des Patienten einzustellen versucht, um so die Basis für seine Arbeit zu schaffen.

Damit haben wir die relevanten qualitativen Charakteristika aufgeführt. Vernachlässigt haben wir aber noch die quantitative Eigenschaft Länge. Damit ist auch zugleich ein weiterer qualitativer Unterschied gepaart: Die kurzen und langen Vokale im Deutschen unterscheiden sich nämlich sowohl quantitativ als auch qualitativ, lange Vokale, wie etwa in Miete [iː] oder Beet [eː] werden mit stärkerer Muskelanspannung gebildet als die kurzen Vokale in Mitte [ɪ] oder Bett [ɛ]. Daher unterscheidet man zusätzlich zur Länge noch zwischen gespannten und ungespannten Vokalen.

Um nun die Anzahl der Merkmale wegen der Einfachheit des Systems möglichst gering zu halten, wurde versucht, diese beiden zusammenhängenden Charakterisierungen durch ein Merkmal zu beschreiben. In den "Grundzügen" wird dazu festgestellt:

> "Hier zeigt sich ganz eindeutig, dass sich die Vokale des nativen Wortschatzes des Deutschen phonologisch in der Länge unterscheiden. Es gibt also einen phonologisch relevanten Gegensatz '+ lang' ~ '– lang'. Die Gespanntheit ist dem gegenüber eine sekundäre Größe, obwohl immer wieder postuliert wurde, daß sich die entsprechenden deutschen Vokale in erster Linie durch den Gegensatz '+gespannt' ~ '– gespannt' unterscheiden (...)."[28]

28 Heidolph/Flämig/Motsch, 1981, p. 912.

Allerdings verkompliziert sich das Ganze, wenn die Vokale von "Fremdwörtern" miteinbezogen werden, wie z.B.: D*i*ner [i], *Ö*konom [ø], r*o*tieren [o] usw. Wir wollen aber nicht die Diskussion nachvollziehen, da uns für die Anwendung im klinischen Bereich eher das Ergebnis interessiert. Es stellt sich nämlich heraus, dass es genügt, das Merkmalsystem um das Merkmal '± zentralisiert' zu erweitern, um auch den Phonemen der Fremdwörter gerecht zu werden.[29] Daraus ergibt sich nun folgende Merkmalsmatrix für die Vokale.[30]

Das Merkmal '+ zentralisiert' wurde trotz der oben erwähnten Diskussion eingeklammert, da in der normalerweise gesprochenen Sprache die kurzen nichtzentralisierten Vokale meist durch die kurzen zentralisierten Vokale ersetzt werden (vgl. M*i*nister [ɪ] statt [i]). D.h. die so genannten "Fremdwörter" werden in ihrer Aussprache den "heimischen" Wörtern angeglichen.[31] Möglicherweise lassen sich die nichtzentralisierten kurzen Vokale noch in bestimmten Sprechstilen (eventuell bei Rundfunk- und Fernsehansagern, Schauspielern) nachweisen, die sich an einer (fiktiven) Hochlautung[32] orientieren.

	iː	i	ɪ	yː	y	ʏ	uː	u	ʊ	eː	e	ɛ	øː	ø	œ	oː	o	ɔ	ɛː	aː	a
konsonant	–	–	–	–	–	–	–	–	–	–	–	–	–	–	–	–	–	–	–	–	–
silbisch	+	+	+	+	+	+	+	+	+	+	+	+	+	+	+	+	+	+	+	+	+
hoch	+	+	+	+	+	+	+	+	+	–	–	–	–	–	–	–	–	–	–	–	–
niedrig	–	–	–	–	–	–	–	–	–	–	–	–	–	–	–	–	–	–	+	+	+
vorn	+	+	+	+	+	+	–	–	–	+	+	+	+	+	+	–	–	–	+	–	–
rund	–	–	–	+	+	+	+	+	+	–	–	–	–	+	+	+	+	+	–	–	–
lang	+	–	–	+	–	–	+	–	–	+	–	–	+	–	–	+	–	–	+	+	–
(zentralis.	–	–	+	–	–	+	–	–	+	–	–	+	–	–	+	–	–	+	+	–	+)

In der Matrix fehlt noch ein Vokal, nämlich [ə], der so genannte "Schwa"-Laut. Es handelt sich dabei um einen unbetonten Zentralvokal mit folgender Merkmalspezifizierung:

29 Heidolph/Flämig/Motsch, 1981, p. 914ff.
30 Nach Heidolph/Flämig/Motsch, 1981, p. 918.
31 Vgl. dazu auch Heidolph/Flämig/Motsch, 1981, p. 919.
32 Zur Normendiskussion vgl. Kohler, 1977, p. 28ff.

- konsonantisch
+ silbisch
- hoch
- niedrig
- vorn
- rund
- lang
+ zentralisiert

Sein Vorkommen aber ist eingeschränkt: So kommt er in zweisilbigen Wörtern vor, die auf Liquide oder Nasale enden, z.B.: Seg*e*l, At*e*m, Rud*e*r usw. Weiters tritt er in Formen auf wie Jung*e*, Tant*e*, in den Präfixen be- und ge- (z.B.: b*e*laden, g*e*statten), in den Flexionsendungen -e, -er, -est, -em, -en, -et, -es, -end; und in bestimmten Ableitungen, z.B.: Kind-ch*e*n, Schreib-*e*r.

Die Auftretensregularitäten sind nach Varianten des Deutschen verschieden (z.B.: Umgangssprache – Literatursprache – Schriftsprache). Wichtig ist aber, dass [ə] nur unbetont sein kann. Häufig wird dieser Vokal auch getilgt. An seine Stelle tritt ein silbischer Konsonant (umgangssprachlich) (vgl. /laʊfən/ → /laʊfn̩/).

Abschließend noch ein Wort zu den Diphthongen. Vom phonetischen Standpunkt aus gesehen entstehen die Diphthonge durch eine Gleitbewegung von einem Ausgangsvokal zu einem Zielvokal und zwar innerhalb einer Silbe. Ihre distinktive Funktion zeigt sich anhand folgender Minimalpaare: /laɪtən/ <leiten> vs. /lɔɪtən/ <läuten> vs. /laʊtən/ <lauten>, aber auch <Leid> /aɪ/ vs. <Lied> /iː/ oder <Zahn> /aː/ vs. <Zaun> /aʊ/. Sehr ausführlich und gut dokumentiert ist die Diskussion darüber, ob es sich bei den Diphthongen um ein Segment (monophonematisch) oder zwei Segmente (biphonematisch) handelt. Wenn wir von einer biphonematischen Bewertung der Diphthonge ausgehen (vgl. dazu: /ɔilə/ <Eule> vs. /aɪlə/ <Eile>, d.h. der Austausch eines Elements genügt für die Bedeutungsunterscheidung), dann würde die Beschreibung mittels Merkmalen eben denen des jeweiligen Vokals entsprechen. Problematisch ist allerdings, dass der Zielvokal bei /aɪ/ nicht unbedingt immer [ɪ] ist, sondern schwanken kann von [ɪ] über [e] bis [ɛ]. Ähnliches gilt auch für die Ziellaute der anderen Diphthonge. Somit kann der zweite Teil der Diphthonge nicht unbedingt den Vokalphonemen im bereits vorhandenen System zugeordnet werden, was eine monophonematische Wertung nahe legt. Das sollte sich auch in der phonologischen Transkription niederschlagen, indem klar dargestellt wird, dass diese Vokalfolge zu einer Silbe gehört (vgl. /ˈva͜ɪt/ vs. /naˈiːv/).

Wenn wir aber weiter die Annahme verfolgen, dass es sich bei den Diphthongen um eine Kombination von einem Vokalphonem und einem Gleitlautphonem handelt, dann würde sich für die Gleitlaute folgende Merkmalsmatrix ergeben:

	e̯	o̯	ø̯[33]
konsonantisch	–	–	–
silbisch	–	–	–
hoch	–	–	–
niedrig	–	–	–
vorn	+	–	+
rund	–	+	+

(Der kleine Bogen unter dem Vokal bedeutet nichtsilbisch.)

Bevor wir zum Konsonantismus weitergehen, noch einige Beispiele für die Unterscheidung der Vokalphoneme durch Merkmale:

/bi:tən/ vs. /be:tən/ (bieten – beten) unterscheidendes Merkmal '+ hoch' (/i:/)

/bru:t/ vs. /bro:t/ (Brut – Brot) unterscheidendes Merkmal '+ hoch' (/u:/)

/vɪlə/ vs. /vɛlə/ (Wille – Welle) unterscheidendes Merkmal '+ hoch' (/ɪ/)

/vɛlə/ vs. /vɔlə/ (Welle – Wolle) unterscheidende Merkmale '+ vorne' und '– rund' (/ɛ/)

Konsonantismus

Wie die Vokale so können auch die Konsonanten mit Hilfe von Merkmalen klassifiziert werden. Es ergibt sich aber für das Deutsche gleich ein Problem: Es muss nämlich zwischen Einzelkonsonanten und Konsonantenverbindungen unterschieden werden. Dies ist besonders kompliziert im Fall der so genannten Affrikaten (/pf/, /ts/). Auch hier stellt sich wieder die Frage, ob es sich nun um ein Phonem oder um zwei handelt. Rein phonetisch betrachtet

33 Heidolph/Flämig/Motsch, 1981, p. 921. Diese Darstellung entspricht dem in der zitierten Arbeit zugrunde gelegten Standard für die Diphthonge /aɪ, /aʊ/ und /ɔɪ/. Geht man jedoch davon aus, dass es sich bei den zweiten Lauten um /ɪ/ und /ʊ/ handelt, dann würden die Merkmale eben jenen der jeweiligen Vokale entsprechen.

scheinen es zwei Segmente zu sein. Aus ihrer Verteilung ergibt sich jedoch eher die Wertung als ein Segment. Dieses Problem ist im Prinzip nicht gelöst, denn je nach Modell wird die eine oder die andere Lösung bevorzugt.

Möglicherweise ergeben sich aus der Einbeziehung von Daten aus dem Bereich der gestörten Sprache und dem kindlichen Spracherwerb Hinweise auf die Bewertung der Affrikaten. Wenn sie sich als in ähnlicher Weise störbar zeigen wie andere Konsonantenverbindungen (z.B.: /br/ oder /bl/), dann würde dies eher auf eine Kombination von zwei Konsonanten schließen lassen. In gleicher Weise könnten auch die kindlichen Vereinfachungen bei Wörtern mit Affrikaten auf eine solche Bewertung hinweisen. Doch müssten genaue Untersuchungen dazu erst durchgeführt werden.

Wir wollen sie vorerst einmal in den Merkmalsmatrizen als ein Phonem anführen, aber nur in Klammern[34]. Wollte man sie als zwei Phoneme bewerten, so entspricht ihr Verhalten den jeweiligen Einzelphonemen, aus denen sie zusammengesetzt wird.

Bei Klassifizierung der deutschen Konsonanten haben wir vier Kriterien zu berücksichtigen:

1. die Zugehörigkeit zu den Obstruenten oder Sonoranten
2. die Artikulationsstelle (einschließlich Artikulationsorgan)
3. die Artikulationsart
4. die Stimmhaftigkeit bzw. Stimmlosigkeit.

Durch die Unterteilung in Obstruenten und Sonoranten erhalten wir zwei große Klassen: Auf der einen Seite Verschlusslaute wie [p], die Spiranten wie [s], die Affrikaten wie [pf]. Auf der anderen Seite die Nasale wie [n] und die Liquide wie [r]. Sie unterscheiden sich insofern als bei der Bildung der Ersteren ein charakteristisches Geräusch entsteht, das bei Bildung der Letzteren fehlt. Wir wollen diese Klassen durch das Merkmal "obstruent" differenzieren.

Stimmhafte und *stimmlose* Konsonanten unterscheiden sich hinsichtlich der Beteiligung der Stimmlippen an der Artikulation. Zu den stimmhaften Konsonanten und Lauten überhaupt zählen: Nasale, Liquide, ein Teil der Verschlusslaute und Spiranten und alle Vokale.

Im Phonetikteil haben wir die Konsonanten entsprechend den Artikulationsstellen in Labiale, Dentale etc. eingeteilt. Allerdings haben wir auch festgestellt, dass die Konsonanten eigentlich durch zwei Bestimmungsstücke festgelegt sind: durch die Artikulationsstelle und durch das artikulierende Organ. Daraus ergeben sich folgende Kombinationen[35]:

---

34 Vgl. dazu die Diskussion in Heidolph/Flämig/Motsch, 1981, p. 937f., Philipp, 1974, p. 37f.
35 Vgl. Heidolph/Flämig/Motsch, 1981, p. 944.

	LABIALE		DENTALE	ALVEOLARE
	Bilabiale	Labiodentale		
Artikulationsstelle	Oberlippe	obere Schneidezähne	obere Schneidezähne	oberer Zahndamm (Alveolen)
artikulierendes Organ	Unterlippe	Unterlippe	Zungenkranz (Corona)	Zungenkranz
zusammenfassende Charakterisierung	labial/ labial	dental/ labial	dental/ koronal	alveolar/ koronal

	PALATALE	VELARE	UVULARE
Artikulationsstelle	harter Gaumen (Palatum)	weicher Gaumen (Velum)	Zäpfchen (Uvula)
artikulierendes Organ	Zungenrücken (Dorsum)	Zungenrücken	Zungenrücken
zusammenfassende Charakterisierung	palatal/dorsal	velar/dorsal	uvular/dorsal

Für die Merkmalspezifizierung wählen wir den artikulatorischen Gegebenheiten folgend ein die Artikulationsstelle und ein das artikulierende Organ charakterisierendes Merkmal. Zuerst betrachten wir die Merkmale für die Kennzeichnung der Artikulationsstelle.

Durch das Merkmal "anterior" wird eine Teilung des Mund- und Rachenraumes in zwei große Regionen vorgenommen: + anterior sind jene Segmente, die das von den Artikulationsorganen aufgebaute Hindernis vor der alveolaren Artikulationsstelle haben, d.h. der Bildungsstelle des [ʃ]. Daraus folgt, dass es sich um Labiale und Dentale handelt. Alle Laute, die über kein Hindernis in diesem Bereich verfügen, haben das Merkmal '– anterior'. Das gilt allerdings nicht nur für alveolare, palatale, velare und uvulare Konsonanten, sondern auch für Laute, die überhaupt kein Hindernis haben, also auch für Vokale und Gleitlaute.

Bei bestimmten Konsonanten fungiert der Zungenkranz als Artikulationsorgan. Diese Bildungsweise wird als 'koronal' bezeichnet. Genauer betrachtet bedeutet das, dass alle jene Konsonanten das Merkmal '+ koronal' haben, bei deren Bildung der Zungenkranz aus seiner neutralen Position angehoben wird. Das sind Dentale und Alveolare.

Nun wollen wir uns den Merkmalen für die Artikulationsart zuwenden. Die Konsonanten bilden, wie erwähnt, zwei große Klassen; Obstruenten und

Sonoranten. Die Klasse der Obstruenten gliedert sich weiter in drei Subklassen: Verschlusslaute, Frikative und Affrikaten. Ihre Unterscheidung erfolgt durch zwei phonologische Merkmale, die sich auf artikulatorische Eigenschaften beziehen, nämlich 'dauernd' und 'frikativ'.

Laute mit dem Merkmal '+ dauernd' werden gebildet, ohne dass der Phonationsstrom vollständig blockiert wird, d.h. also ohne einen Verschluss an einer Stelle des Mund-Rachenraumes (z.B.: [l]). Bei den Verschlusslauten wird ein Verschluss aufgebaut und wieder gelöst. Diese Art der Artikulation charakterisiert die Verschlusslaute und die Affrikaten. In diesem Sinne können wir auch die Nasale [m], [n], [ŋ] zu den Verschlusslauten zählen und nicht nur die Verschlusslaute mit dem Merkmal '+ obstruent' wie [p], [t], [k]. Bei den anderen Lauten, den Frikativen, den Liquiden, den Vokalen und den Gleitlauten, tritt kein Verschluss auf.

Frikative Laute sind durch eine Verengung im Mund-Rachenraum charakterisiert. Das Merkmal '+ frikativ' kennzeichnet daher die obstruenten Frikative (z.B.: [f], [s]), die Affrikaten und die Liquide ([r] und [l]). Das Merkmal '– frikativ' haben die obstruenten und nasalen Verschlusslaute und natürlich alle Vokale und Gleitlaute.

Nicht obstruente Konsonanten sind Nasale und Liquide. Die Nasale sind durch das Merkmal '+nasal' gekennzeichnet. Die Liquide ([r]-Laute und [l]-Laute) sind durch die Merkmale '– obstruent', '– nasal', '+ dauernd' und '+ frikativ' charakterisiert. Der Hauptunterschied zwischen den [r]- und [l]-Lauten liegt darin, dass die [l]-Laute, wie wir im Phonetikteil schon gehört haben, lateral artikuliert werden. D.h., sie weisen das Merkmal '+ lateral' auf.

Damit haben wir nun eine Klassifikation der deutschen Konsonanten nach phonologischen Merkmalen durchgeführt. Daraus ergibt sich die folgende Merkmalsmatrix.[36]

Außer Acht gelassen haben wir die silbischen Konsonanten (z.B. [m̩], [l̩] usw.). Sie treten nur in unbetonten Silben auf und unterscheiden sich von ihren unsilbischen Gegenstücken eben nur im Merkmal '+ silbisch'.

Damit haben wir ein Merkmalsystem besprochen, das sich auf artikulatorische Gegebenheiten stützt. Wir haben uns auch deshalb etwas ausführlicher mit den phonologischen Merkmalen beschäftigt, weil psycholinguistische Untersuchungen darauf hinweisen, dass sie möglicherweise eine gewisse Rolle in der Sprachperzeption und -produktion spielen könnten. So zeigen Untersuchungen von Eimas und Kollegen[37], dass bereits Kinder im Alter von einem Monat zwischen Silben wie [pa] und [ba], die sich also nur durch das Merkmal '– stimmhaft' unterscheiden, differenzieren können. Weitere

36 Heidolph/Flämig/Motsch, 1981, p. 950.
37 Eimas et al., 1971.

	Labiale						Dentale								Alveolare		Palatale		Velare				Uvulare	Gleitlaut
	p	b	f	v	m	(p^f)	t	d	s	z	n	l	r	(t^s)	ʃ	ʒ	ç	j	k	g	χ	ŋ	ʀ	h
konsonantisch	+	+	+	+	+	+	+	+	+	+	+	+	+	+	+	+	+	+	+	+	+	+	+	−
silbisch	−	−	−	−	−	−	−	−	−	−	−	−	−	−	−	−	−	−	−	−	−	−	−	−
obstruent	+	+	+	+	−	+	+	+	+	+	−	−	−	+	+	+	+	+	+	+	+	−	−	−
anterior	+	+	+	+	+	+	+	+	+	+	+	+	+	+	−	−	−	−	−	−	−	−	−	−
koronal	−	−	−	−	−	−	+	+	+	+	+	+	+	+	+	+	−	−	−	−	−	−	−	−
hoch	−	−	−	−	−	−	−	−	−	−	−	−	−	−	+	+	+	+	+	+	+	+	−	−
niedrig	−	−	−	−	−	−	−	−	−	−	−	−	−	−	−	−	−	−	−	−	−	−	−	+
vorn	+	+	+	+	+	+	+	+	+	+	+	+	+	+	+	+	+	+	−	−	−	−	−	+
dauernd	−	−	+	+	−	−	−	−	+	+	−	+	+	−	+	+	+	+	−	−	+	−	+	+
frikativ	−	−	+	+	−	+	−	−	+	+	−	+	+	+	+	+	+	+	−	−	+	−	+	−
nasal	−	−	−	−	+	−	−	−	−	−	+	−	−	−	−	−	−	−	−	−	−	+	−	−
lateral	−	−	−	−	−	−	−	−	−	−	−	+	−	−	−	−	−	−	−	−	−	−	−	−
stimmhaft	−	+	−	+	+	−	−	+	−	+	+	+	+	−	−	+	−	+	−	+	−	+	+	−

Untersuchungen, auch mit erwachsenen Versuchspersonen, haben gezeigt, dass die Annahme von so genannten "Merkmaldetektoren", zumindest für das Perzipieren von Stimmhaftigkeit, eine gewisse Berechtigung besitzt.[38] Sicherlich stellen solche Untersuchungen erst den Anfang dar und es bleibt noch nachzuweisen, dass auch andere Merkmale ein ähnliches (zumindest hypothetisches) Korrelat besitzen. Möglicherweise müssen auch Merkmale, die auf auditiver bzw. akustischer Basis gewonnen wurden, mit einbezogen werden.

Zusammenfassung der wichtigsten Begriffe aus dem Bereich der Phonetik/Phonologie:

Allophon:	beobachtbare Realisation eines Phonems
Artikulationsart:	die Art und Weise, wie an einer bestimmten Artikulationsstelle der Luftstrom modifiziert wird (z.B.: Plosiv, Frikativ usw.)
Artikulationsorgan:	die (relativ) beweglichen Teile des Vokaltrakts
Artikulationsort:	ein Bereich entlang dem Munddach, gegen den ein bewegliches Organ artikuliert
Minimalpaar:	ein Wortpaar, das sich nur in einem kleinsten lautlichen Element unterscheidet (vgl.: Rose vs. Hose)
Phon:	ein phonetisch beschreibbares Lautsegment
Phonem:	die kleinste bedeutungsunterscheidende Einheit der Sprache
Phonemsystem:	die Gesamtheit der Phoneme einer Sprache
Phonotaktik:	die Regeln, nach denen sich die Phoneme zu Morphemen und Wörtern einer Sprache verbinden
Prosodie:	die melodischen Phänomene der Sprache (Akzent, Betonung, Intonation, Pausengestaltung)
VOT = Voice-Onset-Time:	der Einsatz der Stimmbandschwingungen

38 Vgl. Eimas, 1975.

Phonetisch-phonologische Störungen

Bevor wir uns der nächsten Dimension der sprachlichen Analyse zuwenden, wollen wir noch einige Beispiele von Fehlleistungen aus dem Bereich der Phonetik/Phonologie näher betrachten. Dabei werden auch verschiedene Möglichkeiten der Analyse aufgezeigt.

Den Ausgangspunkt sollen aber einige grundsätzliche Überlegungen zum Datenmaterial und seiner Aufbereitung darstellen.

Eine jede Analyse von klinischen Daten beginnt mit einem *Inventar von Lauten*, das so genau wie möglich phonetisch dargestellt werden sollte, damit festgestellt werden kann, was der Patient mit seinen Artikulationswerkzeugen macht. Dabei sollte man auch nicht davor zurückschrecken, festzustellen, dass eine gewisse Anzahl von Äußerungsteilen unverständliche, unanalysierbare oder mehrdeutige Passagen enthalten. Dies passiert häufig in spontanen Gesprächen mit den Patienten, wo man nicht unbedingt immer das Zielwort des Patienten eindeutig erkennen kann. Ein nächster Schritt ist die Einbeziehung phonologischer Merkmale in die Analyse des Lautinventars, als die Erstellung eines Merkmalinventars. Dabei können wir von den besprochenen Merkmalsmatrizen ausgehen, die die artikulatorischen Kennzeichen in den Vordergrund stellen. Wichtig ist dabei auch festzuhalten, an welcher Stelle die Veränderungen gegenüber dem Zielwort vom Patienten gemacht werden: im Anlaut, im Inlaut oder im Auslaut eines Wortes. Allerdings muss nicht immer ein Wort als Basis genommen werden, es kann auch eine Silbe sein. Der Unterschied sei kurz dargestellt:

Wortmodell:

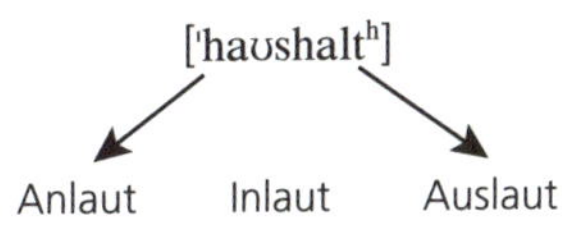

(d.h. der erste Laut des Wortes bildet den (Wort-)Anlaut und der letzte den (Wort-)Auslaut; die Laute dazwischen bilden den (Wort-)Inlaut.)

Silbenmodell:

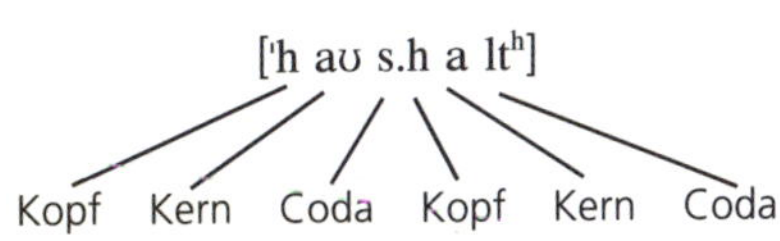

(Der Punkt zwischen [s] und [h] bedeutet "Silbengrenze".)

Weiters sollte die Beziehung zum jeweiligen Zielwort festgestellt werden. Dies kann durch eine Auflistung der Ziele (Phoneme, Merkmale) und der vom Patienten verwendeten Varianten erfolgen, indem man festhält, ob eine Identität, eine Überlappung (in einem oder mehreren Merkmalen) oder keine Beziehung zwischen dem Ziellaut und der Produktion des Patienten besteht. Diese wichtigen Kriterien sollten bei allen Analysen der lautlichen Äußerungen eines Patienten beachtet werden.

Nicht-segmentale Störungen

In der Literatur zu pathologischen Erscheinungen der Sprache finden wir nur ganz wenig über Störungen, die den Bereich der Prosodie betreffen. Zwar wird gelegentlich auf das Phänomen der Dysprosodie, im Sinne einer Störung der Sprechmelodie, des Sprechrhythmus und des Sprechtempos[39], als eine Begleiterscheinung von *Dysphasie* und *Dysarthrie* hingewiesen, aber zumeist wird die Dysprosodie als eine Konsequenz einer psychogenen (oder auch organischen) Störung angesehen. In diesem Bereich lassen sich verschiedene Veränderungen der Stimme, wie Monotonie, übertriebene Höhe oder Tiefe, übertriebene Intonationsmuster[40] etc. feststellen. Jedoch werden diese Störungen nicht unbedingt in ihren Implikationen für das sprachliche System, d.h. dem kommunikativen Zweck, untersucht. In diesem Sinne geht es um den Gebrauch der prosodischen Phänomene, um die entsprechenden sprachlichen Inhalte zu kommunizieren. Es geht also darum festzustellen, welchen Einfluss die Störung solcher Parameter wie Tonhöhe, Tonmuster usw., auf die Übermittlung der Inhalte hat.

Es gibt natürlich verschiedene Gründe dafür, diese Störungen als *Stimmstörungen* und nicht als *Sprachstörungen* (im Sinne von Sprachsystem) anzusehen. Eine der Hauptursachen dürfte wohl darin zu suchen sein, dass vor allem bei aphatischen Störungen die Intonation etwa immer recht gut erhalten zu sein scheint. So stellen wir fest, dass in den spontanen Äußerungen zumeist die notwendigen Tonhöhenwechsel adäquat verwendet werden und dass sogar von gewissen globalen Aphatikern, also Patienten, deren allgemeine sprachliche Leistungen sehr stark beeinträchtigt sind und deren Sprachproduktion vielfach nur noch aus bestimmten Automatismen und Floskeln besteht, diese Strukturen häufig mit gut erhaltener Intonation produziert werden. Möglicherweise sind aber auch die prosodischen Phänomene gar nicht so gut erhalten, sondern der Beobachter hat nur den Eindruck,

39 Vgl. Franke, 1978, s.v. Dysprosodie.
40 Vgl. Ostwald, 1964, p. 25f.

sie wären es, da die anderen sprachlichen Ebenen so "überdeutlich" gestört sind.

Eine weitere Ursache liegt in der Annahme begründet, dass die prosodischen Fähigkeiten im Gehirn anders organisiert sind als die anderen sprachlichen. Dazu geben entsprechende Untersuchungen Anlass, auf die wir im Folgenden kurz eingehen wollen. Psycholinguistische Experimente mit so genannten "split-brain"-Patienten, das sind zumeist schwere Fälle von Epilepsie, bei denen operativ die Kommissurenfasern, also die Verbindungen zwischen bestimmten Feldern der beiden Hemisphären, teilweise getrennt wurden[41], weisen darauf hin, dass die beiden Gehirnhälften offensichtlich eine unterschiedliche Spezialisierung in der Lösung (auch) verbaler Aufgaben aufweisen. An gehirngesunden Versuchspersonen wurden diese funktionalen Unterschiede anhand von Messungen sensorischer Aktionspotentiale und auch so genannter dichotischer Hörtests nachgewiesen. Bei dichotischen Hörexperimenten werden der Versuchsperson gleichzeitig zwei verschiedene Wörter über Kopfhörer in das linke und rechte Ohr eingespielt, z.B. "eins" in das rechte und "neun" in das linke.[42]

Die meisten Versuchspersonen können jenes Wort, das in das rechte Ohr gespielt wurde, besser wiedergeben. Gleiches gilt auch für Stimuli, die aus Silben bestehen (z.B. "ba" und "ga").[43] Diese "Überlegenheit des rechten Ohrs" (= REA = right-ear advantage) wird so erklärt, dass, obwohl eigentlich jedes Ohr die Information von seinen Rezeptoren an beide Hemisphären schickt, die kontralateralen Projektionen stärker sind als die ipsilateralen (die in dieselbe Hemisphäre). Dies ist allerdings nicht darauf zurückzuführen, dass allgemein gesehen das rechte Ohr besser bei der Identifizierung von Tönen, Geräuschen und anderen lautlichen Stimuli ist, da für die Perzeption nichtsprachlicher "Geräusche" festgestellt wurde, dass das linke Ohr eine gewisse Überlegenheit aufweist. (Hier gilt es anzumerken, dass bei Musikern beim

41 Vgl. Springer/Deutsch, 1981, p. 25ff.

42 Vgl. Kimura, 1967; 1971.

43 Den Ausgangspunkt für die folgenden Überlegungen bildet die Tatsache, dass die Kontrolle über die Motorik und Sensorik des Körpers zwischen den beiden Gehirnhälften, obwohl sie durch Nervenbündel verbunden sind, die als Kommunikationskanäle zwischen ihnen dienen, gleichmäßig verteilt ist: Die linke Hemisphäre ist für die rechte Seite des Körpers und die rechte für die linke Seite zuständig. Das bedeutet aber nicht, dass die beiden Seiten in jeder Hinsicht gleich bzw. gleich "gut" sind. Dazu braucht man bloß die Geschicklichkeit der beiden Hände beobachten. Es gibt nur wenige Menschen, die tatsächlich "beidhändig" sind; die meisten besitzen eine dominante Hand, das ist jene mit der sie alle möglichen Aufgaben/Handlungen besser durchführen können. Das weist bereits auf eine Asymmetrie in den Funktionen der Hemisphären hin. In den letzten Jahren haben verschiedenste Untersuchungen, nicht zuletzt auch solche sprachlicher Natur, gezeigt, dass die linke und die rechte Hemisphäre in ihren Fähigkeiten und in ihrer Organisation offensichtlich nicht identisch sind. D.h. es gibt Gründe zur Annahme, dass die komplexen geistigen Funktionen im Menschen zwischen der linken und rechten Hemisphäre asymmetrisch verteilt sind.

Erkennen von Melodien eine Dominanz des rechten Ohrs und bei musikalisch nicht entsprechend geschulten Versuchspersonen eine Dominanz des linken Ohrs festgestellt wurde.[44] Allerdings wurde diese Untersuchung als monoauraler Test durchgeführt, so dass möglicherweise zusätzliche Faktoren eine Rolle gespielt haben könnten. Insgesamt lässt sich sagen, dass die Ergebnisse von dichotischen Tests mit non-verbalen Stimuli darauf hinweisen, dass die rechte Hemisphäre in der Perzeption von Umweltgeräuschen, Melodien und Akkorden involviert ist, wogegen die linke Hemisphäre an der Perzeption von Rhythmus und komplexen Tonsequenzen beteiligt ist.)

Aus diesen Untersuchungen und Experimenten lässt sich der Schluss ziehen, dass offensichtlich die linke Hemisphäre für die Verarbeitung sprachlicher Signale besser geeignet ist und somit die dominante Hemisphäre für die Sprache darstellt. Interessant ist, dass die Mehrheit der Menschen die sprachdominante Hemisphäre links hat. Obwohl eine Beziehung zwischen der Händigkeit und der Sprachdominanz festgestellt wurde, ist auch für Linkshänder im überwiegenden Maße (bei 70–90%) die linke Hemisphäre die sprachlich dominante. Unter jenen Menschen, bei denen die Sprache in der rechten Hemisphäre lokalisiert ist, sind mehr Linkshänder (ca. 10–30%) als Rechtshänder (ca. 10% und weniger).[45] Diese Spezialisierung der beiden Hirnhälften auf bestimmte Funktionen wird als *Lateralisierung* bezeichnet.

Aus diesen Überlegungen ergibt sich zwangsläufig die Frage danach, die den Ausgangspunkt unseres Exkurses bildete, ob nun alle Prozesse, die mit der Perzeption, dem Verstehen und der Produktion von Sprache zusammenhängen, in der sprachlich dominanten Hemisphäre lokalisiert sind oder ob es bestimmte sprachliche Fähigkeiten gibt, die in der nicht-dominanten Hemisphäre verarbeitet und auch von dort aus gesteuert werden.

Dazu wollen wir uns kurz einige Ergebnisse von Untersuchungen an Patienten mit Schädigungen der linken Hemisphäre (LHS) und von Patienten mit Schädigungen der rechten Hemisphäre (RHS) näher ansehen. (Dabei wird hier davon ausgegangen, dass die linke Hemisphäre die für die Sprache dominante ist.)

Die allgemein vorherrschende – klassische[46] – und den meisten Beobachtungen entsprechende Meinung ist, dass eine Störung der Prosodie bei Aphatikern nur selten zu beobachten ist bzw. dass die prosodischen Parameter bei einer Schädigung der Sprachregion zuletzt betroffen sind.

Dementsprechend hat man aus klinischen Beobachtungen den Eindruck gewonnen, dass RHS-Patienten eine entsprechende Störung prosodischer

44 Vgl. Bever/Chiarelli, 1974.
45 Aitchison, 1976, p. 58.
46 Vgl. Pick, 1913; Monrad-Krohn, 1947.

Elemente aufweisen, die sich etwa in einem intonationslosen, monotonen Sprechen zeigt. Im Zuge von weiteren Forschungen entwickelten sich verschiedene Theorien bezüglich der Kontrolle der prosodischen Faktoren im Sprechen, wie z.B. die, dass die affektive und emotionale Prosodie von der rechten Hemisphäre kontrolliert wird, wogegen die linke Hemisphäre für den sprachlich relevanten Teil der Prosodie verantwortlich ist. Dies würde nun bedeuten, dass es bei RHS zu emotionalen prosodischen Defiziten kommt und zu entsprechenden sprachlichen bei LHS[47]. Eine andere Hypothese nimmt an, dass die Prosodie prinzipiell von subkortikalen Arealen über kortikal-subkortikale Verbindungen kontrolliert wird[48], was durch das Auftreten von prosodischen Defiziten bei Patienten mit Parkinson-Syndrom gestützt wird. Es wurden noch weitere Vorschläge zur Erklärung der prosodischen Störungen vorgeschlagen, wobei der Großteil der Daten aus Untersuchungen an Patienten mit Hirnschädigungen stammen. In den meisten Fällen wird auch zwischen emotionaler und sprachlicher Prosodie unterschieden.

Hinsichtlich der Störungen der emotionalen Prosodie ergab sich der klinische Eindruck, dass RHS-Patienten in ihrem Sprechen keine affektiven Merkmale mehr aufweisen. Zwar scheinen die Untersuchungen von RHS-Patienten im akuten Stadium diese Annahmen zu bestätigen, doch zeigten sich im chronischen Stadium (ca. 3 Monate nach Beginn) nur mehr wenige Unterschiede zwischen den Patienten und entsprechenden Kontrollpersonen. Gelegentlich finden sich auch Studien, die auf eine affektive prosodische Störung nach LHS hinweisen (z.B. Cancelliere/Kertesz, 1990).

Zur Perzeption von affektiver Prosodie finden wir unterschiedliche Untersuchungsergebnisse. Frühe Untersuchungen an RHS-Patienten weisen ebenfalls auf ein Defizit im Verständnis dieser prosodischen Aspekte hin. Allerdings haben weitere Untersuchungen auch darauf hingewiesen, dass auch LHS-Patienten in diesem Bereich Störungen haben können. So kommen Schlanger (1973) und Schlanger et al. (1976) in ihren Untersuchungen zum Verstehen von Intonationsmustern, die Emotionen wie Freude, Angst, Überraschung, Trauer etc. ausdrücken, zum Schluss, dass Aphasiepatienten die emotionale Bedeutung solcher Intonationsmuster wesentlich schlechter wahrnehmen als gesunde Kontrollpersonen bzw. nicht-aphasische Hirnverletzte. Dagegen berichtet Weninger (1978), dass sich Broca-, Wernicke- und globale Aphasiker beim Verstehen von insgesamt zwölf verschiedenen Intonationskonturen (Aussage-, Frage-, Befehlsintonation, sowie Freude, Er-

47 S. van Lancker, 1980; Ross, 1981.
48 S. Cancelliere/Kertesz, 1990.

schrecken, Langeweile usw.) nicht signifikant von den Verstehensleistungen hirnorganisch gesunder Kontrollpersonen unterscheiden.

Bezüglich der sprachlichen Prosodie, die im letzten Beispiel schon angesprochen wurde, haben aber auch viele Untersuchungen – im Einklang mit der o.e. Theorie (Ross, 1981) – auf eine Störung der Produktion von sprachlicher Prosodie bei LHS-Patienten hingewiesen. Diese Störung zeigt sich deutlich auf der Phonemebene in so genannten Tonsprachen[49], wie Mandarin oder Thai[50]. Es wurden bei LHS-Patienten aber auch Defizite bei der Produktion von emphatischen Betonungsunterschieden, Aussage- und Fragesatzintonation und syntaktischen Teilsatzgrenzen beobachtet[51]. Einige Studien weisen aber auch auf solche Defizite bei RHS-Patienten hin[52]. Die deutlichsten Hinweise auf die Rolle der linken Hemisphäre für die Produktion von sprachlicher Prosodie kommen aus dem Bereich der Tonsprachen, in denen sich die prosodischen Hinweise auf der kleinsten Einheit (d.h. der Silbe) manifestieren. In Nicht-Tonsprachen aber ist die Situation weniger klar. Wie wir bereits im Abschnitt über die **Suprasegmentalia** gesehen haben, kann der Akzent zur Unterscheidung von Wortbedeutungen beitragen (vgl. <'modern> vs. <mo'dern>), durch Betonung kann ein spezifisches Wort hervorgehoben werden (vgl. <PETRA (nicht Hans) verkauft das Auto.>) oder durch die Intonation werden z.B. Aussagesätze von Fragesätzen unterschieden. Da die bedeutungsrelevanten Unterscheidungen also auf verschiedenen Ebenen, auf der Silben-, Wort- oder Satzebene, durchgeführt werden, sollten diese Faktoren wohl auch bei der Untersuchung der Produktion von prosodischen Eigenschaften beachtet werden.

In einer Studie zeigten Baum und Pell (1997), dass sowohl RHS- als LHS-Patienten in der Lage waren mit Hilfe der normalen prosodischen Merkmale Aussagesätze, Fragesätze und Befehlssätze zu produzieren. Da diese Ergebnisse auch auftraten, wenn gefilterte Sätze wiederholt werden mussten und ebenso wenn die Äußerungen aus sinnlosen Silben bestanden, schlagen die Autoren vor, dass die Prosodie möglicherweise nicht funktional lateralisiert ist. So sollten eventuell auch andere Hypothesen berücksichtigt werden, wie dass spezifische akustische Parameter unterschiedlich lateralisiert sein könnten[53] oder dass die Prosodie subkortikal gesteuert wird[54].

49 In Tonsprachen besitzen die Tonhöhenverläufe über einer Silbe bedeutungsunterscheidende Funktion.
50 S. Gandour et al., 1992.
51 S. z.B. Danly/Shapiro, 1982.
52 S. z.B. Pell, 1999.
53 S. z.B. van Lancker/Sidtis, 1992.
54 S. Cancelliere/Kertesz, 1990.

Was die Ergebnisse von Untersuchungen zur Wortbetonung[55] anbelangt, so findet sich in den Ergebnissen die Tendenz, dass dieser Bereich der Prosodie eher links hemisphärisch lateralisiert ist.

Insgesamt gesehen unterstützen die Ergebnisse der Untersuchungen zur Produktion von Prosodie eine schwache Version der Hypothese einer funktionalen Lateralisierung[56]. Eine gewisse Unterstützung durch die Literatur findet auch die Überlegung, dass die Größe der geplanten Äußerung eine wichtige Variable in der Lateralisierung darstellen könnte. So könnte die Prosodie auf der segmentalen Ebene und der Wortebene von der linken Hemisphäre gesteuert werden, wogegen an der Produktion der Satzintonation und auch der affektiven Prosodie möglicherweise beide Hemisphären beteiligt sind.

Die Untersuchungen zur Perzeption und dem Verständnis von Prosodie haben auch häufig zwischen affektiver und sprachlicher Prosodie unterschieden. Anders als bei der Literatur zur Produktion von prosodischen Elementen finden wir in diesem Bereich auch einen größeren Anteil an Untersuchungen zur Lateralisierung der Prosodie, der nicht aus dem pathologischen Bereich kommt. Dabei handelt es sich um Studien, die die Technik der dichotischen Hörtests verwendeten. Die Ergebnisse solcher Untersuchungen legen nahe[57], dass die rechte Hemisphäre nur dann stärker beteiligt ist, wenn es sich um Intonationskonturen handelt, die von ihren lautsprachlichen Trägern losgelöst sind. Bei Aufgaben mit prosodisch strukturierten Stimuli zeigt sich eine signifikante Dominanz des rechten Ohrs[58]. Das würde darauf hinweisen[59], dass unter den Testbedingungen sprachlicher Prosodie die Leistung eine sprachliche, d.h. phonologische (= bedeutungsunterscheidende), ist.

Trotz dieser Studien stellt die Untersuchung der Perzeption und des Verständnisses von prosodischen Parametern bei hirngeschädigten Personen ein wichtiges Mittel hinsichtlich der neurologischen Substrate für die Rezeption der Prosodie dar.

Was die Perzeption und das Verständnis von affektiver Prosodie anbelangt, so haben auch hier die frühen Studien auf solche Störungen bei RHS-Patienten hingewiesen[60]. Allerdings finden wir auch Studien, die auf Defizite im Verstehen von emotionalen Aspekten sowohl bei RHS- als auch bei LHS-

55 Vgl. Behrens, 1988; Emmorey, 1987; Ouelette/Baum, 1994.
56 S. van Lancker, 1980.
57 Vgl. Blumstein/Cooper, 1974.
58 Vgl. Zurif/Mendelsohn, 1972.
59 Vgl. Zurif, 1974.
60 S. den Überblick von Baum/Pell, 1999.

Patienten hinweisen[61]. Zusätzliches Material für ein mögliche bilaterale Organisation des Verständnisses von emotionaler Prosodie liefert eine Studie von Pell (1998), in der LHS-, RHS-Patienten und normale Kontrollpersonen mittels kurzer Äußerungen, die sich nur durch ihre prosodischen Merkmale (z.B. emphatische Betonung, Emotion etc.) unterschieden, getestet wurden. Die Ergebnisse deuten darauf hin, dass, obwohl das Erkennen der Emphase nur bei den LHS-Patienten gestört war, die Genauigkeit des Erkennens der emotionalen Attribute in diesen Äußerungen bei beiden Patientengruppen im Vergleich zur Kontrollgruppe deutlich gestört war. Allerdings zeigte sich auch, dass die RHS-Patienten in Bezug zum Erkennen der Emphase selektiv beim Erkennen der Emotionen gestört waren. Dies wird nun so interpretiert, dass gewisse Operationen, die für die Perzeption und Bewertung der Emotionen verantwortlich sind, auf einem rechts-hemisphärischen Mechanismus beruhen.

Was nun die Perzeption und das Verständnis für die sprachliche Prosodie betrifft, so wurden sowohl bei LHS-Patienten als auch bei RHS-Patienten Störungen festgestellt. In Untersuchungen zur Perzeption von Betonung wurden häufig schlechtere Leistungen von LHS-Patienten im Vergleich zu gesunden Kontrollpersonen festgestellt. So haben viele Studien auf die Störung des Erkennens von lexikalischer und emphatischer Betonung hingewiesen[62]. Beim Erkennen und Verarbeiten von prosodischen Hinweisen auf der Ebene der Phrase oder des Satzes wurden sowohl bei den LH-Patienten als auch bei den RHS-Patienten Störungen festgestellt. So haben beide Patientengruppen Schwierigkeiten, wenn sie nur aufgrund prosodischer Hinweise verschiedene Satztypen, wie Aussage- oder Fragesatz, identifizieren sollen. Zudem zeigt sich, dass LHS-Patienten beim Erkennen von sprachlicher Prosodie relativ stärker gestört sind als beim Erkennen von affektiver Prosodie[63]. Dagegen zeigten sich sowohl RHS-Patienten als auch LHS-Patienten gestört beim Erkennen der prosodischen Hinweise für die Grenzen von Phrasen[64].

Weitere Untersuchungen deuten aber auch darauf hin, dass die Bereiche, die der Verarbeitung der Prosodie dienen, nicht unbedingt auf kortikale Strukturen beschränkt sind, sondern auch subkortikale Bereiche einbeziehen. So wurde vor allem auf die Basalganglien als eine wichtige Struktur für die Verarbeitung von prosodischen Merkmalen hingewiesen[65]. Zusätzliche unterstützende Hinweise für diese Annahme ergeben sich aus Untersuchun-

61 Vgl. dazu Tompkins/Flowers, 1985; Canceliere/Kertesz, 1990.
62 S. z.B. Emmorey, 1987.
63 S. Heilmann et al., 1984.
64 S. Baum et al., 1997.
65 S. Cancelliere/Kertesz, 1990; Starkstein et al., 1994.

gen der Perzeption und des Verständnisses der sprachlichen Prosodie bei Patienten mit Dysfunktionen der Basalganglien in Parkinsonismus und Chorea Huntington[66]. In Verbindung mit den Untersuchungsergebnissen aus den kortikalen Läsionen scheinen diese Studien darauf hinzuweisen, dass das funktionale Netzwerk, das für die Prosodie zuständig ist, sowohl kortikale als auch subkortikale Komponenten enthält.

Zusammenfassend lässt sich sagen, dass die Untersuchungsergebnisse bezüglich der Perzeption und des Verständnisses der prosodischen Merkmale ebenfalls auf eine gewisse, schwache Unterstützung für die differenzierte Lateralisierung der Prosodie hinweisen. Allerdings scheint es hier eine gewisse Differenzierung zu geben, indem die Ergebnisse von Studien über die Wortbetonung und die Tonhöhenverläufe über einzelne Silben (in Tonsprachen) auf eine Verarbeitung in der linken Hemisphäre hinweisen. Dagegen scheint auf der Satzebene die Lateralisierung der Prosodie keineswegs mehr so deutlich zu sein. Und schließlich hat sich gezeigt, dass auch subkortikale Strukturen zum Funktionieren der Prosodie beitragen. Die prosodischen Defizite interagieren natürlich auch mit anderen kommunikativen Störungen, wie der Sprachverarbeitung überhaupt und der Verarbeitung pragmatischer Hinweise im Besonderen, und sie tragen auch zu den Symptomkomplexen bei Aphasie und rechts-hemisphärischen Störungen bei.

Nach diesem kurzen Exkurs über die Störungen der prosodischen Parameter wollen wir uns wieder den Konsequenzen zuwenden, die sich aus diesen Störungen für die Sprache und Sprachtherapie ergeben. Zwar wird in der Praxis häufig die Therapie bereits dann beendet sein, wenn die segmentalen Bereiche soweit wieder hergestellt oder entwickelt worden sind, dass der Patient den sprachlichen kommunikativen Anforderungen wieder – zumindest einigermaßen – gewachsen ist. Dies ist zwar das zunächst naheliegendste und wohl auch primäre Ziel der sprachlichen Rehabilitation, doch sollte darüber hinaus die Bedeutung der suprasegmentalen Parameter für die sprachliche Kommunikation nicht übersehen werden.

Die Wichtigkeit der Unterscheidung zwischen dem phonetischen und dem phonologischen Status prosodischer Fehlleistungen lässt sich leicht zeigen.[67] Wenn an einem Patienten nicht der Norm entsprechende suprasegmentale Erscheinungen festgestellt werden, so stellt sich zuerst einmal die Frage, ob es sich dabei um Manifestationen eines zugrunde liegenden pathologischen Zustandes handelt, der unabhängig davon ist, wie gut oder schlecht der Patient seine Sprache spricht oder zu sprechen versucht, oder ob es sich um das Ergebnis des fehlerhaften Erwerbens bzw. "Wieder-Erwer-

66 S. Blonder et al., 1989; Cancelliere/Hausdorf, 1988; Pell, 1996.
67 Vgl. Crystal, 1981, p. 74ff.

bens" seiner Sprache handelt. So könnte etwa die Verwendung eines besonders hohen Tonfalls auf eine organische oder psychische Veränderung zurückgehen, die zu dieser abnormalen Tonhöhe unabhängig von seiner Sprache führt. In einem solchen Fall würde es sich um eine phonetische Störung handeln.

Wenn dagegen ein Patient in seinen Äußerungen keine entsprechenden Tonmuster verwendet, sodass die syntaktische Funktion der jeweiligen Äußerung nicht mehr erkennbar ist, oder wenn die Äußerungen keine rhythmische Struktur, die durch Wechsel von starken und schwachen Silben entsteht, mehr aufweisen, dann können wir von einer phonologischen Störung sprechen. Eine solche Störung betrifft eben gerade die Fähigkeit in seiner Sprache, in unserem Fall dem Deutschen, kommunizieren zu können.

In diesen Fällen kann uns nur eine genaue Analyse der Äußerungen des Patienten dazu bringen, die intendierte Funktion zu erschließen. Sind z.B. im Sprechen des Patienten nur zwei Tonmuster, fallend und gleich bleibend, zu beobachten, so stellt sich die Frage nach den Funktionen, die diese beiden Muster erfüllen. Lässt sich eine gewisse Systematik in der Verwendung der beiden Muster feststellen? Oder werden sie völlig zufällig eingesetzt? Welches von den beiden wird für das fehlende steigende Tonmuster verwendet? Verwendet er das fallende für Aussagen und das gleichbleibende für Fragen? Oder wird sowohl für Fragen als auch für Aussagen, das fallende Muster verwendet? Welche Funktion besitzt dann das gleichbleibende? Etwa um neue Information, Überraschung oder Emphase anzuzeigen?

Wie wir sehen, gibt es viele verschiedene Möglichkeiten, auf die wir in der Analyse achten müssen. Damit wird auch deutlich, dass der Terminus Dysprosodie nicht unbedingt der geeignetste ist, da damit nicht klar zum Ausdruck kommt, ob eine phonetische oder eine phonologische Störung gemeint ist. Dasselbe gilt auch für die üblicherweise verwendeten Ausdrücke "monotone Sprache", "gestörte Sprachmelodie", "monoton-skandierende Sprechweise" usw. Wichtig ist immer festzustellen, ob es sich um eine phonetische oder eine phonologische Störung oder möglicherweise um beides handelt.

Es geht also primär um phonologische Fehlleistungen, die man allgemein den Bereichen von Intonation und Betonung zuordnen kann. Natürlich gibt es noch wesentlich mehr an pathologischen Veränderungen der Prosodie, die vor allem bei psychiatrischen Patienten beobachtbar sind.[68] In der Mehrzahl der Fälle, die der Logopäde oder Sprachheillehrer zu behandeln hat, wird es sich jedoch um Störungen der Tonhöhenverläufe oder rhythmischen Struktur der Äußerungen eines Patienten handeln. So berichtet z.B. Dressler (1980) u.a. über rhythmische Fehler eines leichten sensorischen Aphatikers

68 Vgl. dazu Sebeok/Hays/Bateson, 1964.

beim Nachsprechen (Soldatentum → ['soltən.tãntum], Zündnadel → [tsʏnt'na:dəl])[69].

Für den Therapeuten ist jedoch wichtig sich bei der Analyse der Äußerungen von Patienten von folgenden Fragen leiten zu lassen:[70] Inwieweit wurde das intonatorische System erworben? Wie viel des intonatorischen Systems ist noch erhalten? Welche Teile des Systems sind gestört? Die jeweiligen spezifischen Probleme können dann mit Hilfe der o.a. Parameter für die Analyse suprasegmentaler Phänomene untersucht werden. Daraus sollten sich auch die entsprechenden Konsequenzen für die Therapie ziehen lassen.

Segmentale Störungen

Im Gegensatz zu den oben angesprochenen supra-segmentalen Fehlleistungen sind die Störungen im lautlichen Bereich auch für jemanden, der kein "Experte" in Phonetik ist, relativ deutlich erkennbar. Bei der Produktion von Wörtern können Auslassungen, Ersetzungen, Umstellungen und auch Hinzufügungen von einzelnen oder mehreren Lauten auftreten.

Feststellen lassen sich diese Störungen einerseits durch die Analyse der Spontansprache des Patienten, aber es können auch entsprechende Tests durchgeführt werden. Dabei kann es sich um Nachsprech- oder Bildbenennungs- bzw. Bildbeschreibungsaufgaben handeln. Beide Methoden haben ihre Vor- und Nachteile. Bei den Bildbenennungen ist es kaum möglich, alle Laute bzw. Lautkombinationen in entsprechend eindeutig identifizierbaren Abbildungen darzustellen.[71] Andererseits wird eine Nachsprechliste, in der alle im Deutschen vorkommenden Laute und Lautkombinationen (vor allem die Konsonantenverbindungen), wenn zudem auch noch auf die Position im An-, In- und Auslaut Rücksicht genommen wird, äußerst umfangreich, und ihre Anwendung erfordert einen großen Zeitaufwand. Ein weiteres grundsätzliches Problem ergibt sich aus der Verwendung von einzelnen Wörtern. Es können keine Variationen beobachtet werden, die etwa dann auftreten könnten, wenn der Patient ein Wort öfters verwenden muss.

Weiters ist es auch nicht möglich festzustellen, inwieweit sich bestimmte Störungsmuster über mehrere aufeinander folgende Wörter verteilen oder wie nachfolgende Wörter die vorangehenden beeinflussen können. Dadurch

69 Leider gibt es noch immer nur wenige Untersuchungen, die sich mit den intonatorischen Fehlleistungen im Deutschen befassen.
70 S. Crystal, 1981, p. 77.
71 In diesem Zusammenhang gilt es auch die Möglichkeit zu beachten, dass der Lösung der beiden Aufgabenstellungen eventuell unterschiedliche psychische Prozesse vorausgehen. Man denke etwa nur an mögliche Wortfindungsschwierigkeiten bei den Bildbenennungen.

könnten komplexe Beziehungen zwischen den Zielwörtern und den tatsächlichen Äußerungen verloren gehen bzw. falsch analysiert werden.

Trotz all dieser Bedenken und Einschränkungen sind die angesprochenen artikulatorischen Tests für die klinische Arbeit sehr wertvoll. Schließlich gestatten sie, vor allem die Nachsprechaufgaben, einen guten Überblick über die lautlichen Probleme des Patienten. Allerdings wird es im Lichte der oben erwähnten Schwierigkeiten notwendig sein, nach weiteren, besseren Untersuchungsmöglichkeiten zu suchen, mit Hilfe derer es gelingt, möglichst "natürliche" und "spontane" sprachliche Daten zu erhalten.

Wenn wir nun ein Korpus von lautsprachlichen Äußerungen eines Patienten gesammelt haben, dann beginnt unsere Analyse mit dem Versuch festzustellen, welche Unterschiede die produzierten Dysphasien[72] (bzw. Dyslalien bei Kindern) zu den jeweiligen Zielwörtern aufweisen. D.h. es wird versucht, die Art der Abweichung festzustellen. Einige Beispiele[73], die durch Nachsprechen elizitiert wurden, mögen das illustrieren:

a) [ˈnaːme] → [ˈmaːmɛ]
b) [ˈgast] → [ˈast]
c) [ˈsaɪfɛ] → [ˈmaɪfɛ]
d) [ˈapfɛl] → [ˈapʰɛl]
e) [ˈplastɪk] → [plaˈtsɪk]
f) [ˈjɛːgə] → [ˈlɛːdə]
g) [ˈtsunft] → [ˈsunft]
h) [ˈsaɪfɛ] → [ˈsaɪtɛ]
i) [ˈvɛspɛ] → [ˈvɛstɛ]
j) [ˈvalt] (Wald) → [ˈvalg]
k) [ˈʃpiːl] → [ˈʃɪpɛla]

Bei der näheren Betrachtung der Beziehungen zwischen den Dysphasien und den Zielwörtern stellen wir fest, dass in einigen Fällen ein Zielphonem durch ein anderes ersetzt wird (Beispiele: a), c), f), g), h), i), j)), in anderen Fällen wird ein Phonem des Zielwortes ausgelassen (b), d), g)), in einem Fall wird eine Phonemkombination umgestellt (e)) und im letzten Beispiel (k)) werden weitere Phoneme hinzugefügt. Im nächsten Schritt der Analyse müsste versucht werden festzustellen, ob die Abweichungen des Patienten bestimmte

72 Dysphasie ist hier im Sinne von Peuser (1978, p. 37) zu verstehen, nämlich als Oberbegriff für Paraphasien, das sind fehlerhafte lautliche Einheiten, die im Sprachsystem vorhanden sind, und Neophasien, das sind lautliche Neuschöpfungen, die im System nicht vorhanden sind.

73 Die Beispiele stammen aus eigenen Untersuchungen von motorischen Aphatikern. Die einzelnen Wortvorgaben werden so transkribiert, wie sie der Untersucher/die Untersucherin vorgesprochen haben.

Muster, d.h. Regelmäßigkeiten aufweisen, wobei der eingangs erwähnte Ort der Fehlrealisierung, im Wortanlaut, -inlaut oder -auslaut bzw. bei Silben, je nach Struktur, im Kopf, dem Kern oder der Coda, zu beachten ist.

Bevor wir aber darauf eingehen, soll noch kurz auf ein Messverfahren hingewiesen werden, das eine Quantifizierung der erhobenen Daten und somit auch einen Vergleich der Sprachzustände eines Patienten zu verschiedenen Zeitpunkten oder auch mehrerer Patienten mit gleichen Störungen erlaubt. Bei diesem Verfahren handelt es sich um den so genannten Fehlerindex (FI)[74]. Damit lassen sich auf der lexikalischen Ebene die phonischen aber auch die graphischen Fehlleistungen messen. Die Grundlage dafür bildet die so genannte ESPA-Analyse. Bei dieser Analyse werden die Elisionen (Auslassungen), die Substitutionen (Ersetzungen), die Permutationen (Umstellungen) und die Additionen (Hinzufügungen) von Lauten (im schriftlichen Bereich: von Buchstaben) gezählt, die im fehlerhaften Wort in Hinblick auf das Zielwort auftreten. Durch die sich aus dieser Zählung ergebenden Werte lassen sich bereits verschiedene "Fehlerpräferenzen" feststellen. So können etwa unterschiedliche Häufigkeiten von Fehlern in den vier Analysebereichen bei den verschiedenen Aphasieformen festgestellt werden oder auch die unterschiedlichen Fehlerausprägungen im phonischen und graphischen Bereich. Aufgrund der Ergebnisse der ESPA-Analyse lässt sich nun der Fehlerindex (FI) berechnen. Dabei wird die Anzahl der falschen Segmente des produzierten Wortes zur Anzahl der Segmente des Zielwortes in Beziehung gesetzt:

$$\text{FI} = \frac{\sum \text{falscher Segmente}}{\sum \text{Segmente des Zielwortes}}$$

$$\left(= \frac{\text{Summe der falschen Segmente}}{\text{Summe der Segmente des Zielwortes}}\right)$$

Wenn nun mit Hilfe der ESPA-Analyse die falschen Segmente festgestellt werden, so müssen doch die korrekten Segmente, d.h. jene, die mit dem Zielwort übereinstimmen, soweit es möglich ist, berücksichtigt werden. Dazu einige Beispiele aus den oben angeführten:

	Zielwort	Dysphasie	E	S	P	A	FI
a)	[ˈnaːmɛ]	[maːmɛ]	0	1	0	0	0,25
b)	[ˈgast]	[ˈast]	1	0	0	0	0,25
e)	[ˈplastɪk]	[plaˈtsɪk]	0	0	1	0	0,14
f)	[ˈjɛːgə]	[ˈlɛːdə]	0	2	0	0	0,5

74 Für die folgende Darstellung s. Peuser, 1978, p. 40ff.; Peuser, 2000, p. 70ff.

Ein Problem ergibt sich aber beim Beispiel k) (['ʃpiːl] → ['ʃipɛla]), wo die falsche Realisierung länger ist als das Zielwort, aber andererseits einzelne Zielphoneme doch realisierbar sind. In solchen Fällen behilft man sich mit folgender Änderung bei der Berechnung des Quotienten:

$$FI_2 = \frac{\sum \text{falsche Segmente}}{\sum \text{Segmente des Fehlerwortes}}$$

Wenn also das Fehlerwort länger ist als das Zielwort, verwendet man diese Variante zur Berechnung des FI. Das ergäbe in unserem Beispiel folgendes:

		E	S	P	A	FI	
[ʃpiːl]	[ʃipɛla]	0	1	1	2	$\frac{4}{6}$	= 0,67
			[iː →i]	[iː/p]			

Natürlich gibt es auch einige problematische Fälle, für die eigene Regelungen getroffen werden müssen. Zum einen handelt es sich um lexikalische Paraphasien, bei denen statt des Zielwortes ein anderes Wort produziert wird, das auf verschiedene Weise mit dem ursprünglichen zusammenhängen kann (z.B.: Elster → ['amstl̩]). Wie soll ein solcher Fall in der Analyse bewertet werden? Da die ESPA-Analyse nur phonische und graphische Fehlervorgänge berücksichtigt, können wir diese Produktion so analysieren als wäre das Zielwort “Amsel” gewesen (d.h. FI = 0,2). Zum anderen stellt auch das Wiederholen von vorangegangenen Wörtern oder Wortteilen, also die Perseveration, ein Problem für dieses Analysemodell dar. Zwar werden Perseverationen, die keinerlei Übereinstimmung mit dem Zielwort aufweisen (z.B.: in einer Nachsprechaufgabe “Fall” → ['vɛɐ]), als vollständig falsch einzustufen sein, jedoch bereiten mögliche Variationen innerhalb einer Kette von solchen Perseverationen große Probleme (z.B.: ein folgendes Wort “Lotse” → ['vɛɐtsɛ]). Hier bedarf es doch eines gewissen Fingerspitzengefühls des Untersuchers, um zu entscheiden, ob die teilweise Übereinstimmung mit dem Zielwort nur zufällig oder vielleicht doch durch das Zielwort ausgelöst ist. Im Zweifelsfall kann man sich damit begnügen, den FI für jedes Wort ohne Berücksichtigung der vorangehenden oder folgenden zu bestimmen.

Nachdem aufgrund von Nachsprechaufgaben und/oder eines Korpus von spontansprachlichen Daten die Fehlleistungen und die Prozesse, die dazu geführt haben, analysiert und festgehalten worden sind, müssen wir im nächsten Schritt versuchen festzustellen, ob die Fehler eine gewisse Regelmäßigkeit aufweisen. So könnte sich etwa herausstellen, dass ein Patient im

Wortanlaut keine Konsonantenverbindungen produzieren kann (z.B.: Pflaume → ['paʊmɛ] oder Pferd → ['peɐt]). Auf das Entdecken solcher systematischer Fehler und Fehlerprozesse ist insofern großer Wert zu legen, als sie den Ausgangspunkt für die entsprechende Therapie bilden werden.

In diesem Zusammenhang wäre es natürlich besonders wichtig, könnte man das phonologische System, das den Äußerungen des Patienten zugrunde liegt, rekonstruieren. Dazu ist natürlich ein ausreichend großes Korpus an Daten notwendig (mindestens 200–300 Wörter). Eine solche Analyse muss sowohl eine Beschreibung der phonotaktischen Struktur der Silben und Wörter als auch das System der kontrastierenden Laute beinhalten. Von Nutzen wird auch eine Beschreibung der kontrastierenden Laute mit Hilfe der phonetischen Merkmale sein. Dadurch lassen sich die für den Kontrast der Laute verantwortlichen Elemente feststellen.[75] Durch solche Analysen lassen sich entsprechende "Profile"[76] der phonologischen Fehlleistungen von Patienten erstellen, die danach die Basis für die spezifischen Therapien bilden.

Das bisher Gesagte gilt sowohl für die Arbeit mit Erwachsenen als auch mit Kindern. Allerdings muss bei der Arbeit mit Kindern, deren phonologisches System ja noch in Entwicklung steht, beachtet werden, inwieweit die beobachteten Prozesse den "normalen" entsprechen (z.B. Vereinfachungen von Konsonantenverbindungen (Pfau → ['paʊ]), Auslassung unbetonter Silben (Schreibmaschine → ['saɪp'sɪnɛ]). Dabei können andere, in der Entwicklung der kindlichen Phonologie nicht beobachtete Prozesse auftreten. Weiters kann eventuell auch ein Weiterbestehen der üblichen phonologischen Prozesse der Kindersprache beobachtet werden.

Bis jetzt haben wir in unserer Analyse die Phoneme als lautliche Ganzheiten betrachtet. Aber auch bei Untersuchungen im pathologischen Bereich können phonologische Merkmale[77] zur Feststellung von Gemeinsamkeiten bei Fehlleistungen helfen. Wenn wir etwa die folgenden Fehlleistungen eines motorischen Aphatikers ansehen, so stellen wir auf Anhieb kaum Gemeinsamkeiten fest. Zuerst sehen wir uns die Konsonanten an:[78]

['vɛspɛ]	→	['vɛstɛ]
['saɪfɛ]	→	['saɪtɛ]
['vaːgə]	→	['maːnə]
['ʃaːf]	→	['ʃaʊst]

75 Vgl. dazu Grunwell, 1982, Kapitel 4.
76 S. Crystal, 1982.
77 Vgl. a. Grunwell, 1982, Kap. 5/6.
78 Die Beispiele sind aus eigenen unveröffentlichten Untersuchungen.

Gemeinsam ist in allen diesen Ersetzungen, dass – neben anderen Veränderungen in manchen Fällen – das Merkmal '– korona' durch das Merkmal '+ koronal' ersetzt wird und zwar im Inlaut und im Auslaut. Bei den folgenden zwei Beispielen mit Vokalen lässt sich ebenfalls eine interessante Beobachtung machen, die ohne Bezugnahme auf phonologische Merkmale möglicherweise übersehen werden würde.[79]

['lønvə] → ['lɔønvə]
['ʃa:f] → ['ʃaʊst]

Das Auffälligste ist natürlich, dass das Merkmal '+ lang' durch einen Diphthong ersetzt wird. Aber interessanter ist auch, dass es eine gewisse "Erhaltung der Merkmale" gibt: Das Merkmal '+ vorn' von [ø:] tritt im Gleitlaut wieder auf; ebenso das Merkmal '+ niedrig' von [a:] im [a] des Diphthongs. Diese "Erhaltung der Merkmale" lässt sich im Beispiel ['ʃa:f] → ['ʃaʊst] auch bei den Konsonanten feststellen (abgesehen von der Änderung '– koronal' '+ koronal'): '+ anterior' ([f]) tritt im '+ anterior' des [t] wieder auf, '– hoch' tritt ebenfalls im [ʃ] auf, '+ dauernd' im [f], ebenso erscheint '+ frikativ' wieder im [ʃ].

Natürlich sind solche Untersuchungen sehr zeitraubend, aber sie erlauben eine genauere Analyse der Fehlleistungen des Patienten und in der Folge ein genaueres Abstimmen der Therapie auf die speziellen Probleme bei der Lautproduktion.

Das bedeutet natürlich nicht, dass damit eine Analyse der Fehlleistungen mit Hilfe von Phonemen überflüssig wird. Eine solche bildet sicherlich immer den Ausgangspunkt für weitere und differenziertere Analysen.

Die hier dargestellten Analysemethoden sollen eine Anregung für die praktische Arbeit des Logopäden und Sprachheillehrers bieten und sollten die Methoden der Analyse von gestörter Lautsprache erläutern und illustrieren.

79 Auf eine solche mögliche Rekombination von distinktiven Merkmalen bei Aphatikern weist Denison (1985, p. 434) m.W. als erster hin.

Grammatik

Was wir im Folgenden besprechen werden, wollen wir unter dem Terminus 'Grammatik' zusammenfassen. Allerdings bestehen einige Probleme hinsichtlich der Definition dieses Begriffs. Wenn wir uns an die Einleitung erinnern, so haben wir Grammatik als die Beschreibung einer Sprache definiert, dabei wurden alle sprachlichen Ebenen einbezogen. Eine solche Verwendung des Begriffs ist offensichtlich umfangreicher als seine Verwendung in Ausdrücken wie "die grammatikalische Analyse der Sprache eines Patienten", oder in "grammatikalische Fehlleistung" oder auch in "Agrammatismus". Wenn man nun noch bedenkt, auf welche unterschiedliche Weise der Begriff 'Grammatik' in der Umgangssprache verwendet wird, z.B. 'Grammatik' im Sinne eines Lehrbuches, oder im Sinne bestimmter Normen für die Verwendung von Sprache ("Wer brauchen ohne 'zu' gebraucht, braucht 'brauchen' gar nicht zu gebrauchen!"), dann wird deutlich, dass diese Ausdrücke für verschiedene Leute, je nach ihrem Wissen, unterschiedliches bedeuten können. Zum Teil lassen sich diese Verwendungen erklären, indem man die Entwicklungsgeschichte der einzelnen Grammatikkonzepte bzw. des Begriffs 'Grammatik' selbst näher betrachtet. Zu diesem Zweck wollen wir vier thematische Schwerpunkte herausgreifen.

Traditionelle Grammatik: Mit diesem Begriff werden jene Methoden der Sprachbeschreibung bezeichnet, die die vorstrukturalistische Ära des Grammatikstudiums beherrschen. Dies beginnt mit den ersten grammatikalischen Unterscheidungen bei Platon und Aristoteles, ihrer Erweiterung in der griechischen Antike und schließlich ihre Zusammenfassung durch den Alexandriner Dionysios Thrax (1. Jhdt. v.Chr.). Die Römer, die keine eigene Sprachwissenschaft entwickelt hatten, übernahmen die Arbeiten der Griechen. Die umfangreiche Arbeit (18 Bücher) von Priscian (6. Jhdt.) bildete die Basis für alle weiteren Standardgrammatiken des Lateinischen im Mittelalter, in dem das Lateinische die internationale Sprache der Gelehrten war. Zu dieser Zeit wurde der Begriff 'Grammatik' mit der lateinischen Sprach- und Stillehre und sogar mit Sprache gleichgesetzt. Dies zeigte sich auch darin, dass Grammatik, zusammen mit Rhetorik und Dialektik einen Teil der "Sieben Freien Künste" darstellte und somit die Voraussetzung für jegliche Bildung war. Die hier angesprochenen Grammatiken wurden vor allem mit dem Ziel der Unterweisung im richtigen Sprachgebrauch geschrieben. Die Norm, die anzustreben war, war zuerst die Sprache der Dichter, dann die der

Gelehrten und schließlich jene der Gebildeten. Da es in der Folge für die Beschreibung von Sprachen kein anderes Begriffssystem als das der lateinischen Grammatik gab, wurden auch andere Sprachen in dieses Darstellungssystem gezwängt. Damit wird deutlich, dass sich der Terminus 'traditionell' auf verschiedene Perioden beziehen kann: auf die Grammatiken der griechisch-römischen Antike, des Mittelalters und im Besonderen auf die Schulgrammatiken des 18. und 19. Jahrhunderts.

Im Rahmen der modernen Linguistik wurde nun vielfältige Kritik an der traditionellen Grammatik geäußert. Dazu einige Beispiele: Sie zwingt alle Sprachen in das Schema des Lateinischen; sie ist primär eine Beschreibung geschriebener Sprache; sie vermengt synchrone und diachrone Gesichtspunkte; sie ist eine Auflistung von Beispielen ohne eine Erklärung des Wesens dieser Phänomene und sie ist aufgrund ihres normativen Anspruchs dem tatsächlichen Sprachgebrauch gegenüber voreingenommen. Andererseits wird aber auch von der modernen Linguistik anerkannt, dass die traditionellen Grammatiken vieles an wertvoller Information enthalten und auf diese Weise auch die Basis für manche moderne Sprachbeschreibung bilden.

Aus all dem ergibt sich eine etwas zwiespältige Haltung der modernen Linguistik gegenüber der traditionellen Grammatik: Auf der einen Seite werden ihre Ideen, ihre Leistungen und ihre beschreibenden Aussagen durchaus anerkannt und gewürdigt; auf der anderen Seite stehen aber ihre Ziele und Einstellungen im Gegensatz zu jenen der modernen Linguistik. Auf diese Unterschiede wird in den meisten Einführungen in die moderne Linguistik hingewiesen, wobei die traditionellen Studien durch die Schlagwörter Impressionismus, Selektivität und Präskriptivismus charakterisiert werden. Im Gegensatz dazu werden als Prinzipien der modernen Linguistik möglichst große Vollständigkeit, Objektivität und systematische Beschreibung hervorgehoben.

Pädagogische Grammatik: Unter diesem Begriff wollen wir jene Ansätze zusammenfassen, die vielfach auch als 'Schulgrammatik' oder 'didaktische Grammatik' bezeichnet werden. Solche Grammatiken wollen vor allem das Erlernen einer Fremdsprache (aber auch der Muttersprache) verbessern. Dies wird im Allgemeinen durch eine aufgrund didaktischer und methodischer Überlegungen vereinfachte Darstellung des grammatischen Systems einer Sprache versucht, wobei durch entsprechende Übungen das Sprachlernen gefördert werden soll. Für die Muttersprache gilt in diesem Fall, dass dadurch das Erlernen einer (präskriptiven) überregionalen Norm erfolgen soll. Obwohl in zunehmendem Maße die heutigen Schulgrammatiken auf der Grundlage deskriptiver Grammatiken (s.u.) erstellt werden, haben die meisten verwendeten noch immer mehr das Aussehen traditioneller Grammatiken. Über die Relevanz dieses Typs von Grammatiken im klinischen Bereich kann man durchaus diskutieren. Einerseits besitzt vieles von dem, was ein Therapeut tut, große Ähnlichkeit mit den Aufgaben eines Fremdsprachenlehrers, denn auch der Therapeut versucht dem Patienten beim Erwerb bzw. Wieder-Erwerb seiner Sprache behilflich zu sein. Andererseits aber sind gerade die dafür erforderlichen Schulgrammatiken des Deutschen kaum geeignet, da sie sich vor allem jener Themenbereiche annehmen, die für die klinische Anwendung meist zu kompliziert oder auch zu marginal sind und außerdem bildet ihre Basis zumeist die geschriebene Sprache und da vor allem die der Literatur. Die Problematik der Wahl der "richtigen" sprachlichen Variante für die Therapie zeigt sich recht deutlich bei jenen Patienten, die bereits als Gesunde hauptsächlich Nicht-Standard bzw. Umgangssprache oder sogar nur Dialekt gesprochen haben. (Dabei sei hier einmal die Frage ausgeklammert, inwieweit eine Sprachtherapie nicht überhaupt das Erlernen eines "neuen" Systems darstellt.)

Deskriptive Grammatik: Mit diesem Begriff wird ein wichtiges Gebiet innerhalb der modernen Linguistik bezeichnet, das im Gegensatz zum präskriptiven Zugang zur Grammatik der traditionellen Grammatiken steht. Eine beschreibende Grammatik ist in erster Linie eine systematische Beschreibung einer Sprache, wie man sie in einer Sammlung von tatsächlich beobachteten Daten (einem Datenkorpus) von geschriebenen oder gesprochenen Äußerungen vorfindet. Wichtig ist dabei, dass in solchen Fällen rein beschreibend und völlig wertungsfrei, d.h. ob es z.B. "gutes" oder "schlechtes" Deutsch ist, vorgegangen wird. Das Ziel einer deskriptiven Grammatik ist somit die Beschreibung einer Sprache bzw. eines gegebenen Sprachzustandes, wobei auch die vorhandene Vielschichtigkeit berücksichtigt werden soll, und keinerlei Regeln oder Normen für die Verwendung vorgeschrieben werden.

Der Gegensatz zur traditionellen Grammatik entwickelte sich aus dem wissenschaftlichen Selbstverständnis der Vertreter des amerikanischen Strukturalismus, die ihre Untersuchungen an z.B. Indianersprachen auf entsprechend gewonnenen Datenkorpora aufbauten, wobei sie Annahmen, die auf der Grammatik anderer Sprachen (z.B. Latein) beruhten, bewusst ausklammerten. Dies vor allem auch deshalb, weil sich diese Sprachen mit dem Inventar der auf der griechisch-lateinischen Grammatik beruhenden Kategorien kaum oder nur sehr schlecht beschreiben ließen.

Theoretische Grammatik: Dieser Begriff, den wir statt des ebenfalls häufig verwendeten "Grammatiktheorie" gewählt haben, geht über die Untersuchung von spezifischen Sprachen (wie etwa des Deutschen) hinaus. Die theoretische Grammatik versucht, aufgrund von sprachlichen Daten festzustellen, welche Kriterien notwendig sind, damit einzelsprachliche Grammatiken mehr sind als bloße Sprachbeschreibungen, damit darüber hinaus entsprechende theoretische Einsichten in die für die Erforschung der Sprache notwendigen Prozesse und Kategorien gewonnen werden können. D.h., auch eine Grammatik muss den Ansprüchen, die ganz allgemein an wissenschaftliche Beschreibungen gestellt werden (z.B. Widerspruchsfreiheit), gerecht werden. Damit wird nun die theoretische Grammatik zu einem formalen System, das die Eigenschaften, denen Grammatiken entsprechen sollen, auflistet. In den letzten Jahren hat dieser Bereich vor allem durch die Arbeiten von Chomsky (1957, 1965, 1975, 1981, 1986a/b, 1995) und Linguisten, die in seiner Tradition arbeiten, besonderen Aufschwung genommen.

Dieser kurze Abriss über verschiedene Bereiche, auf die sich der Begriff 'Grammatik' bezieht, wobei vieles ausgeklammert blieb und anderes einer Einführung entsprechend verkürzt und vereinfacht dargestellt wurde, sollte zumindest einige Erklärungen für die Vielschichtigkeit der Bedeutung, die diesem Begriff innewohnt, liefern. Im Folgenden wollen wir uns wieder mehr den substantiellen Inhalten der 'Grammatik' zuwenden.

Bereich der grammatischen Analyse

Wir haben bereits einleitend eine eingeschränkte Verwendung des Begriffs Grammatik angesprochen. In diesem Sinne bezieht sich Grammatik auf einen Bereich der Organisation der Sprache, der unabhängig vom Bereich der Phonetik/Phonologie und der Semantik beschrieben werden kann. Vereinfacht kann diese Ebene beschrieben werden als das Studium, wie die Wörter und ihre Teile kombiniert werden, um Sätze und Satzfolgen zu bilden. Wir haben also einen Kontrast zwischen Grammatik als Beschreibung aller Ebenen einer Sprache und Grammatik als Beschreibung von speziellen Ebenen der Sprache, mit Ausnahme von Phonetik/Phonologie und Semantik. (In diesem Sinne ist auch der Begriff Agrammatismus gemeint.)

Innerhalb des Gebiets der so verstandenen Grammatik können wir eine weitere theoretische Unterscheidungen treffen: die Unterscheidung zwischen Morphologie und Syntax. Syntax kann man als das Studium der Struktur von Sätzen bezeichnen; also das Studium der Regeln, die die Verbindung von Wörtern zu größeren Sequenzen steuern. Die Untersuchung der Strukturen und Formen der Wörter ist ein eigenes Gebiet und wird als Morphologie bezeichnet. So bezieht sich Morphologie auf die Art und Weise, wie die Formen der Wörter variiert werden, um grammatikalische Beziehungen auszudrücken (z.B. die Flexion) und wie die Wörter (eigentlich die Formen der Wörter) sich verändern, um neue Wörter zu bilden (Wortbildung).

Morphologie

Die Phoneme haben wir als bedeutungsunterscheidende Sprachzeichen definiert. Dabei haben wir auch die Dualität der sprachlichen Struktur kennengelernt: Einzelne Phone, auch wenn sie bereits als Phoneme analysiert und klassifiziert sind, haben keine Bedeutung; diese erhalten sie erst in Kombination. D.h. erst dann, wenn zur Ausdrucksseite (der Form) eines sprachlichen Zeichens auch eine Inhaltsseite (die Bedeutung) hinzukommt. Die Phoneme werden als Phone realisiert. Damit ist aber nichts über die Inhaltsseite ausgesagt. Erst Äußerungen, die nicht aus irgendwelchen Phonfolgen bestehen. sondern aus Wörtern und Sätzen, haben einen Inhalt.

So hat z.B. der Laut [b] (als Realisierung des Phonems /b/) zwar eine Ausdrucksseite – eben die lautliche Realisierung (oder auch eine graphische <b>) – aber keine Inhaltsseite. Erst in der Kombination mit weiteren Lauten, wie [aʊ] und [m], wird daraus ein Wort, das aus einer Form, [ˈbaʊm] oder <Baum>, und einem Inhalt, "eine Pflanze mit einem Stamm, Ästen etc.", besteht.

In diesem Zusammenhang lassen sich Wörter als Teile von Sätzen oder Sätze als Kombinationen von Wörtern beschreiben. Wenn nun immer wieder von Wörtern die Rede ist, so müsste man eigentlich den Begriff *Wort* definieren. Dies ist allerdings gar nicht einfach, denn je nach theoretischem Vorverständnis finden wir verschiedene Definitionen. Wir wollen uns hier aber nicht mit den unterschiedlichen Definitionen auseinandersetzen, da dies für unsere Zwecke auch nicht so wichtig ist. Schließlich hat ein jeder ein gewisses vorwissenschaftliches Verständnis davon, was ein Wort ein ist. So können wir die Wörter als empirische Gegebenheiten akzeptieren, deren Eigenschaften beschreibbar sind. Diese Beschreibung ist nun Aufgabe der Morphologie. Die Morphologie beschäftigt sich also mit der Struktur und dem Bau der Wörter.

Die zwei wichtigsten Eigenschaften der Wörter sind für uns:

1) Sie lassen sich zerlegen: in Elemente wie <zer> – <leg> – <en> oder in Phoneme /ts/, /e/, /r/, /l/, /e:/, /g/, /ə/, /n/.

2) Sie haben bestimmte Funktionen innerhalb des Sprachsystems: z.B. syntaktische Funktionen im Satz (Subjekt, Objekt etc.); sie verweisen auf bestimmte Individuen, Gegenstände, Ereignisse usw. in unserer Umwelt (aber auch Innenwelt): dies ist die so genannte *referentielle Funktion*.

Wörter und Morpheme

Wir haben das Beispielwort "zerlegen" auf zwei Weisen zerlegt, einerseits in Phoneme und andererseits in die Elemente <zer>, <leg> und <en>. Wie man sieht, erfolgte diese Zerlegung nicht nach Sprechsilben (<zer> – <le> – <gen>), sondern nach Sprachsilben – also nach Teilen, die eine bestimmte Bedeutung haben.

Zu diesen kleinsten sprachlichen Einheiten, die auch noch Bedeutung tragen, kommen wir – wie das Beispiel oben zeigt – über die *Segmentierung* (Zerlegung). Dabei wird eine Laut- bzw. Buchstabenkette[80] so lange zerlegt, bis die kleinsten bedeutungstragenden Elemente übrigbleiben. Wenn wir in diesem Zusammenhang von Bedeutung sprechen, so müssen wir eine Unterscheidung treffen zwischen lexikalischer Bedeutung und grammatischer Bedeutung. Die folgenden Beispiele mögen diese Unterscheidung erläutern:

Der Bedeutungsunterschied zwischen den sprachlichen Zeichen <Auto> und <Autos> besteht darin, dass es sich im zweiten Fall um den Plural handelt. Wenn wir nun die Form <Autos> zerlegen, so erhalten wir einerseits <Auto> mit der entsprechenden lexikalischen Bedeutung und andererseits <s> mit der grammatischen Bedeutung "Plural".

Wenn wir ein Wort wie <geht> (in: (er/sie/es) "geht") zerlegen, dann ergeben sich auf der Ausdrucksseite zwei Teile, nämlich <geh> und <t>, denen offensichtlich auch auf der Inhaltsseite zwei "Bedeutungen" gegenüberstehen: <geh> mit der lexikalischen Bedeutung "sich (mit Füßen) fortbewegen" und <t> mit der grammatischen Bedeutung "3. Person, Singular, Präsens, Indikativ, Aktiv". (Der Teil <geh->, der auch in anderen Wörtern vorkommt, wie z.B. <ausgehen> oder <umgehen>, wird auch als Wortstamm bezeichnet. S.a. unten **Wortbildung**)

Aufgrund dieser Segmentierungen erhalten wir die kleinsten bedeutungstragenden Einheiten, die *Morphe*. Wenn wir die einzelnen Morphe, die sich aufgrund der Segmentierungen ergeben, nun nach ihrer Bedeutung gruppieren, d.h. klassifizieren, dann werden diese Gruppen als *Morpheme* bezeichnet.

Wenn wir also die Wörter <Frauen>, <Kinder> oder <Laute> segmentieren, so stellen wir fest, dass die Elemente <en>, <er> und <e> eine gemeinsame Bedeutung besitzen, nämlich "Plural".

Solche Morphe, die eine bestimmte bzw. bei mehreren dieselbe Bedeutung besitzen, wollen wir als *Morpheme* bezeichnen. Im Beispiel oben handelt es sich um das Nominalmorphem "Plural". Die jeweiligen Formen, unabhängig, ob es sich um schriftliche oder lautliche Ausprägungen handelt,

80 Der Einfachheit halber werden wir, wann immer es möglich ist, die Beispiele geschrieben darstellen.

werden als *Allomorphe* eines Morphems bezeichnet. (S. dazu unten *Allomorphie*)

Als Beispiel seien hier noch einmal die Allomorphe des Morphems "Plural (eines Nomens)" angeführt:

Morphem "Plural":

Allomorphe (= Realisierungen):		<-er>:	Beispiel:	<Kind>	<Kinder>
	Umlaut +	<-ø>:		<Mutter>	<Mütter>
	Umlaut +	<-er>:		<Mann>	<Männer>
	Umlaut +	<e>:		<Maus>	<Mäuse>
		<-en>:		<Frau>	<Frauen<
		<-e>:		<Laut>	<Laute>
		<-s>:		<Auto>	<Autos>
		<-n>:		<Auge>	<Augen>
		<ø>:		<(der) Lehrer>	<(die) Lehrer>

Allerdings lassen sich nicht in allen Fällen die jeweiligen Allomorphe bzw. Morpheme so (relativ) eindeutig durch die Segmentierung abtrennen. So kommt z.B. in <wir> mit der Bedeutung "1. Person Plural" ebenfalls das Element Plural vor. Wir können dazu sagen, dass es sich hier nicht um das Morphem "Plural" handelt, da es nicht mit einem eigenen Ausdruck verbunden ist, sondern dass es sich um das Merkmal Plural handelt. Somit handelt es sich bei <wir> um ein Morphem mit der Bedeutung "1. Pers. Pl.".

Weitere Probleme für die Segmentierung stellen jene Fälle dar, bei denen sich die Bedeutungsunterschiede aufgrund von Änderungen im Wortstamm ergeben, z.B. <geh-en> vs. <ging> vs. <ge-gang-en>, wobei es in manchen Fällen sogar zur Ersetzung des ganzen Wortstamms durch einen anderen kommt, z.B. <bin> vs. <war>.

Solche Veränderungen, die auch den Wortstamm betreffen, finden wir in flektierenden Sprachen, zu denen auch das Deutsche zählt.

Trotzdem können wir auch bei flektierenden Sprachen die Segmentierung zur "Entdecken" von morphematischen Bestandteilen von Wörtern verwenden – wenn auch nicht immer grammatische Morpheme als selbständige Elemente abgetrennt werden können.

Wenn wir das Verfahren der Segmentierung konsequent anwenden, ergibt sich folgende Klassifikation von sprachlichen Zeichen:

sprachliches Zeichen

segmentierbar

nicht segmentierbar
(nicht weiter zerlegbar,
z.B.: <wir>, <die>, <vor> ...)

formal, ohne Rest segmentierbar
(die einzelnen Bestandteile treten in anderen Wörtern wieder auf, z.B.:
<geh>-<t>, <geh>-<st>
<sieh>-<t>, <sieh>-<st>)

nicht ohne Rest segmentierbar
(ein Bestandteil tritt wieder auf, ein anderer nicht = **unikales Morphem**, z.B.: <Him>-<beere>
(<Him> tritt nur in dieser Konstruktion auf.))

unbedingt segmentierbar
(die einzelnen Bestandteile haben klar angebbare Inhalte, z.B.:
<geh> "Fortbewegung"
<st> "2. Pers. Sg. Präs")

bedingt segmentierbar
(die Inhalte der einzelnen Bestandteile sind kaum angebbar, sie treten aber in anderen Umgebungen wieder auf; die Bedeutung ergibt sich nur in der Morphemkombination, z.B.:
<Dick>-<icht>, <Röhr>-<icht>)

Die Kategorien "**nicht ohne Rest segmentierbar**" und "**bedingt segmentierbar**" weisen deutlich darauf hin, dass es bei flektierenden Sprachen häufig zu Problemen kommt, wenn Wörter ohne Rest segmentiert werden sollen, da den "Resten", die zwar wie Morpheme aussehen können, keine Bedeutung zugeordnet werden kann (vgl. a. <Schorn> – <stein>). Trotz dieser problematischen Fälle wird formal segmentiert und eine Systematisierung dieser Fälle wird über entsprechende theoretische Ansätze versucht.

Wir haben bereits des Öfteren darauf hingewiesen, dass es zu Problemen für die Segmentierung kommt, wenn die Veränderungen der Laute innerhalb eines Morphems, das den Wortstamm bildet, auch Bedeutungsveränderungen signalisieren (vgl. [ˈhaʊs] – [ˈhɔɪzɐ], <Haus> – <Häuser>; [ˈtrɪŋkən] – [ˈtraŋk], <trinken> – <trank>). Für die Methode der Segmentierung werden aber die Probleme noch größer, wenn der ganze Stamm eines Wortes im Rahmen bestimmter Formen ersetzt wird, z.B.: <bin> – <ist> – <sind> –

<war> usw. oder auch bei den Steigerungsformen von bestimmten Adjektiven, z.B.: <gut> – <besser> – <am besten>. (S. dazu unten *Suppletivismus*)

Genau genommen stellen wir hier beim Morphem, der kleinsten bedeutungstragenden Einheit, keine so stabile Verbindung zwischen Ausdrucks- und Inhaltsseite fest, wie die Darstellung eingangs uns glauben machte. Um dieses Problem zu entschärfen, verwenden die meisten Theorien den Begriff der *Allomorphie*. Damit ist gemeint, dass uns zwar verschiedene (manchmal auch ähnliche) Ausdrucksformen begegnen, die jedoch als verschiedene Ausprägungen oder Erscheinungsformen desselben Morphems angesehen werden können, weil sie eben dieselbe Bedeutung besitzen. (Wie diese Probleme in den verschiedenen morphologischen Modellen formal behandelt werden, ist für uns nicht weiter von Belang, dafür sei auf die weiterführende Literatur verweisen.)

Zur Illustration seien noch einige weitere Beispiele für Segmentierungen angeführt:

<schöner>: <schön> – <er> = "schön + Komparativ (1. Steigerungsstufe)"

(<ein>) <schöner> (<Hund>): <schön> – <er> = "schön + Nominativ maskulin"

An diesen Beispielen sehen wir, dass verschiedene Morpheme auch dieselben Formen haben können.

(<ich>) <zeigte>:	<zeig> – <t> – <e>	=	"zeig + Präteritum + 1. Person Sg."
(<du>) <zeigtest>:	<zeig> – <t> – <est>	=	"zeig + Präteritum + 2. Person Sg."
(<er/sie/es>)<zeigte>:	<zeig> –<t> – <e>	=	"zeig + Präteritum + 3. Person Sg."
(<ich>) <leitete>:	<leit> – <et> – <e>	=	"leit + Präteritum + 1. Person Sg."
(<du>) <leitetest>:	<leit> – <et> – <est>	=	"leit + Präteritum + 2. Person Sg."
(<er/sie/es>) <leitete>:	<leit> – <et> – <e>	=	"leit + Präteritum + 3. Person Sg."
(<ich>) <zeige>:	<zeig> – <0[81]> – <e>	=	"zeig + Präsens + 1. Person Sg."
(<du>) <zeigst>:	<zeig> –<0> – <st>	=	"zeig + Präsens + 2. Person Sg."
(<er/sie/es>) <zeigt>:	<zeig> – <0> – <t>	=	"zeig + Präsens + 3. Person Sg."
(<ich> <habe>) <gezeigt>:	<ge> – <zeig> –<t>	=	"zeig + Partizip Perfekt"
(<ich> <habe>) <geleitet>:	<ge> – <leit> – <et>	=	"leit + Partizip Perfekt"

An diesen Beispielen können wir verschiedene Morpheme und ihre Ausprägungen (im Graphischen) feststellen:

Morphem "Präteritum": Ausprägungen/Formen (Allomorphe): <-et> bzw.
<-t> (bzw. Ablaut bei starken Verben: (<ich>) <warf>;

81 Wir wollen hier ein Nullmorphem "Präsens" annehmen, da diese Bedeutung durch das Nichtvorhandensein des Morphems "Präteritum" ausgedrückt wird.

Morphem "1. Person Sg.": Allomorph: <-e> (bzw. auch <-0> bei starken Verben: (<ich>) <warf> = "werf + Präteritum + 1. Person Sg.")

Morphem "3. Person Sg.": Allomorphe: <-t> bzw. im Kontext von Präteritum <-e> (bzw. <-0> bei starken Verben);

Morphem "Partizip Perfekt": Allomorphe: <ge> + <et> bzw. <ge> + <t> (bzw. bei starken Verben auch <ge> + <Ablaut> + <en> – (<ich> <habe>) <ge> – <worf> – <en>).

Diese Beispiele zeigen auch, dass die Verwendung eines spezifischen Allomorphs eines Morphems offensichtlich durch seine Umgebung bestimmt werden kann (vgl. <-t> und <-et> für "Präteritum"). Da diese Verwendungsbedingungen (Konditionierung) für unsere Zwecke nicht im Vordergrund stehen, wollen wir auf die (teilweise recht komplizierte) Beschreibung verzichten. (S. weiterführende Literatur zur Morphologie.)

Es ist also wichtig zu unterscheiden: zwischen den Morphemen, den kleinsten bedeutungstragenden Teilen, die allerdings eigentlich abstrakte Größen sind, und ihren Ausprägungen bzw. Allomorphen, die die konkrete Form im lautlichen und schriftlichen Medium darstellen. Obwohl das Morphem eigentlich eine abstrakte Einheit darstellt, werden wir im Folgenden – zwar verkürzt, aber wie es auch häufig in der Literatur vorkommt – öfters auch dann von Morphemen sprechen, wenn es sich um die Ausprägung/Form eines bestimmten Morphems handelt.

Ähnliches gilt im Grunde genommen auch für das Wort: Ein Wort ist eigentlich eine abstrakte Einheit, von der nur verschiedene Formen beobachtet werden können, d.h. ein Wort wird als eine *Wortform* realisiert. Es sind – wie wir gesehen haben – meist weitere bedeutungstragende Elemente dabei. Wenn man Wörter zitiert, dann für gewöhnlich in der Form, in der sie im Wörterbuch (Lexikon) erscheinen (z.B. Verben als Infinitive (<gehen>), Nomina im Nominativ Sg. (<Haus>) usw.).

Klassifikation der Morpheme

Wir wollen uns nun näher ansehen, wie Morpheme klassifiziert werden können. Dabei wollen wir von einem Beispielsatz ausgehen, den wir schon in einzelne Morphe zerlegt haben:

<Ein> <Auto-><fahr><-er> <ras><-t> <mit> <ein><-em> <Cabrio> <über> <die> <neu><-e> <Auto-><bahn>.

Wenn wir uns die Analyse dieses Satzes ansehen, so können wir feststellen, dass es Morphe gibt, die zugleich Wörter – genauer Wortformen – sind, wie <ein>, <über>, <mit>, <Cabrio>; aber auch <Auto> oder <bahn>; weiters finden wir auch Morphe, die nicht zugleich auch Wörter sein können, wie <-er>, <-t> oder <-e>.

Wir können also feststellen, dass es offensichtlich – vom lexikalischen Gesichtspunkt aus – *wortfähige Morphe* bzw. *Morpheme* gibt und welche, die *nicht wortfähig* sind. Ein wortfähiges Morphem kann also ohne weitere Morpheme ein Wort bilden. Dagegen benötigt ein nicht-wortfähiges Morphem immer ein oder mehrere weitere Morpheme, um ein Wort bilden zu können.

Die wortfähigen Morpheme lassen sich noch weiter unterteilen, und zwar in so genannte *Kernmorpheme* (auch als *Basis-* oder *Stammmorpheme* bezeichnet). Diese wortfähigen Morpheme können aber auch zusammen mit einem oder mehreren *Flexionsmorphemen*, *Partikelmorphemen* oder *Derivationsmorphemen* auftreten:

(K = Kernmorphem, F = Flexionsmorphem, Part = Partikelmorphem, D = Derivationsmorphem)

<Kind>	<Kind><-es>	<kind><-lich>
K	K F	K D

<Auto-><bahn>	<ab-><sag><-en>
K K	Part=D K F

Die *Pronominalmorpheme* sind wortfähig und auch flektierbar (s.a. unten **Flexion**) aber nicht derivierbar (s.a. unten **Derivation**); Beispiele: <dies> <-er>, <sein> <-em> usw.

Die *Partikelmorpheme* sind ebenfalls wortfähig, aber nicht flektierbar. Nach der traditionellen Einteilung der (deutschen) Wörter in *Wortarten* gehören Präpositionen, Konjunktionen, Adverbien und Interjektionen zu den Partikeln.

Bei den nicht-wortfähigen Morphemen können wir folgende Unterscheidungen treffen:

nicht-wortfähige Kernmorpheme von Wörtern: <Fahr> in <Fahrer>, <wart> in <Hauswart>.

Unikale Morpheme: Sie erscheinen nur in Verbindung mit bestimmten anderen und nur diesen Morphemen: <Him-> in <Himbeere> oder <Schorn-> in <Schornstein>.

Derivationsmorpheme (wie z.B.: <-ung>, <-heit>, <ver-> usw.) treten immer zusammen mit einem Kernmorphem auf. Sie können durch die Verbindung mit dem Kernmorphem die Wortart eines Wortes verändern.

Beispiele:

<schön> (= Adjektiv)	<Schön> <-heit> (= Nomen)
|	| |
K	K D
<Glück> (=Nomen)	<glück> <-lich> (= Adjektiv)
|	| |
K	K D

Flexionsmorpheme treten nur in Verbindung mit einem Kern- oder Pronominalmorphem auf. Sie sind für die grammatikalischen Funktionen der (flektierbaren) Wörter verantwortlich.

Von ihrer Stellung her können die Morpheme in *freie* oder *gebundene Morpheme* eingeteilt werden. *Freie Morpheme* sind solche, die ohne ein weiteres Morphem ein Wort bilden können. *Gebundene Morpheme* hingegen benötigen immer andere Morpheme, um ein Wort bilden zu können.

Von den Funktionen her können wir unterscheiden:

1) Es gibt Morpheme mit referentiellen Funktionen; das sind solche, die auf bestimmte Personen, Gegenstände, Sachverhalte etc. hinweisen (z.B.: <Auto>, <Haus>, <geh-> usw.). Sie werden auch als *Lexeme* bezeichnet und sie bestehen aus einem oder mehreren freien Morphemen, an die natürlich auch noch gebundene Morpheme angefügt werden können (z.B.: <Glück>, <glück><-lich>, <un-><glück><-lich>).

2) Es gibt Morpheme, die grammatische Bedeutung besitzen, und die die syntaktischen Funktionen anzeigen; d.h. dadurch werden Wörter als Subjekte, Prädikate usw. gekennzeichnet (z.B. (<er>) <geh><-t>). Solche Morpheme werden als Flexionsmorpheme bezeichnet.

3) Es gibt eine Anzahl von Morphemen, deren Funktion in der Sprache die Wortbildung betrifft (z.B.: <-er> in <Fahrer>, <-lich> in <glücklich> oder <zer-> in <zergehen>; s.a. unten **Wortbildung**).

Morphologische Konstruktionen

Im Deutschen und natürlich auch in anderen Sprachen lassen sich verschiedene morphologische Konstruktionen unterscheiden. Wir wollen uns dabei auf jene Konstruktionen konzentrieren, die im Deutschen auftreten und weitere nur kurz zur Illustration erwähnen.

Eine häufig anzutreffende morphologische Konstruktion ist die *Affigierung*. Dabei wird ein *Affix* zum Stamm eines Wortes hinzugefügt. Je nach dem Ort, an dem das Affix hinzugefügt wird lassen sich im Deutschen unterscheiden: *Präfigierung*, *Suffigierung* und *Zirkumfigierung*.

Bei der Präfigierung wird ein Affix vor den Wortstamm gesetzt. Dieses Affix wird als *Präfix* bezeichnet: <ent-> in <ent-> <laufen>, <ver-> in <verlaufen>.

Von Suffigierung spricht man, wenn das Affix an den Wortstamm angehängt wird. Dabei handelt es sich dann um ein *Suffix*: <-lich> in <glücklich>, <-heit> in <Schönheit>.

Bei der Zirkumfigierung umschließt das entsprechende Affix den Wortstamm. Dieses Affix wird als *Zirkumfix* bezeichnet: <ge-> und <-t> in <gesagt>, <ge-> und <-en> in <gehoben>. Im Deutschen wird also das Partizip Perfekt mittels eines Zirkumfixes gebildet.

(Der Vollständigkeit halber seien noch die weiteren Möglichkeiten der Affigierung erwähnt:

Infigierung: Hier steht das Affix (*Infix*) innerhalb des Stammes: Quileute[82] (Indianische Sprache, Washington USA): /kejuta:d/ – "Pferd" vs. /ketsijuta:d/ – "Pferd + Plural".

Transfigierung: Das Affix (*Transfix*) ist mit dem Stamm verzahnt: "Die Ausdrücke der hebräischen Zeichen /ganav/ – 'stahl', /gonəv/ – 'stehlender' und /gənov/ – 'stehlen' können als Verbindungen verschiedener Transfixe mit /gnv/ ('stehl') angesehen werden, das jedoch nicht allein vorkommt; ..."[83].

Eine besondere Form eines Präfixes bzw. auch Suffixes finden wir bei der so genannten

Reduplikation: Hier wird ein Teil des Stammes (in manchen Sprachen auch der gesamte Stamm) wiederholt[84]: Ilokano (Philippinen): /talon/ – 'Feld' vs. taltalon – 'Felder', Washoe (Nevada, USA): /gusu/ – 'Büffel' vs. /gusu-

82 Beispiel aus Bergenholtz/Mugdan, 1979, p. 59.

83 Bergenholtz/Mugdan, 1979, p. 59

84 Beispiele aus Bergenholtz/Mugdan, 1979, p. 60.

su/ – 'Büffel + Plural', Buschmännisch (Südafrika): /hɔro/ – 'Eierschale' vs. /hɔrohɔro/ – 'Eierschalen'.)

Neben der Affigierung finden wir im Deutschen auch noch weitere morphologische Konstruktionen:

Substitution: Dabei handelt es sich um die Ersetzung eines oder mehrerer Phoneme bzw. Grapheme im Wortstamm: <trinken> vs. <trank>, <sehen> vs. <sah>.

Suppletivismus: Von Suppletivismus spricht man, wenn in bestimmten Fällen ein Wortstamm durch einen anderen mit der gleichen Bedeutung ersetzt wird: <gut> vs. <besser>, <bin> vs. <ist>.

Konversion: In diesen Fällen erfolgt zwar ein Wechsel der morphosyntaktischen Merkmale eines Wortes, aber die Form ändert sich nicht: (<das>) <Fenster> vs. (<die>) <Fenster>. Der Wechsel wird erst durch den Artikel angezeigt.

Abschließend sei noch auf ein weiteres morphologisches Phänomen hingewiesen: Wenn wir zusammengesetzte deutsche Wörter segmentieren, dann lässt sich häufig ein Element feststellen, das offensichtlich weder eine grammatische noch eine lexikalische Bedeutung besitzt, nämlich die so genannte *Fuge* (*Interfix*): <Namen><s><tag>, <Wahrheit><s><liebe>, <Museum><s><kunde>. Daneben finden wir auch Formen ohne Fuge wie z.B.: <Hühner><ei> (ist nur von einem Huhn) oder <Floh><zirkus> (besteht aus mehreren Flöhen). In manchen Fällen finden wir sogar parallele Formen: <Schwein><s><braten> vs. <Schwein><e><braten> oder <Rind><er><braten> vs. <Rind><s><braten>. Die Funktion dieser Fugenlaute wird oft als Artikulationshilfe oder als ursprüngliche Kasusendung – diachron gesehen – erklärt. Allerdings können diese Erklärungen nur bedingt akzeptiert werden, da sie keine regelhafte Gültigkeit haben, wie die Beispiele zeigen, die keine Interfixe aufweisen (vgl. a. <Winter><ende>).

Wortarten

Die Wörter werden traditionell nach *Wortarten* oder Wortklassen eingeteilt. Für diese Einteilungen werden verschiedene Begründungen verwendet, die uns hier aber nicht interessieren sollen. Im Deutschen werden üblicherweise 9 oder 10 Wortklassen festgestellt: Nomen, Verben, Adjektive, Adverbien, Pronomen (bzw. Artikel und Pronomen), Numeralien, Konjunktionen, Präpositionen und Interjektionen.

Flexion

Die empirischen Einheiten der Sprache, die Wörter, die eigentlich Wortformen sind, treten uns nur selten in der Form eines einzelnen Lexems (z.B. Auto) entgegen. Zumeist bestehen die auftretenden Wortformen aus einem oder mehreren Lexemen (<*Auto*> vs. <*Autobus*>) und einem oder mehreren Flexionsmorphemen (<Auto><-*s*> bzw. (<den>) <Kind><-*er*><-*n*>). Natürlich können auch Wortbildungsmorpheme an die Basis herantreten, vgl. z.B. <*un-*><*be-*><pflanz><-t>.

Die Flexion befasst sich (im Deutschen) mit der Konjugation der Verben, der Deklination der Nomen und der Komparation der Adjektive. Die Aufgabe der Flexion ist es, die einzelnen Lexeme mit Flexionselementen zu verbinden, sodass ihnen zusätzliche syntaktische und semantische Merkmale zugeordnet werden können. Dadurch wird die syntaktische Funktion der Wörter in Wortgruppen verdeutlicht, und auf diese Weise leisten die Flexionsmorpheme ihren Beitrag zum Erkennen der Bedeutung eines Satzes (vgl. <Die Mutter küsst den Jungen.> vs. <Der Junge küsst die Mutter.>: Die Flexionsmorpheme, sowohl bei den Artikeln als auch bei den Nomen, zeigen uns, wer was macht).

In diesem Zusammenhang können wir auch feststellen, dass im Deutschen nicht nur Wörter flektieren, sondern ganze Syntagmen. Dabei ist unter *Syntagma* eine zusammenhängende Wortgruppe zu verstehen: <*/Viele alte Häuser/* sind ganz verfallen.> Für die Wörter eines Syntagmas gilt, dass sie kongruent flektiert sind, d.h. dass die Flexionsmerkmale, die für ein Syntagma gelten, einem jeden Element dieses Syntagmas zugeordnet werden.

Die Flexionsmorpheme sind unterschiedlich strukturiert. Sie treten in *synthetischen* (einfachen) Formen (<klopf><-st>) und in *analytischen* (zusammengesetzten) Formen (<hast> <ge-><klopf><-t>) auf. Daneben gibt es, wie wir bereits gesehen haben, auch noch die Ablaute und Umlaute, die auch zusammen mit den anderen Elementen auftreten können (vgl. k*o*mm*en* vs. k*a*m*en*). Da es sich bei den Ab- und Umlauten um eine Veränderung im Wortinneren handelt, wird diese Phonem- bzw. Graphemänderung oft auch als innere Flexion bezeichnet. Zu den synthetischen bzw. analytischen Formen ist noch anzumerken, dass im ersten Fall die Strukturelemente des Wortes in einer komplexen morphologischen Form zusammengefasst sind und im zweiten die Strukturelemente auf mehrere formal selbständige Elemente verteilt sind.

Grammatische Kategorien

Eine Reihe von Kategorien spielen in der Flexion eine besondere Rolle. Jene, die für eine Analyse des Deutschen von Bedeutung sind, wollen wir uns kurz ansehen.

Numerus: Beim deutschen Nomen wird zwischen Singular (Sg.) und Plural (PL) unterschieden (z.B. <Tag> – <Tag><-*e*>, <Frau> – <Frau><-*en*>).

Dieser Unterscheidung entspricht häufig auch die Unterscheidung zwischen "Einzahl" und "Mehrzahl" in der außersprachlichen Welt. Dass Singular und Plural aber sprachliche Kategorien sind, zeigen uns Beispiele wie Getreide oder Wild. Dabei handelt es sich zwar um die grammatische Kategorie Singular, jedoch ist inhaltlich immer eine Vielheit vorausgesetzt.

Genus: Das Deutsche besitzt drei Genera: Maskulinum, Femininum und Neutrum. Zu beachten ist, dass das grammatische Geschlecht und das natürliche Geschlecht zwar nicht immer übereinstimmen (vgl. <das Mädchen>: gramm.: neut, natürl.: weiblich), dass aber in gewissen Fällen das Bezeichnete die Genuszuteilung motivieren kann (z.B.: <der Mann> vs. <die Frau>, <der Hengst> vs. <die Stute>). Unmotiviert bezüglich der Genus- Zuordnung sind vor allem Substantiva, die Unbelebtes bezeichnen (z.B.: <der Tisch>, <die Tasse>, <das Haus>).

Person: Im Deutschen können wir prinzipiell drei Personen unterscheiden: den Sprecher, den Hörer und Unbeteiligte. Dabei können die einzelnen Personen im Singular oder Plural auftreten, wobei die dritte Person Singular noch nach den drei Genera unterschieden wird (vgl. <ich>/<wir> – <du>/<ihr> – <er, sie, es>/<sie>).

Kasus: Die verschiedenen syntaktischen Funktionen von Nomina bzw. Nominalphrasen (z.B.: <der alte Mann>) werden im Deutschen durch vier Kasus dargestellt: Im Nominativ steht das Subjekt eines Satzes (<*Die Katze* sieht den Hund.>). Das direkte Objektiv steht im Akkusativ (<… *den Hund*>). Das indirekte Objekt steht im Dativ (<Der Mann gibt *der Frau* das Geld.>). Der Genitiv erfüllt vor allem eine attributive Funktion (<das Schloss *des Königs*>). Bestimmte Verben und Präpositionen verlangen bestimmte Kasus: *mit einem Schlag*, *sich einer Sache erinnern*. Dieses Phänomen wird als *Rektion* bezeichnet.

Tempus: Diese grammatische Kategorie gibt einen Bezug auf die Zeit wieder, der in der Verbalkonjugation aber auch durch Zeitadverbien

(<gestern>, <heute> etc.) und durch entsprechende Syntagmen (in zwei Stunden) oder beides realisiert werden kann.

Die Beziehung der grammatischen Tempora zur Zeit im physikalischen Sinn, die sich auf einer Zeitachse mit den Abschnitten Vergangenheit, Gegenwart und Zukunft darstellen lässt, ist allerdings recht komplex (vgl. etwa: <Ich komme übermorgen.>) – Verbflexion: Präsens, Adverb: Zukunft). Festzuhalten gilt, dass wir unterscheiden können zwischen *Zeit* (im physikalischen Sinne) und *Tempus* (als grammatische Kategorie).

Im Deutschen lassen sich nun im Flexionssystem die folgenden sechs Tempora feststellen: Präsens, Präteritum (Imperfekt), Perfekt, Plusquamperfekt, Futur I und Futur II. Dabei werden Präsens und Präteritum synthetisch und alle anderen analytisch gebildet. Die analytischen Formen bilden Syntagmen, die aus einem Hilfsverb plus Infinitiv (z.B.: <*er wird gehen*>) oder einem Hilfsverb plus Partizip Perfekt (z.B.: <*er ist gegangen*>) bestehen.

Bei der Unterscheidung von Perfekt und Plusquamperfekt kommt zur Aussage über den vorgegenwärtigen Zeitpunkt des Geschehens noch eine Aussage über seine Abgeschlossenheit hinzu. Dadurch stellt sich dieser Tempusausdruck in die Nähe einer anderen Kategorie, die allgemein als Aspekt oder Aktionsart[85] bezeichnet wird. Danach kann man unterscheiden, ob eine Handlung bzw. ein Ereignis beginnt (ingressiver, inchoativer Aspekt), andauert (durativer Aspekt) oder abgeschlossen ist (perfektiver Aspekt).

Im Deutschen werden die *Aktionsarten* nicht durch Flexionsformen angegeben, abgesehen von gewissen hyperkorrekten Schulgrammatiken, die sich besonders an lateinischen Vorbildern anlehnen. Anders z.B. im Englischen: Vgl. durativ: <(I) *am reading*>, perfektiv: <(I) *have read*>. Merkmale von Aktionsarten erscheinen im Deutschen als Wortbildungspräfixe wie in: <blühen> (durativ), <*er-*><blühen> (inchoativ) und <*ver-*><blühen> (perfektiv). (In der Umgangssprache, in gesprochener Sprache also, wird der durative Aspekt häufig durch ein Syntagma wie z.B. <Franzi ist (*gerade*) *beim Fußballspielen*> ausgedrückt.)

Modus: Darunter versteht man allgemein eine Einschätzung des Wirklichkeitsgehaltes eines dargestellten Sachverhalts seitens des Sprechers/ Schreibers. In der Morphologie und im Flexionssystem des Deutschen gibt es nur die einfachen Aussagen von Tatsachen im Indikativ die Aussage über die Möglichkeit des Ausgesagten im Konjunktiv und als dritte Möglichkeit den Imperativ, der eine Aufforderung darstellt.

85 Für diese einführende Darstellung wollen wir den feinen Unterschied zwischen Aspekt und Aktionsart, auf den in den Literatur geachtet wird, nicht nachvollziehen.

Es gibt aber auch im Deutschen noch eine Reihe weiterer Modi, die allerdings durch syntaktische Konstruktionen ausgedrückt werden und zwar mit Hilfe so genannter Modalverben (<können>, <dürfen>, <müssen>, <mögen>, <sollen>, <wollen>). (In anderen Sprachen werden diese Modi zum Teil auch im Flexionssystem ausgedrückt.)

Wortbildung

Einen weiteren großen Bereich innerhalb der Morphologie stellt die Wortbildung dar. Verschiedene Morpheme tragen zur Bildung von Wörtern bei.

Im Aufbau der Wörter lassen sich verschiedene Strukturen erkennen, wodurch sich die einzelnen Wörter zu größeren Gruppen zusammenfassen lassen.

a) *Einfache Wörter* (*Simplizia*, Sg.: *Simplex*): Wörter, die aus einem Kernmorphem mit der lexikalischen Bedeutung und eventuell weiteren grammatischen Morphemen; z.B.: <Mauer> = K(ernmorphem), <Mauer><-n> = K + F(lexionsmorphem), <lauf><-en> = K + F

b) *Ableitungen* (*Derivata*, Sg.: *Derivatum*): Wörter, die aus einem Kernmorphem, einem oder mehreren Derivationsmorphemen und eventuell weiteren grammatischen Morphemen bestehen, z.B.: <glück><-lich> = K + D(erivationsmorphem), <un-><glück><-lich> = D + K + D, <Ver-><bind><-ung><-en> = D + K + D + F

c) *Zusammensetzungen* (*Komposita*, Sg.: *Kompositum*): Wörter, die aus mindestens zwei Kernmorphemen bestehen und weiters noch ein oder mehrere Derivationsmorpheme und grammatischen Morphemen enthalten können, z.B.: <Wald> + <Laub> = <Laubwald> = K + K, <Haus><mauer><-n> = K + K + F.
Hier finden wir auch die bereits o.e. Fugenelemente: <Geburt><-s-><tag><-s-><feier> = K + Fu(ge) + K + Fu + K.

Es ist eine Binsenweisheit, dass sich der Wortschatz einer jeden lebenden Sprache dauernd verändert. So werden etwa durch neue Entwicklungen im technischen, wissenschaftlichen und auch im gesellschaftlichen Bereich neue Wörter in den Wortschatz eingegliedert, wie z.B. <faxen>, <E-Mail>, <Modem>, <Patchworkfamilie> usw.

Neben solchen Übernahmen aus anderen Sprachen (*Lehnwörter*) und der Veränderung der Bedeutung von Wörtern trägt auch die Wortbildung zur Veränderung des Wortschatzes bei. So entstehen neue Wörter aus vorhandenen Wörtern oder Bestandteilen von Wörtern und dies erfolgt nach den

Regeln der Wortbildung. Im Folgenden wollen wir uns kurz mit den Wortbildungsmöglichkeiten im Deutschen beschäftigen.

Alle Wörter, Wortverbindungen, Phrasen und Wendungen, die den Sprechern einer Sprache zu einem bestimmten Zeitpunkt zur Verfügung stehen, werden als das *Lexikon* der jeweiligen Sprache bezeichnet. Dabei muss darauf hingewiesen werden, dass wir mindestens zwei Lexikonbegriffe unterscheiden können: Zum einen das Lexikon als einen Teil des sprachlichen Systems, das zusammen mit den anderen sprachlichen Teilsystemen das sprachliche Gesamtsystem bildet, und zum anderen das Lexikon als *innere Repräsentation* der Einheiten und Strukturen des Wortschatzes (das *mentale Lexikon*).

Die im Lexikon gespeicherten Einträge werden als *Lexeme* bezeichnet (s. dazu a. den Abschnitt **Die Struktur des Lexikons**). Diese Einheiten können eine einfache Struktur haben (z.B.: <Ball>), bereits das Ergebnis der Wortbildung sein (z.B.: <Wörterbuch>) oder können sogar als syntaktische Wortverbindungen oder idiomatische Wendungen auftreten (z.B.: <Erfolg haben>, <ein Auge zudrücken>, <Den Letzten beißen die Hunde.>). Solche Verbindungen müssen wohl als Gesamtheit im Lexikon gespeichert sein, da sich ihre Bedeutung nicht aus der Bedeutung der Einzelteile erschließen lässt.

Die Lexeme sind eigentlich abstrakte Einheiten des Sprachsystems, d.h. sie sind die den jeweiligen beobachtbaren Wortformen zugrunde liegenden Einheiten.

Nun repräsentiert aber nicht jedes "Wort", das wir im Sprachgebrauch verwenden, auch eine lexikalische Einheit. So finden wir im spontanen Sprechen, in Zeitungen, in der Dichtung oder auch in der Werbung immer wieder so genannte *Gelegenheitsbildungen* (*Ad-hoc-Bildungen*), z.B.: "Dieser Vorschlag ist wohl die Unlösung des Problems."

Solche Gelegenheitsbildungen können wir im Allgemeinen über den *situativen* und/oder *textuellen* Zusammenhang verstehen. Aber wir können auch unser *sprachliches Wissen* über die Mittel und Möglichkeiten der Wortbildung heranziehen und nicht zuletzt können wir auch auf unser Weltwissen zurückgreifen.

Die vor allem in Werbetexten auftretenden Ad-hoc-Bildungen können ohne entsprechende Abbildungen gelegentlich doch zu Verständnisproblemen führen. So ist eine Bildung wie <Rundhalsausschnitt> noch relativ verständlich, aber schwieriger wird es mit Bezeichnungen wie <Muskel-Shirt> oder <Basic-Pullover>. Bei solchen für das Verständnis problematischen Bildungen versuchen wir trotzdem mit Hilfe unseres Weltwissens zu einer plausiblen Interpretation zu kommen.

Durch den häufigen Gebrauch können Gelegenheitsbildungen zu so genannten *usuellen Bildungen* werden, die dann in das Lexikon von bestimmten Sprechergruppen oder sogar der Sprachgemeinschaft aufgenommen werden, vgl. dazu Beispiele aus der Mode wie <Leder-Optik> oder <Ripp-Optik> in "ein Mantel in Leder-Optik" oder "ein Pullover mit Ripp-Optik". In solchen Fällen sprechen wir von *Lexikalisierung*.

Von der Wortbildung abzugrenzen ist die *Wortschöpfung*. Dies ist ebenfalls eine Möglichkeit der Erweiterung des Lexikons, aber dabei wird nicht auf vorhandenes, bedeutungstragendes Sprachmaterial zurückgegriffen. Es werden also neue Wörter gebildet, bei denen die Lautfolgen der *Phonotaktik* der jeweiligen Sprache entspricht. Aber diese Lautfolgen haben vor ihrer Prägung keine Bedeutung gehabt. Solche Wortschöpfungen finden wir vor allem in der Werbung (z.B.: "Laguna", "kitekat", "finessa" usw.) aber auch in Fachsprachen und in der Dichtung.

Wie wir schon eingangs gesehen haben, weisen nur die Simplizia eine einfache Struktur auf, und zwar insofern als sie nur aus einem Kernmorphem und allenfalls grammatischen Morphemen bestehen. Alle anderen Wörter sind eigentlich komplexe Wörter, die aus mehreren Kernmorphemen oder auch aus Kernmorphemen und Derivationsmorphemen bestehen können, wobei natürlich auch immer grammatische Morpheme hinzukommen können. Es geht jetzt also darum, welche Strukturen und Prozesse für die Bildung von komplexen Wörtern verantwortlich sind.

Die Haupttypen der Wortbildung im Deutschen sind die *Komposition* (*Zusammensetzung*), die *Ableitung* (*Derivation*) und die *Konversion*. Daneben finden wir auch die *Kürzung* und die *Kontamination* (*Wortmischung*).

Zusammensetzung

Die *Zusammensetzung* (Komposition) ist das produktivste Wortbildungsmuster im Deutschen. Dabei wird aus mindestens zwei Morphemen oder Morphemverbindungen, aber auch aus nicht-wortfähigen Kernmorphemen ein neues Wort gebildet, das als *Kompositum* bezeichnet wird.

Beispiele:

<Obstsalat>, <Reitstall> = <reit-> nicht-wortfähiges Morphem.

Da sich der Prozess der Komposition wiederholen lässt, kann es zu entsprechenden "Wortungetümen" kommen wie das "klassische" Beispiel:

<Donaudampfschifffahrtsgesellschaftskapitänswitwentröstervereinsvorsitzenderstellvertreter>

Allerdings sind die meisten Komposita nur zweigliedrig (z.B.: <bienenfleißig>, <Bierfass>). Die Wortart und bei Substantiven das Genus wird durch den zweiten Teil festgelegt (vgl. <Haustür>, <Stehplatz>, <kurzarbeiten>). Dieser Teil kann auch als Grundwort bezeichnet werden. Dieses Grundwort wird nun vom ersten Teil näher bestimmt. Diese Art der Komposition wird als *Determinativkompositum* bezeichnet, wobei der vor dem Grundwort (*Determinatum*) stehende Teil als Bestimmungswort (*Determinans*) bezeichnet wird (z.B.: <Fassbier> vs. <Bierfass>, <Kopfsalat> vs. <Salatkopf>).

Wenn bei Komposita die einzelnen Teile gleichgeordnet sind, so spricht man von *Kopulativkomposita*. Dieser Typ kommt beim Substantiv eher selten vor, aber häufiger beim Adjektiv (z.B.: <deutsch-amerikanisch>, <nasskalt>). Nicht in allen Fällen von Kopulativkomposita lässt sich auch die Gesamtbedeutung aus der Addition der Einzelbedeutungen ableiten, z.B.: <Strumpfhose> oder <Kleiderschürze>. Zwar hat eine Strumpfhose etwas von einer Hose, ist aber selbst weder Strumpf noch Hose. Solche Komposita finden wir häufig bei den Benennungen für Kleidungsstücke.

Ableitung

Bei der *Ableitung* (Derivation) werden ebenfalls mindestens zwei Teile zusammengefügt, nämlich eine wortfähige Basis (oder auch ein nicht-wortfähiges Kernmorphem) und ein Affix, z.B.: <glück> + <-lich> → <glücklich>, <taug> + <-lich> → <tauglich>, <tauglich> + <-keit> → <Tauglichkeit>.

Wie diese Beispiele schon zeigen, legt der rechte Teil der Bildung die Wortart der neuen Bildung fest: <Glück> (= Nomen) + <-lich> → <glücklich> (= Adjektiv), <taug> (= Verb) + <-lich> → <tauglich> (= Adjektiv) + <-keit> → <Tauglichkeit> (= Nomen).

In Hinblick auf ihre Wortfähigkeit unterscheiden sich die einzelnen Teile der Ableitung, denn mindestens ein Teil einer Derivation kann nicht als selbständiges Wort auftreten: das *Derivationsmorphem* (Derivationsaffix). Je nach der Position des Affixes können wir zwischen Suffixen, Präfixen und Zirkumfixen unterscheiden.

Beispiele für Suffixderivationen:

<Lenk><-ung>, <Schön><-heit>, <Nachbar><-schaft>, <Erkennbar><-keit> etc.

<halt><-bar>, <kind><-lich>, <kind><-isch>, <schreck><-haft>, <gold><-ig> etc.

<halb><-ieren>, <dräng><-eln> etc.

<jeden><-falls>, <gleich><-falls>, <sonntag><-s> etc.

Diese Beispiele zeigen auch deutlich den Wortartenwechsel, der in den meisten Fällen der Derivation eintritt. Allerdings muss diese Suffigierung nicht immer zu einem Wechsel der Wortart führen, denn bei bestimmten Suffixen werden die Ausgangswörter nur modifiziert, wie z.B. <-chen> bei Substantiven: <Schwein><-chen>, oder <-in> für die Bildung von weiblichen Berufsbezeichnungen: <Sänger>-<in>, oder <-lich> bei Adjektiven: <grün><-lich>.

Im Gegensatz zu den Suffixen bestimmen die Präfixe nicht die Wortart des abgeleiteten Wortes.

Beispiele für die Präfixderivationen:

<de-><zentral>, <re-><formieren>, <miss-><achten>,

<un-><schön>, <anti-><Held>, <be-><laden>, <zer-><gehen>, <ab-><fahren> etc.

Die Derivation mit Zirkumfixen finden wir bei Verben, bei denen an die Basis eine Zirkumfix angefügt wird, z.B.: <Ge-><red><-e>, <Ge-><tu><-e> etc.

Dieses letzte Beispiel weist aber auch bereits darauf hin, dass die Ausgangswörter und die Affixe nicht beliebig kombinierbar sind, denn eine Bildung wie *<Ge-><seh><-e> ist eigentlich nicht möglich. Die Beschränkung gilt natürlich auch für die Präfixe und Suffixe. So werden wohl kaum Wörter wie *<kaputt><-en> oder *<kaputt><ieren> als Verbformen oder *<Kaputt><-heit> als Nomen akzeptiert werden. Allerdings lassen sich ähnliche, abweichende Formen oftmals im Spracherwerb von Kindern, aber auch in den Produktionen von Aphasiepatienten beobachten.

Wenn man nun die Ableitungen von ihren Basiselementen her betrachtet, dann können die Derivationen nach der Wortart der Basis eingeteilt werden. War die Basis ein Nomen, dann spricht man von einem *Denominativum/Desubstantivum* (<haarig>); war die Basis ein Adjektiv, spricht man von einem *Deadjektivum* (<Röte>) und bei einem Verbum als Basis, spricht man von einem *Deverbativum* (<lesbar>).

Konversion

Von *Konversion* spricht man dann, wenn ein Wort oder eine Wortgruppe ohne die Verwendung von Affixen in ein andere Wortart überführt wird. Am einfachsten lässt sich die Konversion anhand der so genannten Substantivierung illustrieren:

<arbeiten> (Verb)	→	(<das>) <Arbeiten> (Nomen)
<grün> (Adjektiv)	→	(<das>) <Grün> (Nomen)

<ich> (Pronomen)	→	(<das>) <Ich>
<morgen> (Adverb)	→	(<der>) <Morgen>

Bei Substantiven, die aus Verben abgeleitet werden, finden wir Konversionsergebnisse, bei denen der Stammvokal verändert ist:

<greifen> → <Griff>, <reiten> → <Ritt>, <werfen> → <Wurf> etc.

Abschließend sollen noch einige weitere Möglichkeiten der Wortbildung im Deutschen angeführt werden, denen wir öfters begegnen. So finden lassen sich im Wortschatz des Deutschen auch so genannte *Kürzungen* finden, bei denen im sprachlichen Zeichen allerdings keine neue Ausdrucksseite einer neuen Inhaltsseite gegenübersteht, sondern es verändert sich nur die Ausdrucksseite. Bei Kürzungen entstehen unter angebbaren Regeln aus dem vorhandenen Sprachmaterial neue Bildungen, so genannte Kurzwörter, die zu entsprechenden Veränderungen im Wortschatz führen.

Beispiele:

<Automobil> → <Auto>, <Universität> → <Uni>, <Omnibus> → <Bus>, <Kriminalpolizei> → <Kripo>, <Auszubildender> → <Azubi>.

Buchstabenwörter:

mit Buchstabenaussprache:	<BH>, <CD>, <LH>, etc.
mit silbischer Aussprache:	<NASA>, <UFO>, <UNO> etc.

Eine weitere Möglichkeit bildet die *Wortmischung* (*Kontamination*). Dabei werden zwei an sich selbständige Wörter mit einander zu einem neuen Wort "vermischt".

Beispiele:

<smoke> + <fog> → <smog>, <Tragik> + <Komik> → <Tragikomik>,

<raffinement> + <finesse> → <raffinesse> etc.

Damit haben wir den Überblick über einige wichtige Bereiche der Morphologie abgeschlossen.

Zusammenfassung und Charakterisierung einiger wichtiger morphologischer Termini:

Wort:	eine empirisch gegebene sprachliche Einheit, (eig. abstrakte Einheit, beobachtbar ist nur die Wortform)
Wortform:	Realisierung eines Wortes in der Rede oder in der Schrift
Morph:	durch Segmentierung gewonnene noch bedeutungshaltige Einheit
Morphem:	linguistisch definierte Einheit des Sprachsystems (kleinste bedeutungstragende Einheit)
Allomorph:	lautlich bzw. schriftlich unterschiedliche Realisierung eines Morphems
Kern/Basis:	ein wortfähiges Morphem
Affix:	nicht wortfähiges Morphem
Präfix:	ein Affix, das vor der Basis steht
Infix:	ein Affix das zwischen den Basen bzw. innerhalb der Basis steht
Suffix:	ein Affix das hinter der Basis steht
Zirkumfix:	ein Affix, das aus zwei Teilen besteht, wovon der eine vor die Basis und der andere hinter die Basis gestellt wird
freies Morphem:	kann ohne weiteres Morphem ein Wort bilden
gebundenes Morphem:	braucht weitere Morpheme, um ein Wort zu bilden
Lexem:	ein Morphem mit referentieller Funktion (verweist auf die Umwelt)
Flexionsmorphem:	verweist auf syntaktische Funktionen und besitzt grammatische Bedeutung
Wortbildungsmorphem:	verweist auf eine inhaltliche oder grammatische Veränderung eines Lexems

Syntax

Nach den umfangreichen Ausführungen zur Morphologie, in denen wir über die Wörter und ihre Formen gesprochen haben, kommen wir nun zur Kombination der Wörter zu Sätzen. Die Regularitäten, die solchen Kombinationen bzw. Abfolgen von Wörtern zugrunde liegen, werden durch jene Komponente der Grammatik beschrieben, die als *Syntax* bezeichnet wird. Das bedeutet also, dass die Syntax der Teil der Grammatik ist, der sich mit der Kombination der Wörter zu Sätzen beschäftigt.

Dabei stellt sich uns wieder dasselbe Problem wie beim Wortbegriff in der Morphologie: Wie lässt sich "Satz" definieren? Einerseits gibt es mindestens so viele Satzdefinitionen wie es linguistische Schulen gibt[86], andererseits gehört das Wort Satz aber auch der Umgangssprache an und hat dort neben anderen Bedeutungen auch eine, die für den sprachlichen Bereich gültig ist, wenn dieser auch sehr vage ist. Innerhalb der verschiedenen Sprachbeschreibungsmodelle (Grammatiken) wird ein Satz allgemein als größte zu beschreibende (grammatische) Einheit angesehen. Damit gehört der Satz dem Sprachsystem an. Was wir beobachten, können ist nur die Realisierung eines Satzes, die als Äußerung bezeichnet wird. Ob nun eine Äußerung ein Satz ist, wird somit eigentlich vom jeweiligen Beschreibungsmodell, der Grammatik, bestimmt. Damit ist ein Satz im Prinzip, ebenso wie das Phonem und das Morphem, ein theoretischer Begriff, dessen genaue Definition von bestimmten theoretischen Voraussetzungen abhängig ist. Für unsere Zwecke aber wollen wir die theoretische Differenzierung von Satz und Äußerung als aktuelle Realisierung eines Satzes nicht so strikt handhaben, sodass wir auch Äußerungen als Sätze bezeichnen werden und umgekehrt.

Wie sich die einzelnen Wörter zu einem Satz kombinieren lassen, können auch Sätze ihrerseits wiederum zu einer größeren Einheit verbunden werden: einem Text.

Als Text wird immer eine abgeschlossene Passage verstanden, die kurz (eine Äußerung, ein Absatz) oder länger (ein Buch) sein kann. Der Betrachter/Beschreiber legt fest, was er als Text für eine bestimmte Aufgabe, etwa der Analyse des Sprachverhaltens eines Patienten, zugrunde legen will.

In auf diese Weise definierten Texten kommen nun Sätze (eigentlich Äußerungen im eingangs erwähnten Sinne) vor. In schriftlichen Texten ist die Gliederung in Sätzen schon äußerlich durch Satzschlusszeichen (Punkt,

---

86 So führt schon John Ries in seinem Buch "Was ist ein Satz?" (1931) 141 (!) Satzdefinitionen an.

Rufzeichen, Fragezeichen) gekennzeichnet. Sehr häufig werden in Texten aber Sätze gefunden, die im grammatischen Sinn unvollständig sind: "Ein Tipp unter Freunden: Kaufen Sie Superstrahlglanzwischer. Bringt Supersauberglanz. In der Wohnung und im ganzen Haus. Bei Ihrem Kaufmann um die Ecke."

In der Grammatik spricht man in solchen Fällen von verkürzten oder *elliptischen Sätzen*. Das Verständnis solcher unvollständiger Sätze (*Ellipsen*) ist aber durchaus gegeben und zwar durch die Einbeziehung der benachbarten Sätze und der Situation, in der sie geäußert werden.

Da also auch in der "normalen" Sprache nicht immer – im grammatikalischen Sinne – vollständige Sätze geäußert werden, benötigt man für das Verständnis häufig den *Kotext*, den benachbarten verbalen Text, und/oder auch den *Kontext*, der den nichtverbalen situativen Text, aber auch gegebenenfalls den gesellschaftlichen oder kulturellen Zusammenhang beinhaltet.

Wir haben gesehen, dass es gar nicht so einfach ist, einen so "alltäglichen" Begriff wie Satz näher zu bestimmen. Als Merkmale lassen sich feststellen, dass es sich bei einem Satz meist um eine Ganzheit, um etwas Abgeschlossenes handelt, das in den meisten Fällen für sich allein stehen kann und das auch eine gewisse Gliederung aufweist.[87] Diese Gliederung eines grammatischen Satzes besteht mindestens aus dem Subjekt und dem Prädikat, wobei das Prädikat ein finites Verb enthält. Damit gehen wir bereits zur strukturellen Beschreibung der verschiedenen Formen, in denen ein Satz bzw. Sätze auftreten können, über.

Die strukturell einfachste Einheit ist der so genannte *einfache Satz*: Ein einfacher Satz besteht aus einem Subjekt und einem Prädikat: "Der Hund bellt." Er kann aber auch weitere Satzglieder, wie Objekte, Attribute oder adverbielle Bestimmungen enthalten. Vgl.: "Der Hund bellt den ganzen Tag." (mit adverbieller Bestimmung); "Der Hund bellt den Mond an." (mit Akkusativ-Objekt).

Es gibt allerdings Formen von einfachen Sätzen, bei denen wesentliche Teile fehlen. Eine Gruppe, die Ellipsen, haben wir bereits eingangs behandelt. Weitere Beispiele für solche *Kurzformen* sind Imperative, wie: "Geh!" oder "Passt auf!", und Ein- oder Zwei-Wortsätze wie: "Hilfe!" oder "Da unten!". Bei den Imperativen ist durch die Form der Verbflexion die Person, die angesprochen wird, angegeben und diese bildet das grammatische Subjekt eines solchen Satzes: "Du, geh!", "Ihr da, passt auf!". Auf diese Weise können wir diese Kurzformen auch zu den einfachen Sätzen rechnen. Bei der zweiten angeführten Gruppe handelt es sich um so genannte *Textsätze*. Das sind Sätze, die aus der jeweiligen Situation, in der sie geäußert werden,

87 Vgl. Bünting, K.-D. / Bergenholtz, H. (1979), Einführung in die Syntax, p. 25.

verständlich sind. Damit rücken sie bereits in die Nähe von elliptischen Sätzen und man könnte sie auch als Extremfälle von Ellipsen bezeichnen. Im grammatischen Sinne sind sie aber unvollständig.

Nun können aber auch alle Positionen in einem einfachen Satz mit Ausnahme jener des finiten Verbs durch syntaktische Gebilde besetzt sein, die selbst ein Subjekt und ein Prädikat enthalten. Weil diese Gebilde selbst Sätze sind und in einem übergeordneten Muster an den Stellen von Satzgliedern stehen, spricht man von *Gliedsätzen* (z.B.: Der Mann *vor dem Haus* ... vs. Der Mann, *der vor dem Haus steht* ...).

Wenn ein oder mehrere Glieder eines einfachen Satzes durch Gliedsätze ersetzt sind, dann bezeichnen wir das gesamte Gebilde als *Matrixsatz*.

Die einzelnen Teile eines Matrixsatzes kann man aber auch als Teilsätze bezeichnen, wobei wir dann zwischen dem Hauptteil des Matrixsatzes (dem *übergeordneten Teilsatz*) und den abhängigen (*untergeordneten*) Teilsätzen (= Gliedsätze) unterscheiden können. Den Terminus Hauptsatz haben wir bis jetzt vermieden, weil er eigentlich eher ungenau ist. Einerseits wird er oft im Sinne von "vollständiger Satz" verwendet. Was natürlich auch für einfache Sätze gilt. Andererseits bleibt allerdings für einen *Hauptsatz* oft nur ein unvollständiger Teilsatz übrig, der manchmal auch nur ein einzelnes Verbum sein kann:

Wer auch immer bei der Vorlesung schläft, wird nur wenig wissen.
GS (= Gliedsatz = TS = Teilsatz) HS (= Hauptsatz)

vs. *Was Franz nicht weiß, ist, dass Georg während der Vorlesung geschlafen hat.*
GS = TS HS GS = TS

Zusammenfassung der wichtigsten Begriffe:

Satz:	oberste Beschreibungseinheit der Syntax; genaue Definition hängt von bestimmten theoretischen Voraussetzungen ab; beobachtbar ist eigentlich nur eine Äußerung (vgl. Phonem und Morphem);
einfacher Satz:	besteht aus einem Subjekt und einem Prädikat;
Matrixsatz:	ein syntaktisches Muster, das über- und untergeordnete Teilsätze enthält;
Gliedsatz:	ein untergeordneter Teilsatz, der an der Stelle eines Satzgliedes steht;
Ellipse:	unvollständiger einfacher Satz; grammatikalisch unvollständig; tritt häufig in Texten auf;

Textsatz:	ebenfalls eine Kurzform eines Satzes, die aus der Situation (der Äußerung) verständlich wird;
Hauptsatz:	ungenaue Bezeichnung für den übergeordneten Teilsatz eines Matrixsatzes;
Kotext:	der benachbarte verbale Text eines Satzes;
Kontext:	die nichtverbale situative, auch gesellschaftliche Einbettung von Sätzen und verbalen Texten.

Sätze sind, wie wir gesehen haben, die größten Einheiten der linguistischen Beschreibung. Damit stellt sich aber die Frage, welche kleineren Einheiten es gibt, aus denen Sätze bzw. Teilsätze bestehen. Die kleinsten Einheiten aus denen Sätze bestehen, sind, wie wir bereits erwähnt haben, die Wörter. Allerdings sind bei der Analyse von Sätzen nicht so sehr die einzelnen Wörter von Interesse, sondern die *Wortarten*. An den verschiedenen Stellen innerhalb eines Satzes stehen die einzelnen Wörter eigentlich als Beispiele für eine bestimmte Wortart, z.B. Nomina, Verba, Artikel, etc.

Nun gehören in einem Satz offensichtlich einige Wörter enger zusammen als andere: "Das schöne Mädchen / küsste / den jungen Mann / auf die linke Wange." Diese Zusammengehörigkeit zeigt sich etwa darin, dass jene nominalen Teile, die zusammengehören, in demselben Kasus stehen (s. die Wortgruppen, die durch Schrägstriche gekennzeichnet sind). Aber diese Wortgruppen sind auch dadurch ausgezeichnet, dass sie sich nur gemeinsam umstellen oder ersetzen lassen: "*Sie* / küsste / *ihn* / auf die linke Wange." oder "Auf die linke Wange / küsste / das schöne Mädchen / den jungen Mann." Solche Wortgruppen, die natürlich auch nur aus einem Wort bestehen können (s.o.), werden als *Syntagmen* bezeichnet. Ein Syntagma ist also eine zusammengehörige Wortgruppe.

Wir haben aber auch den Terminus *Satzglied* verwendet. Diese besagt nichts anderes, als dass ein Syntagma als ein Glied, als ein Element, eines Satzes aufgefasst wird. Einen weiteren Gliederungsterminus stellt der Begriff *Phrase* dar, der uns als Nominalphrase (ein schönes Mädchen), Verbalphrase (küsst den jungen Mann auf ...) bzw. Präpositionalphrase (auf die linke Wange) gegenübertritt.

Diese Gliederungstermini sind natürlich vom jeweiligen zugrunde gelegten Analysemodell abhängig. So wird in der traditionellen Grammatik (vgl. z.B. Duden) der Begriff Satzglied verwendet, in der Generativen Transformationsgrammatik der Begriff *Phrase*, im Distributionalismus der Begriff Konstituente, in der Systemik der Begriff Gruppe etc. D.h. also, dass jedes Modell der grammatischen Beschreibung seine eigenen Termini für die Gliederung der Sätze miteinbringt. Wir werden uns bei der Satzanalyse (siehe unten) auf den Begriff Phrase beschränken, der für unsere Bereiche am wenigsten "vorbelastet" ist.

Kategorien und Funktionen

Wenn wir die Syntax beschreiben, können wir grundsätzlich zwischen der Kategorie, der etwas angehört, und der Funktion, die es in einem Satz erfüllt, unterscheiden. Dabei unterscheiden wir zwischen Wortartenkategorien und grammatischen Kategorien (wie z.B. Numerus oder Tempus), die wir bereits im Morphologiekapitel behandelt haben.

Die syntaktischen Funktionen zeigen uns, welche Rollen die einzelnen Teile in einem Satz spielen. So besteht ein Unterschied, ob es heißt "Der Hund beißt den Briefträger" oder "Der Briefträger beißt den Hund", ob also "der Hund" die Funktion des Subjekts oder des Objekts erfüllt.

Wortartenkategorien

Wir haben bereits eingangs erwähnt, dass für uns bei der Analyse von Sätzen nicht so sehr die einzelnen Wörter von Interesse sind, sondern die Wortarten, da die einzelnen Wörter in den Sätzen eigentlich als Beispiele für bestimmte Wortarten auftreten. Diese lassen sich nun in Gruppen zusammenfassen (kategorisieren) und eben diese Wortartenkategorien sind bei der Bezeichnung von Syntagmen und beim Wechsel der Wortart aufgrund syntaktischer Gegebenheiten von besonderem Interesse. Von einem Wortartenwechsel aufgrund syntaktischer Gegebenheiten sprechen wir dann, wenn ein Wort in anderen Funktionen verwendet wird als es jener Kategorie entspricht, der es eigentlich angehört: z.B. wenn ein Adjektiv adverbial gebraucht wird: "Franz spielt *gut* Fußball" vs. "Franz ist *gut*" (prädikativer Gebrauch) vs. "Franz ist ein *guter* Fußballer" (attributiver Gebrauch), oder wenn ein nominaler Gebrauch eines Adjektivs vorliegt: "Das *Gute* an Franz ...".

Die einzelnen Wortartenkategorien werden aber auch für die kategoriale Benennung von Syntagmen herangezogen. Dabei wird angenommen, dass in einem Syntagma eine Wortart die "Haupt"-Rolle spielt, und man bezeichnet diese dann als den Kern der Konstruktion. Z.B.: Nominalphrase (den Kern bildet ein Nomen: "ein *guter* Fußballer") oder Verbalphrase (den Kern bildet ein (finites) Verbum: "(er) *geht heim*"). Dieser Eigenschaft, dass ein Teil eines solchen Syntagmas als Kern bezeichnet wird, liegt die Annahme zugrunde, dass jenes Element, nach dem das Syntagma benannt ist, der wichtigste

Bestandteil ist und die anderen Teile von ihm abhängig sind. Dies zeigt sich etwa darin, dass ein Nomen einer Nominalphrase sowohl Genus als auch Numerus der begleitenden Elemente (Attribute, Artikel) bzw. auch eines eventuell ersetzenden Pronomens bestimmt. In einer Verbalphrase wird die Anzahl und der/die Kasus der zugehörenden Objekte vom jeweiligen Verbum festgelegt ("... gibt der Mutter die Torte" bzw. "... sieht den Hund").

Die einzelnen grammatischen Kategorien haben wir bereits im Zusammenhang mit der Flexion kennen gelernt. Wir können die Deklination der Nomen und Konjugation der Verben unterscheiden. Mit Deklination wird die Flexion der Nomen und nominalen Gruppen bezeichnet. Der jeweilige Kasus gibt die grammatische Funktion des Nomens oder der Gruppe innerhalb des Satzes an: Der Nominativ weist auf die Subjektfunktion, auf ein Prädikatsnomen oder auch eine Apposition hin. Der Akkusativ und der Dativ zeigen die Objektfunktionen an. Das Akkusativ-Objekt erfüllt dabei die Funktion des direkten Objekts und das Dativ-Objekt die des indirekten Objekts.

Der Genitiv besitzt meistens attributive Funktion und tritt nur selten als Objekt auf.

Beispiele:

NOM. NOMINATIV AKK.
Hansi, ein exzellenter Fußballer, trifft *den Ball* nicht.
APPOSITION OBJEKT

SUBJEKT

NOM. DATIV AKK.
Der Patient gibt *dem Arzt das Geld.*
SUBJEKT OBJEKT OBJEKT

GENITIV
Das Haus *des Erbonkels* brannte ab.
ATTRIBUT

Das Genus (das grammatische Geschlecht) verweist auf Unterklassen der Nomen bzw. der sie vertretenden Pronomen. Der Numerus zeigt an, um welche Anzahl von besprochenen Elementen es sich handelt. Der Modus wird durch die Konjugation des Verbs oder durch Modalverben ausgedrückt. Aber auch adverbielle Bestimmungen können dazu beitragen.

Beispiele:

Er sagte, er käme. (Konjunktiv verweist auf die Möglichkeit bzw. auch auf ein Zitat)

Er kann kommen. (Modalverb verweist auf die Fähigkeit, Möglichkeit etc.)

Er kommt wahrscheinlich. (Adverb verweist auf die Möglichkeit, Wahrscheinlichkeit)

Das Tempus gibt die zeitlichen Verhältnisse der Aussagen an und wird durch Verbformen und auch durch adverbielle Bestimmungen ausgedrückt.

Beispiele:

Er wird kommen. (zukünftig)

Er kommt morgen. (zukünftig; festgelegt durch Adverb)

Das Aktiv und das Passiv bewirken, dass der Täter (das Agens, der Urheber einer Aktion) in einem Aktivsatz als Subjekt erscheint, wogegen er in einem Passivsatz durch ein Präpositionalobjekt ausgedrückt wird und auch weggelassen werden kann.

Beispiel:

Der freche Hund stahl die Wurst. (Agens: Hund)

Die Wurst wurde gestohlen. (Agens nicht ausgedrückt)

bzw. Die Wurst wurde vom frechen Hund gestohlen.

Sätze, die im Sinne der Grammatik vollständig – also grammatisch – sind, enthalten mindestens zwei Teile (Satzglieder):[88] einen nominalen Teil (im Nominativ) mit syntaktischer Funktion Subjekt und einen verbalen Teil mit Funktion Prädikat (mit einem finiten (= konjugierten) Verb).

Weitere Satzglieder sind die Objekte, die eine Ergänzung zum Verb darstellen und die bei manchen Verben stehen müssen, z.B.: "Die Frau gibt der Kassiererin das Geld." "Die Frau gibt." ist kein grammatischer Satz; er könnte unter Umständen ein Textsatz sein, wobei die beiden fehlenden Objekte aus dem Ko- bzw. Kontext ergänzt werden können. Nach ihrem Kasus unterscheiden wir zwischen Akkusativobjekten (direkten Objekten), Dativobjekten (indirekten Objekten), Genitivobjekten, die allerdings eher selten auftreten, und Präpositionalobjekten, deren Kasus von der jeweiligen Präposition bestimmt wird.

Schließlich gibt es noch eine Reihe von Zusätzen, die teilweise als Ergänzungen und teilweise als notwendige adverbielle Bestimmungen bezeichnet werden:

Franz fährt *nach Graz.*	Das Fußballmatch dauerte *zwei Stunden.*
Ortsergänzung	Zeitergänzung

88 Dazu aber Ellipsen (s. p. 126).

Bestimmte Verben verlangen also nach Zusätzen, die ihrer Bedeutung nach Orts-, Zeit- oder Modalaussagen darstellen und in dieser Hinsicht den adverbiellen Bestimmungen gleichen. Da sie aber bei gewissen Verben notwendig sind, werden sie häufig mit den anderen Ergänzungen (Objekten) gleichgesetzt. Deshalb werden die "normalen" adverbiellen Bestimmungen auch als freie Satzglieder (freie Angaben) bezeichnet, da sie eigentlich nicht notwendig sind, um einen grammatisch vollständigen Satz zu bilden, und somit weggelassen werden können, ohne dass dadurch die Grammatikalität eines Satzes leidet. (Sie sind natürlich kommunikativ notwendig.)

Die Übergänge zwischen den besprochenen Satzgliedern sind allerdings fließend:

Franz wartet.

Franz wartet auf Franziska. (Präpositionalobjekt)

Franz wartet an der Ecke. (Ortsergänzung bzw. Ortsbestimmung oder adverbielle Bestimmung)

Franz wartet seit zwei Stunden. (adverbielle Zeitbestimmung)

Für das Satzverständnis ist es unwesentlich, ob diese Elemente als Ergänzungen oder als adverbielle Bestimmungen angesehen werden. (Der Schreiber einer Grammatik muss seine Entscheidungen allerdings begründen.) Für die Analyse der syntaktischen Konstruktionen der Patienten werden auch wir auf diese Differenzierung verzichten.

Zu diesen freien (fakultativen = nicht unbedingt notwendigen) Satzgliedern gehören neben den bereits angesprochenen adverbiellen Bestimmungen auch die Attribute. Sie werden den nominalen Satzgliedern beigefügt und bestimmen diese näher. Die Vielfältigkeit der Attribute mögen einige Beispiele zeigen:

der rote Autobus … (vorangestelltes Adjektiv)

der Autobus, rot … (nachgestelltes Adjektiv)

der Autobus, ein uraltes Vehikel, … (Apposition)

der Autobus dort … (Adverb)

der Autobus an der Kreuzung (präpositionales Gefüge)

der Autobus – er ist rot – … (nachgestellter selbständiger Satz (Parenthese))

Ein weiteres grundlegendes Satzmuster soll der Vollständigkeit halber noch angeführt werden: Sätze mit dem Verb *sein* als Vollverb. Dieses Verb wird auch als *Kopula* bezeichnet und sein Zusatz häufig als Prädikatsnomen. Dieser Zusatz kann ein Nomen, ein Adjektiv oder ein Adverb sein:

Franz ist Lehrer. (Nomen)

Franz ist gescheit. (Adjektiv)

Franz ist hier. (Adverb)

Zum Prädikat ist noch anzumerken, dass in verschiedenen Grammatikmodellen der Begriff Prädikat auch verschieden verwendet wird. Entweder bezieht sich Prädikat nur auf das Verb, allerdings zusammen mit eventuell vorhandenen Hilfsverben, Modalverben und trennbaren Präfixen – dies wird als *enger Prädikatsbegriff* bezeichnet – oder es wird dem Rechnung getragen, dass viele Verben eines oder mehrere Objekte bzw. Ergänzungen fordern und auch sie werden als Teile des Prädikats angesehen – dies ist der so genannte weite Prädikatsbegriff; in diesem Fall erfüllt das Verb die Funktion des Prädikatskerns:

Enges Prädikat:

Der Politiker überreicht dem Jubilar den Blumenstrauß.

Subjekt Prädikat Dativ-Obj. Akkusativ-Obj.

Weites Prädikat:

Der Politiker überreicht dem Jubilar den Blumenstrauß.

Subjekt Präd.-Kern Dativ-Obj. Akkusativ-Obj.

Prädikat

Die Beschreibung der Syntax einer Sprache beschränkt sich aber nicht nur auf die Beschreibung der einzelnen syntaktischen Kategorien und der Funktionen, die sie im Rahmen eines Satzes erfüllen, sondern eine solche Beschreibung enthält als zentrales Anliegen aufzuzeigen, welche Möglichkeiten der Verknüpfung dieser Elemente bestehen. Es gilt also zu untersuchen, welchen Beschränkungen die einzelnen Teile eines Satzes hinsichtlich ihrer Verbindung zu einem Satzganzen unterliegen, welche Stellen sie in einem Satz einnehmen können und inwieweit den unterschiedlichen Stellungsmustern auch unterschiedliche Leistungen hinsichtlich ihres Inhalts, ihrer stilistischen und kommunikativen Bedeutung zukommen.

Ein Satz tritt uns als eine lineare Abfolge von Wörtern entgegen. Dies zeigt sich ganz deutlich in der geschriebenen Sprache, aber auch die gesprochene Sprache weist diese Linearität auf, da die einzelnen Elemente als lautliche Realisierungen ebenfalls der Linearität des Eins-nach-dem-Anderen unterliegen. Insofern kann also durch das Feststellen der Stellungen der einzelnen Elemente nur dieser einen Dimension Genüge getan werden. Da aber ein Satz, wie wir sehen werden, ein hierarchisches, d.h. ein mehrstufiges, Gebilde ist, müssen wir uns fragen, welche weiteren Möglichkeiten und Mittel bestehen, um die Zusammengehörigkeit einzelner Teile anzuzeigen.

Die lineare Abfolge der Wörter im Satz wird traditionellerweise als Wortstellung bezeichnet. Wir haben aber bereits gesehen, dass die Strukturierung eines Satzes nicht nur über die Abfolge einzelner Wörter erfolgt, sondern dass die Wörter zu größeren Einheiten zusammengeschlossen werden, zu Syntagmen (Satzgliedern, Phrasen), die ihrerseits bestimmte Funktionen innerhalb eines Satzes erfüllen. Allerdings gibt es auch den Minimalfall, wo ein Satzglied durch ein einziges Wort ausgedrückt wird. Das bedeutet also, dass wir unterscheiden müssen zwischen der Anordnung der Wörter innerhalb eines Satzgliedes einerseits und der Anordnung der Satzglieder im Satzganzen andererseits. Somit können wir terminologisch zwischen *Wortstellung* als der Anordnung der Wörter in einem Satzglied und der *Satzgliedstellung* als der Abfolge der Satzglieder im Satz unterscheiden.

Bevor wir die Wortstellung näher betrachten, wollen wir uns noch kurz die Verfahren zur Ermittlung der Satzglieder ansehen.

Verschiebeprobe

Wir haben bereits des Öfteren davon gesprochen, dass die Sätze selbst wieder aus kleineren Einheiten bestehen und eine Möglichkeit solche kleineren Einheiten zu "entdecken" ist die Verschiebeprobe. Mit dieser Methode lässt sich zeigen, dass

a) nicht alle Wörter als Einzelelemente an jeder Stelle stehen können.

b) im Satz einige Wörter enger zusammengehören und somit Syntagmen bilden,

c) diese Wortgruppen nur als Ganzes verschoben werden können.

Bei der Anwendung der Verschiebeprobe darf das Prinzip, dass die Wortformen nicht verändert werden dürfen, nicht verletzt werden.

Beispiele:

Franz kauft immer wieder den größten Schund.
Immer wieder kauft Franz den größten Schund.
Den größten Schund kauft Franz immer wieder.

Damit sind zwar die Möglichkeiten für Umstellungen noch nicht erschöpft, aber die weiteren Umstellungen führen zu ungrammatischen Sätzen, z.B.:

*Franz immer kauft den größten Schund wieder.

*Immer wieder Franz den größten Schund kauft.

?Franz kauft den größten Schund immer wieder.

(Wobei die Ungrammatikalität des letzten Beispiels zumindest fraglich ist. So könnte dies durchaus ein Satz sein, den man in spontaner gesprochener Sprachen hört.)

Als Ergebnis der Verschiebeprobe können wir nun die Satzglieder abgrenzen:

Franz / kauft / immer wieder / den größten Schund.

Umstellprobe

Eine weiteres operationales Verfahren zur Ermittlung von Elementen eines Satzes bildet die Umstellprobe. Mit Hilfe dieses Verfahrens lässt sich die Abfolge der Satzglieder feststellen also die *Satzgliedfolge*. Dies erfolgt durch die Umstellung der Elemente des Satzes und zwar so, dass der Satzcharakter erhalten bleibt.

Beispiele:

Franz / geht / schnell / nach Hause.

Nach Hause / geht / Franz / schnell.

Schnell / geht / Franz / nach Hause.

Geht / Franz / schnell / nach Hause?

Dieses Ergebnis der Umstellprobe zeigt, dass die Abfolge der Satzglieder im Deutschen relativ frei ist. Zu beachten ist allerdings, dass nur bestimmte, nämlich grammatikalisch korrekte, Umstellungen erlaubt sind. Wie das letzte Beispiel zeigt, lassen sich mit Hilfe der Satzgliedfolge auch die verschiedenen Satzarten feststellen.

Ersatzprobe

Die Ersatzprobe stellt ebenfalls ein operationales Verfahren für die syntaktische Analyse dar. Mit ihrer Hilfe kann man überprüfen, ob die bereits ermittelten Wortgruppen ersetzt werden können. Dabei ist zu beachten, dass die ermittelten Wortgruppen immer als Einheiten ersetzt werden müssen. Außerdem kann mit der Ersatzprobe auch die syntaktische Gleichwertigkeit von Wörtern und Wortgruppen überprüft werden.

Beispiele:

Der nette Junge führt die alte Dame über die Straße.

Er führt die alte Dame über die Straße.

Er führt sie über die Straße.

Weglassprobe

Die Weglassprobe ist sozusagen eine Sonderform der Ersatzprobe. Mit Hilfe dieses Verfahrens kann das Grundgerüst eines Satzes festgestellt werden. Dies erfolgt durch das systematische Tilgen von Satzteilen, wobei die Grammatikalität des noch vorhandenen Satzes gewährleistet sein muss.

Beispiele:

Der neue Bäcker an der Ecke verkauft immer frische Semmeln.

Man kann nun damit beginnen innerhalb von Satzgliedern einzelne Wörter zu eliminieren:

Der Bäcker an der Ecke verkauft immer Semmeln.

Es können auch ganze Satzglieder ausgelassen werden:

Der Bäcker an der Ecke verkauft Semmeln.

Der Bäcker verkauft Semmeln.

Diese letzten Elemente sind offensichtlich nicht mehr weglassbar, da sonst ungrammatische Gebilde entstehen:

* verkauft Semmeln.

* Der Bäcker verkauft.

* Der Bäcker Semmeln.

Die Anwendung der hier vorgestellten operationalen Verfahren, der Umstellprobe, der Verschiebeprobe, der Austausch- und Weglassprobe, zeigt deutlich, dass die einzelnen Wörter in einem Satz nicht wie Waggons an eine Lok gekoppelt sind, sondern, dass es Zwischenordnungen gibt, die wir als Syntagmen bezeichnet haben. Dies zeigte sich ganz deutlich bei der Ersatzprobe, bei der die einzelnen Syntagmen durch Pronomen ersetzt werden können, z.B.: Der Bäcker verkauft Semmeln. – Er verkauft sie.

Natürlich ist auch der umgekehrte Vorgang möglich, nämlich dass bestimmte Wörter durch Wortgruppen bzw. sogar durch Sätze ersetzt werden können – wir erhalten die Gliedsätze.

Beispiele:

Der Bäcker dort verkauft immer frische Semmeln.

Der Bäcker an der Ecke verkauft frische Semmeln.

Der Bäcker, der sein Geschäft an der Ecke hat, verkauft immer Semmeln, die frisch gebacken sind.

Aufgrund der Weglassprobe konnten wir feststellen, dass für einen grammatikalischen deutschen Satz mindestens zwei Bestandteile notwendig sind: das *Subjekt* und das *Prädikat*, d.h. ein nominales Satzglied an der Stelle des Subjekts und ein finites verbales Element an der Stelle des Prädikats.

Im Folgenden wollen wir uns die Wortstellung anhand von Beispielen näher ansehen:

Nominale Satzglieder (Nominalphrasen): Wie wir bereits gehört haben, ist syntaktisch gesehen das Nomen der Kern von Nominalphrasen. Dies wirkt sich hinsichtlich der Wortstellung so aus, dass das Nomen am Ende des Satzgliedes steht. Vor dem Nomen stehen der Artikel bzw. das Pronomen und auch flektierte Adjektive, die die Funktion eines Attributs erfüllen: Das Wetter, das schlechte Wetter, viel schlechtes Wetter.

Wenn ein strukturell untergeordnetes Attribut (auch als Satzglied 2. Ordnung bezeichnet) hinzugefügt wird, so steht es direkt hinter dem Nomen: das Dach *des Hauses*, das Grün *des Waldes*.

Es kann in solchen Fällen auch vorangestellt werden, was allerdings nur mehr selten geschieht. Dann steht aber kein Artikel: des Waldes Grün, des Hauses Dach.[89]

Präpositionale Satzglieder (Präpositionalphrasen): In den meisten Fällen stehen die Präpositionen vor den Nominalphrasen; gelegentlich aber auch dahinter: mit einem großen Hammer, auf der Leiter, des vielen Geldes wegen.

Einige mehrteilige Präpositionen schließen die Nominalphrase ein: *um* der Ruhe *willen*.

Verbale Satzglieder: Wir sprechen hier nicht von Verbalphrasen, da wir – wie die Satzanalyse noch zeigen wird – diesen Begriff nicht so verwenden, dass er dem Begriff des verbalen Satzgliedes entspricht. Da das verbale Satzglied eine tragende Rolle bei der Strukturierung des ganzen Satzes spielt, vor allem beim Vorliegen von analytischen (zusammengesetzten) Formen, wollen wir es zusammen mit der Stellung der Satzglieder behandeln.

89 Vgl. aber im Österreichischen: [in foːda(n) zaɪ haʊs].

Die Stellung der Satzglieder ist im Deutschen relativ frei, wobei allerdings das flektierte Verb eine Ausnahme bildet. Dieses steht in deklarativen Hauptsätzen und Fragesätzen mit einem Fragewort an zweiter Stelle. Im Allgemeinen gilt also die Stellung Subjekt – Prädikat (finites Verb) – Objekt; d.h. natürlich eigentlich jene Satzglieder, die die entsprechenden Funktionen (Subjekt, Objekt) erfüllen. Vgl.: Die Mutter küsst den Jungen.

Wenn nun das verbale Satzglied aus einem finiten Element und weiteren (infiniten) Elementen besteht, dann ergibt sich für seine Stellung die so genannte verbale Klammer:

Der Politiker *hatte* dem Jubilar die Blumen am Ende der Sitzung *überreicht*.

Der Zug *fährt* vom Gleis 5 *ab*.

Die Klammer, die aus dem finiten Teil und den infiniten Teilen (aber auch trennbaren Präfixen) des verbalen Gliedes gebildet wird, schließt Objekte und adverbielle Bestimmungen ein.

Eine der Funktionen der Position des finiten Verbs im Deutschen liegt nun darin, einen Hinweis auf die Satzart zu geben:

- bei Zweitstellung handelt es sich um einen Aussagesatz oder um einen Fragesatz mit einem Fragewort (auch als Ergänzungsfrage bezeichnet):

  Der Sieger erhält den Preis.

  Wer erhält den Preis?

  Was erhält der Sieger?

- bei Spitzenstellung handelt es sich um einen Fragesatz (eine Entscheidungsfrage) oder um einen Aufforderungssatz (Befehls-, Wunschsatz), wobei das Verb die Form des Imperativs erhält:

  Erhält Franz den Preis? Gib Franz den Preis!

- bei Endstellung handelt es sich um einen Gliedsatz:

  Der Zug, der noch auf dem Abstellgleis *steht*, ...

Insofern die Möglichkeiten und die Beschränkungen der Satzgliedstellung die Kennzeichnung der syntaktischen Funktionen bedeutet, sind die jeweiligen Stellungen nicht beliebig, sondern vorgeschrieben und bilden somit eine grammatische Regularität. Wenn aber verschiedene Varianten die gleiche syntaktische Funktion haben, dann hat die jeweilige Variante eine andere über die Syntax hinausgehende kommunikative und/oder stilistische Funktion. So besteht ein gewisser Zusammenhang zwischen dem Neuigkeitswert eines Teiles einer Äußerung und seiner Stellung innerhalb eines Satzes. In diesem Zusammenhang unterscheidet man zwischen *Thema* und *Rhema*, wobei das Thema das Bekannte, das bereits Erwähnte, ist und das Rhema das Neue, die neue Aussage, darstellt. Üblicherweise wird zuerst das Thema angeführt; es kann auch den neuen Satz mit dem vorher Gesagten verknüpfen; das Rhema, das Neue also, folgt dem Thema nach. Möchte man nun das Rhema stärker hervorheben, stärker betonen, so kann man es auch vor das Thema stellen:

Franz hatte eine Tante in Amerika. Sie vererbte ihm ihr ganzes Vermögen. vs.
Franz hatte eine Tante in Amerika. Ihr ganzes Vermögen vererbte sie ihm.

Nun werden Zusammengehörigkeiten im Satz aber nicht nur durch Stellung angezeigt, sondern es gibt auch morphologische Merkmale, die die Zusammengehörigkeit anzeigen. Dabei spricht man von der Kongruenz. Einige Beispiele mögen dies erläutern: So besteht eine Kasus-Numerus-Genus-*Kongruenz* zwischen dem Nomen und dem zugehörigen Artikel sowie etwaiger adjektivischer Attribute: ein alter Mann, eine wunderschöne Blume.

Bei den so genannten Appositionen besteht nur eine Kongruenz im Kasus: das neue Auto, ein prachtvoller Sportwagen.

Gewisse Probleme stellen sich ein, wenn als Subjekt Fügungen auftreten: *Eine große Anzahl von Kindern* wurden auf den Namen Diego getauft. Eigentlich (syntaktisch gesehen) müsste Singular stehen, semantisch jedoch wird eine solche Fügung meist als Plural empfunden. Daher wird beim finiten Verb meist die Pluralform verwendet.

Damit haben wir bereits eine weitere Kongruenz kennen gelernt: die Personen-Numerus-Kongruenz zwischen dem Subjektnomen bzw. -pronomen und dem finiten Verb. Vgl.: ich gehe, wir gehen, das Kind läuft etc.

Wortarten und Satzglieder nach der Schulgrammatik[90]

Bevor wir uns mit Satzanalyse auseinandersetzen, wollen wir im Folgenden die Grundbegriffe der Syntax aus der Sicht der Schulgrammatik näher ansehen. Zwar haben wir schon in den vorangegangenen Abschnitten einiges über die syntaktischen Grundbegriffe erfahren, aber die Darstellungen der Schulgrammatik wird zusätzlich aufgenommen, weil jeder Lerner des Deutschen, ob native speaker oder Fremdsprachenlerner, damit konfrontiert ist und sie auch weiterhin das Grundgerüst für so manche morphosyntaktische Beschreibungen bildet.

90 Die folgende Darstellung orientiert sich u.a. an Volmert (Hrsg.), 1995: p. 128ff.

Wortformen und Wortarten

Wie wir bereits im Abschnitt **Morphologie** gesehen haben, treten uns die Wörter in den Sätzen nicht als *Lexeme*, d.h. in ihrer Grundform, entgegen, sondern als *grammatische Wörter*, also als Wörter, die den Regeln der Grammatik entsprechend eine bestimmte Form angenommen haben.

Der Wortschatz einer Sprache kann nun in verschiedene Klassen eingeteilt werden und diese bilden die verschiedenen *Wortarten*. Diese Klassifizierung erfolgt nun aufgrund von Kriterien, die aus den Bereichen der Semantik, der Syntax und der Morphologie kommen.

Semantische Kriterien werden dann angewendet, wenn Wortarten zu dem in Beziehung gesetzt werden, was sie bezeichnen. So werden Substantive (Nomen) als Bezeichnungen für "Dinge", Adjektive als Bezeichnungen für "Eigenschaften" oder Verben als Bezeichnungen für "Tätigkeiten" aufgefasst.

Syntaktische Kriterien beruhen auf den Funktionen der Wörter im Satz, so wie etwa die Verben das Prädikat eines Satzes bilden. D.h. in einem bestimmten Rahmen können nur bestimmte Wortarten auftreten. So ist klar, dass im folgenden Satzrahmen nur ein Substantiv auftreten kann: Der ... lernte fleißig.

Die morphologischen Kriterien ergeben sich aufgrund der Veränderungen der Formen der Wörter im Rahmen der Flexion, d.h. der Konjugierbarkeit der Verben, der Deklinierbarkeit der Nomen und der Komparierbarkeit der Adjektive.

Kritisch lässt sich zu dieser herkömmlichen Klassifizierung der Wortarten anmerken, dass das jeweilige Kriterium, nach dem ein konkretes Wort einer Wortart zugeordnet wird, nicht immer erkennbar ist, bzw. dass beim Versagen eines Kriteriums stillschweigend ein anderes herangezogen wird.

So unterscheiden sich *Konjunktionen* und *Präpositionen* nicht aufgrund des morphologischen Kriteriums, denn beide sind nicht flektierbar. Sie unterscheiden sich aber auch nicht aufgrund des semantischen Merkmals, denn sie haben gleiche semantische Merkmale, sondern nur aufgrund syntaktischer Merkmale in einem konkreten Satz:

<u>Während</u> er schrieb, hörte er Musik. bzw. <u>Seit</u> er ein neues Auto hat, spricht er kaum mehr mit uns.

In beiden Fällen handelt es sich um eine Konjunktion, was etwa durch die Endstellung des Verbs ausgedrückt wird. Im Gegensatz dazu die Präposition:

<u>Während</u> des Schreibens hörte er Musik. bzw. <u>Seit</u> gestern hat er ein neues Auto.

Diese Problematik hat natürlich dazu geführt, dass verschiedene Einteilungen auf Grund von unterschiedlichen Kriterien[91] entwickelt wurden, auf die wir aber nicht näher eingehen wollen, da für unsere Analysezwecke die traditionellen Wortarten ausreichend sind.

Wortarten im Deutschen

Da wir von der herkömmlichen "Schulgrammatik" ausgehen, können wir dementsprechend zehn Wortarten unterscheiden:

Nomen/Substantiv: bezeichnet Lebewesen, Dinge, abstrakte Vorstellungen, z.B.: Hund, Auto, Wahrheit

Artikel: zeigt das Genus an, z.B.: der, die, das (bestimmt), ein, eine, ein (unbestimmt)

Pronomen: steht für ein Nomen bzw. begleitet es, z.B.: ich, du, er (Personalpronomen), dieser, diese, dieses (Demonstrativpronomen), mein, dein, sein (Possessivpronomen)

Adjektiv: bezeichnet Eigenschaften, z.B.: groß, schön, klug

Numerale: gibt Mengen, Zahlen, Zahlenverhältnisse an, z.B.: eins, zwei (Kardinalzahlen), erster, zweiter (Ordinalzahlen), zweimal

Verb: bezeichnet Vorgänge, Zustände, Handlungen, z.B.: sollen, mögen (Modalverben), laufen, sagen, sehen

Adverb: beschreibt Umstände (lokal, temporal, modal usw.), z.B.: heute, bald, oft

Präposition: z.B.: an, auf, hinter

Konjunktion: verbindet Wörter, Satzteile und Sätze, z.B.: und, oder (koordinierend), weil, nachdem (subordinierend); häufig werden sie nach Bedeutungsgruppen geordnet: temporal, konzessiv, konsekutiv, modal usw.

Interjektion: drückt Gefühlswerte aus, z.B.: pfui, au, ach.

Wie bereits erwähnt, kommt es bei dieser Klassifizierung zu Problemen. So ist etwa die Unterscheidung zwischen Adjektiv und Adverb meist an der Form des Wortes nicht erkennbar, sondern erst im Satzkontext. (Anders im Englischen: vgl. beautiful vs. beautifully.)

Wichtig ist aber zwischen *Kategorien* und ihren *Funktionen* zu unterscheiden. So ist Substantiv bzw. Nomen eine Wortartenkategorie, der ein bestimmtes Element angehört. Subjekt hingegen ist eine Funktion, die ein bestimmtes Element in einem Satz einnehmen kann, wobei dies durch ein Substantiv/Nomen erfolgen kann aber nicht muss.

---

91 Für semantische Kriterien plädieren Hentschel/Weydt, [2]1994; für syntaktische Kriterien optieren Helbig/Buscha, [8]1984; eine Gliederung primär nach morphologischen findet sich bei Heidolph et al., 1981.

Satzglieder im Satz

Entsprechend der traditionellen Einteilung unterscheiden wir zwischen *Subjekt*, *Prädikat*, *Objekte*, *adverbielle Bestimmungen* und *Attribute*. Letztere werden auch oft als Satzglieder zweiter Ordnung bezeichnet. Ganz allgemein können wir zwischen *kasusbestimmten* und *kasusindifferenten* Satzgliedern unterscheiden. So sind etwa Objekte kasusbestimmt, d.h. sie stehen in einem bestimmten Kasus (z.B.: Akkusativ, Dativ usw.). Die Ergänzungen (adverbielle Bestimmungen) sind kasusindifferent und werden vor allem über ihre Bedeutung bestimmt, denn sie geben die Umstände des Geschehens, wie z.B. Ort, Zeit etc. an.

Prädikat

Die Funktion des Prädikats wird von der Wortart Verb wahrgenommen, da durch diese Wortart Vorgänge, Zustände und Handlungen ausgedrückt werden. Der Terminus "Prädikat" kommt aus der antiken Logik und bedeutet soviel wie "das Ausgesagte". Dahinter steckt die Überlegung, dass in einem Satz eine logische Beziehung ausgedrückt wird. Diese Beziehung spiegelt sich auch darin wider, dass sich in der traditionellen Grammatik die Bezeichnungen Prädikat und Subjekt gegenseitig bestimmen: Mit dem Prädikat ("Satzaussage") wird etwas über das Subjekt ("Satzgegenstand") ausgesagt. Die Zusammengehörigkeit zwischen Subjekt und Prädikat zeigt sich auch in der *Kongruenz* in Person und Numerus zwischen dem Subjekt und dem finiten Teil des Verbs.

Beispiele (die kongruenten finiten Elemente sind unterstrichen):

Du singst.	Sie singen.	Er hat gesungen.	Sie wird singen.
2. Pers. Sg.	3. Pers. Pl.	3. Pers. Sg. (Perfekt)	3. Pers. Sg. (Futur)

Die *finiten* Formen sind jene Formen des Verbs, an denen man Person, Numerus, Tempus etc. erkennen kann. Die *infiniten* Verformen umfassen die Infinitive und Partizipien.

Die Unterscheidung zwischen einem *engen* und einem *weiten* Prädikatsbegriff haben wir bereits eingangs kennengelernt.

Bei mehrteiligen Verbformen kommt es zur Bildung der so genannten *Prädikatsklammer*. Dabei "klammern" der finite Teil des Verbs und der infinite Teil die anderen Teile des Satzes, wie Objekte oder adverbielle Bestimmungen, "ein". Aber auch bei trennbaren Präfixen kommt es zu einer Verb- bzw. Prädikatsklammer.

Beispiele:

Susi hat gestern ein Auto gekauft.

Der Hund bellt den Mond an.

Er will am Montag seine Mutter besuchen.

Er wird auf sein neues Auto noch einige Zeit warten müssen.

Bis jetzt haben wir uns auf das Verb als Prädikat beschränkt. Dies ist insofern gerechtfertigt als das Verb den zentralen Teil des Prädikats bildet. Allerdings finden wir bei mehrteiligen Prädikaten auch noch weitere Teile, die zum Prädikat gehören, aber nicht Verben sind. So können wir einen *lexikalischen Prädikatsteil* in den folgenden Beispielen erkennen:

Er fährt Auto.

Er macht uns müde.

Der Roman liest sich spannend.

Der Intendant bringt das Stück zur Aufführung.

Sie lernten sich in Rom kennen.

Wir sehen also, diese lexikalischen Prädikatsteile können die unterschiedlichsten Repräsentationen haben (Nomen, Adjektiv, Reflexivpronomen, Präpositionalgruppe, Infinitiv eines Verbs).

Eine weitere Struktur mit mehrteiligem Prädikat ist das *Prädikativum*. Dabei handelt es sich um Ergänzungen, die als Teile des Prädikats angesehen werden. Diese Teile können adjektivisch sein wie in:

a) Der Sommer ist heiß.

oder substantivisch wie in:

b) Sie ist Studentin.

oder sie können auch auf Objekte abzielen wie in:

c) Er heißt ihn einen krummen Hund.

oder auch:

d) Er findet sie liebenswert.

Gelegentlich finden wir für die Struktur in b) auch die Bezeichnung "Gleichsetzungsnominativ" und für c) die Bezeichnung "Gleichsetzungsakkusativ". Die Strukturen in a) und d) werden auch als "Prädikatsnomen" bezeichnet.

Subjekt

Das Subjekt bildet zusammen mit dem Prädikat den Kern des Satzes. Die Position des Subjekts wird von Wörtern der Wortart Nomen besetzt, die von Pronomen und Artikeln begleitet und durch Adjektive erweitert sein kann. Die Position des Subjekts kann aber auch von einem Pronomen als Stellvertreter des Nomens eingenommen werden. Das grammatische Subjekt eines Satzes steht im Nominativ.

Beispiele:

Die Studentin liest.

Der Hund bekommt eine neues Halsband.

Sein Fehlen wurde nicht bemerkt.

Sie bekommt ein Geschenk.

Es ist wichtig zu beachten, dass es sich beim Subjekt um eine Funktion innerhalb des Satzes handelt: Es handelt sich nämlich um jenes Element, auf das sich die im Prädikat gemachte Aussage bezieht. Das bedeutet aber auch, dass der tatsächlich Handelnde nicht immer auch mit dem Subjekt übereinstimmen muss. Daher wird auch häufig zwischen dem *grammatischen* und dem *logischen* Subjekt unterschieden. So besteht bei Passivsätzen die Möglichkeit den eigentlichen Handelnden (= logisches Subjekt) nicht zu nennen, wie z.B.: Sie wird angerufen.

Daneben scheint es auch Sätze zu geben, die offensichtlich keine Nominativform aufweisen, wie z.B.: Mir wird kalt. oder Mich friert. In diesen Fällen wird dann davon gesprochen, dass von den logischen Beziehungen her ein Subjekt vorliegt.

In den Fällen von meteorologischen Verben (donnern, blitzen, regnen usw.) ist die Subjektposition durch ein so genanntes *expletives es* (auch "Platzhalter-es") besetzt, vgl. Es regnet. Es schneit. Es blitzt.

Akkusativobjekt

Den Kern dieses Objekts bildet ein Nomen oder Pronomen, dessen Kasus (= Akkusativ) von einem Verb oder einem prädikativ gebrauchten Adjektiv regiert wird. Das Akkusativobjekt wird auch als *direktes Objekt* bezeichnet.

Beispiele:

Er liest das Buch.

Sie sieht ihn.

Der Erfolg ist den Aufwand wert.

Bei der Umformung eines Aktivsatzes in einen Passivsatz wird das Akkusativobjekt zum Subjekt des Passivsatzes:

Die Katze fängt die Maus. → Die Maus wird von der Katze gefangen.

Dativobjekt

Der Kasus (= Dativ) des Dativobjekts wird ebenfalls von einem Verb oder einem Adjektiv bestimmt. Das Dativobjekt wird auch als *indirektes Objekt* bezeichnet.

Beispiele:

Sie hilft ihrer Freundin.

Die Leute schenken dem Clown wenig Beachtung.

Sie gibt ihm das Buch.

Genitivobjekt

Das relativ seltene Genitivobjekt (Kasus = Genitiv) ist ebenfalls von einem Verb oder einem prädikativen Adjektiv abhängig.

Beispiele:

Die Bevölkerung gedachte der Opfer.

Sie erinnerte sich seiner.

Er erfreut sich bester Gesundheit.

Heute werden im Deutschen – im Besonderen in der gesprochenen Sprache – anstelle des Genitivobjekts meist Präpositionalobjekte verwendet:

Er erinnert sich ihres Geburtstages. → Er erinnert sich an ihren Geburtstag.

Präpositionalobjekte

Unter einem Präpositionalobjekt versteht man ein Satzglied mit einer Präposition und Nomen oder Pronomen im Genitiv, Dativ oder Akkusativ. Der Kasus wird dabei nicht vom Verb sondern von der Präposition zugewiesen. Die Präpositionen können verschiedene Kasus regieren. Des Weiteren ist die Präposition auch nicht immer frei wählbar, sondern tritt zusammen mit einem bestimmten Verb auf.

Beispiele:

Sie hängt den Picasso an die Wand.

Nun hängt der Picasso an der Wand.

Sie ist sich ihrer Sache sicher.

Er freut sich über das neue Buch.

Sie freut sich auf den Sommer.

Natürlich können in einem Satz auch mehrere Präpositionalobjekte auftreten:

Seit zwei Stunden warten wir auf den Installateur.

Kasusbestimmte Angaben

Neben den bisher besprochenen Objekten, die einen bestimmten Kasus benötigen, d.h. *kasusbestimmt* sind, gibt es weitere kasusbestimmte Satzglieder. Allerdings sind diese Satzglieder nicht von einem Verb oder (prädikativen) Adjektiv abhängig. Sie stehen *selbständig* und können somit auch bei Verben stehen, die keine obligatorische Ergänzung verlangen.

Beispiele:

Der Hund hat die ganze Nacht den Mond angebellt.

Eines Tages werden wir das Studium beendet haben.

adverbielle Bestimmungen

Unter den adverbiellen Bestimmungen versteht man die Umstandsbestimmungen der Zeit, des Ortes, der Art und Weise und des Grundes. Sie können im Satz auf verschiedene Weise auftreten:

- als Adverb bzw. adverbiell gebrauchtes Adjektiv:
  Er fliegt morgen. Sie schreibt schön. (dazu können noch weitere Adverbien kommen: Er fliegt ausnahmsweise morgen. Sie schreibt sehr schön.)
- als präpositionale Fügung (= Präposition + Substantiv):
  Sie schreibt mit einem Kuli. Er schreibt an seine Freundin. Sie liest jeden Tag.
- als flektierte Substantive im Genitiv oder Akkusativ (= *adverbialer Genitiv* bzw. *Akkusativ*):
  Eines Tages verließ er schnellen Schrittes das Haus. Jeden Abend übernachtet er in einem neun Hotel.

Aber auch Nebensätze können die Funktion einer adverbiellen Bestimmung übernehmen (= *Adverbialsätze*): Weil er Geld brauchte, überfiel er eine Bank.

Attribute

Die Attribute sind keine selbständigen Satzglieder, sondern sie sind von anderen Teilen des Satzes (Subjekt, Objekt, Prädikativ usw.) abhängig. Die Funktion der Attribute besteht darin, jenen Teil des Satzes, von dem sie abhängig sind, näher zu bestimmen. Die Attribute stimmen in Genus, Numerus und Kasus mit ihrem Beziehungswort überein. Attribute treten auf

als *Adjektive*:	der neue Film, das schöne Haus
als *Partizipien*:	das geschriebene Wort, der packende Roman
als *Pronomen*:	dieses Buch, unser Buch, manches Buch
als *Numerale*:	das vierte Buch, jedes Buch.

Bei diesen Beispielen handelt es sich um *vorangestellte* Attribute, aber wir finden auch *nachgestellte* Attribute, die auftreten

als *Adverbien*:	das Haus dort
als *Nomen im Genitiv*:	das Haus meines Vaters, das Lesen des Buches
als *Präposition + Nomen*:	die Teilnahme an der Sportveranstaltung, die Abfahrt am Morgen, die Getränke aus Milch.

Attribute können auch als *Infinitivkonstruktionen* auftreten: Der Sieger zu sein freute ihn sehr.

Natürlich können Attribute auch als Sätze auftreten (= *Attributsätze*): Das Buch, das ich heute gekauft habe, war nicht teuer.

Auch bei der eingangs bereits dargestellten *Apposition* handelt es sich um ein nachgestelltes Attribut, das im Kasus mit dem Bezugswort übereinstimmt.

Der *Artikel* wird aufgrund verschiedener Kriterien nicht zu den Attributen gezählt. So legen etwa die grammatischen Merkmale des Subjekts die Form seines Artikels fest (z.B.: Nominativ, feminin: die). Wir können den *bestimmten* Artikel (der, die, das) und den *unbestimmten* Artikel (ein, eine, ein) unterscheiden[92]. Zu beachten ist, dass die Verwendung des bestimmten oder unbestimmten Artikels die flektierte Form eines nachfolgenden Adjektivs verändert: ein kleiner grüner Steinefresser vs. der kleine grüne Steinefresser.

Zusammengesetzte Sätze

Bis jetzt haben wir uns einen Überblick über die Teile innerhalb eines (relativ) einfachen Satzes verschafft. Aber wie wir wissen, können alle besprochenen Satzglieder auch als so genannte *Nebensätze* bzw. *Gliedsätze* auftreten. Die Syntax der *komplexen Sätze* beschreibt die hierarchischen Beziehungen zwischen den Sätzen eines *Satzgefüges* oder einer *Satzreihe*. Unter Satzreihe versteht man miteinander verbundene "Hauptsätze" und Satzgefüge bestehen

92 Zu beachten ist aber, dass neuerdings auch weiter Elemente, wie z.B. Demonstrativpronomina, Possessivpronomina etc. zu den Artikelwörtern gerechnet werden. S. dazu Fleischer et al., 2001: p. 261.

aus übergeordneten “Hauptsätzen” und abhängigen “Nebensätzen”. Die Verbindungen einer Satzreihe werden auch als *Parataxe* bezeichnet und jene des Satzgefüges als *Hypotaxe*. Als entscheidendes Kriterium gilt dabei im Deutschen die Stellung des finiten Verbs, denn dadurch lassen sich Satzreihen von Satzgefügen unterscheiden. Die Position des finiten Verbs an zweiter Stelle weist auf eine parataktische Verbindung hin, wogegen das finite in satzfinaler Stellung auf eine hypotaktische Konstruktion hinweist:

a) Unser Flugzeug fliegt um 10 Uhr ab, wir werden jetzt ein Taxi rufen.

b) Wir rufen jetzt ein Taxi, denn unser Flugzeug fliegt um 10 Uhr ab.

c) Weil unser Flugzeug um 10 Uhr abfliegt, werden wir jetzt ein Taxi rufen.

In den Beispielen a) und b) handelt es sich jeweils um eine Parataxe, wobei die Verbindung ohne eine Konjunktion (a)) als *asyndetisch* und die mit einer Konjunktion (b)) als *syndetisch* bezeichnet wird. Bei c) handelt es sich um eine Hypotaxe, die von einer unterordnenden Konjunktion eingeleitet wird.

Im Folgenden wollen wir nun die “Nebensätze” (Gliedsätze) danach einteilen, welche Sätze sie ersetzen.

Subjektsätze

Sie stehen für das Subjekt:

Dass sie siegt, freut mich. – Ihr Sieg freut mich.

Zu diesem Essen eingeladen zu werden, … – Die Einladung zu diesem Essen …

Wer in diesen Film geht, … – Der Filmgeher …

Ob er kommt, … – Sein Kommen …

Objektsätze

Sie stehen für ein Objekt:

Sie sagt mir, wann sie abreist. – Sie sagt mir ihre Abreise.

Er fragt, wann der Zug kommt. – Er fragt nach der Ankunft des Zuges.

Attributsätze

Sie stehen anstelle eines Attributs:

Der Vorwurf, der nicht ernst zu nehmen ist, … – Der nicht ernst zu nehmende Vorwurf …

Das Buch, das noch nicht erschienen ist, … – Das noch nicht erschienene Buch …

Den Artikel, den sie schon jahrelang gesucht hat, … – Den jahrelang gesuchten Artikel …

Neben dieser Einteilung nach den Satzgliedern, für die bestimmte Sätze stehen, können wir die "Nebensätze" auch nach inhaltlichen Gesichtspunkten klassifizieren.

Temporalsätze
Sie geben einen Zeitpunkt oder eine Zeitdauer an und weisen auf die Zeitverhältnisse zwischen den in den Sätzen dargestellten Ereignissen hin:

Nachdem sie das Auto gesehen hatte, kaufte sie es.

Während er spielte, sah er den Vogel.

Sie wusste es schon, bevor er den Mund aufmachte.

Kausalsätze
Sie geben den Grund oder die Ursache einer Handlung an:

Weil der Flug verspätet ist, muss er noch eine Stunde warten.

Konditionalsätze
Sie geben die Bedingungen bzw. Voraussetzungen für die Handlung im Hauptsatz an:

Wenn du siegen willst, dann musst du mehr üben.

Finalsätze
Sie bezeichnen das Ziel oder den Zweck einer Handlung:

Um bequemer zu reisen, nehmen wir das Auto.

Konzessivsätze
Sie räumen etwas ein, das in einem gewissen Gegensatz zur Handlung im Hauptsatz steht:

Obwohl er es besser wusste, machte er den Fehler noch einmal.

Konsekutivsätze
Sie drücken die Folgen bzw. Wirkungen des Geschehens im Hauptsatz aus:

Der Schneefall war so stark, dass die Passstraße gesperrt werden musste.

Modalsätze
Sie beschreiben die Art und Weise des Geschehens im Hauptsatz näher:

Wir wissen nicht, wie wir an diesem Abend nach Hause gekommen sind.

Damit wollen wir diese überblicksartige Zusammenfassung der Darstellung syntaktischer Elemente durch die traditionelle Schulgrammatik abschließen und uns der Satzanalyse zuwenden, die sich aus einem anderen Modell herleitet und auf diese Weise neue und für die Analyse gestörter Sprache möglicherweise interessante Aspekte einbringen kann.

Satzanalyse

Bei der Satzanalyse wird ein Satz schrittweise in einzelne Segmente zerlegt. Im ersten Schritt entstehen zwei größere Konstruktionen (Phrasen), bei den zweiten kleinere Syntagmen usw. bis hin zu den Wörtern.

Beispiel:

/ Der nette Junge besucht die alte Frau. /

Erster Schritt: / Der nette Junge / besucht die alte Frau. /

Den ersten Teil bezeichnen wir als *NP* (= Nominalphrase), den zweiten Teil als *VP* (Verbalphrase); wobei dies nur Bezeichnungen sind, die noch nichts über die Funktion der Syntagmen aussagen. Es sind nur Benennungen, die allerdings gewissen mnemotechnischen Gegebenheiten entsprechen, denn prinzipiell könnte man diese Teile auch mit Nummern bezeichnen.

Was nun die Funktion betrifft, so fungiert die NP als *Subjekt* und die VP als *Prädikat.* (Wir beziehen uns dabei auf den weiten Prädikatsbegriff.)

Zweiter Schritt: / Der nette Junge / besucht / die alte Frau. /

Der Teil 'die alte Frau' ist gleich strukturiert wie der im ersten Schritt gewonnene erste Teil, daher wollen wir ihn auch als NP bezeichnen. Von der Funktion her stellt er eine *Ergänzung* (im 4. Fall = Akk.) des Verbs dar. Das heraussegmentierte Verb bezeichnen wir mit *V.* Schematisch dargestellt haben wir bis jetzt folgende Strukturen:

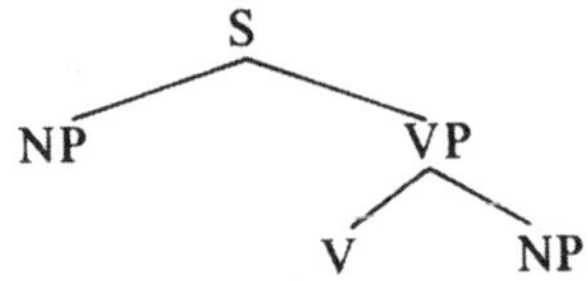

Dass diese Segmentierung nicht aus der Luft gegriffen ist, zeigt uns die *Verschiebeprobe* bzw. die *Ersatzprobe*. So können wir die beiden NPs als ganze Einheit verschieben, wobei einige morphologische Veränderungen vorgenommen werden müssen, was darauf zurückzuführen ist, dass Deutsch eine flektierende Sprache ist. (Natürlich ändert sich dabei auch die Bedeutung des

Satzes, was uns aber im Augenblick nicht zu kümmern braucht.) Die Ersatzprobe zeigt uns, dass sich jede der beiden NPs durch z.B. Pronomen ersetzen lässt (Er besucht sie).

Dritter Schritt: / Der / nette Junge / besucht / die / alte Frau /

Bei diesem Schritt haben wir die beiden NPs weiter in Elemente aufgespalten, die – wie die Ersatzprobe zeigt – sich getrennt ersetzen lassen (Ein Mann besucht das Mädchen).

Im nächsten Schritt können wir das verbliebene Syntagma weiter zerlegen.

Vierter Schritt: / Der / nette / Junge / besucht / die / alte / Frau /

Mit dieser Zerlegung sind wir auf der Wortebene angekommen. Die damit geschaffenen Segmente (Wörter) wollen wir wie folgt bezeichnen: Der = Artikel; nette, alte = Adjektiv; Junge, Frau = Nomen. (Natürlich wäre eine weitergehende Analyse in die einzelnen Morpheme auch noch möglich, jedoch brauchen wir uns auf dieser Ebene nicht weiter darum zu kümmern.)

Graphisch dargestellt sieht das Ergebnis dieser Analyse wie folgt aus, wobei wir die Darstellungsweise mit Hilfe von so genannten Strukturbäumen (Baumdiagrammen) wählen, die die Abhängigkeiten innerhalb eines Satzes recht deutlich vor Augen führt.

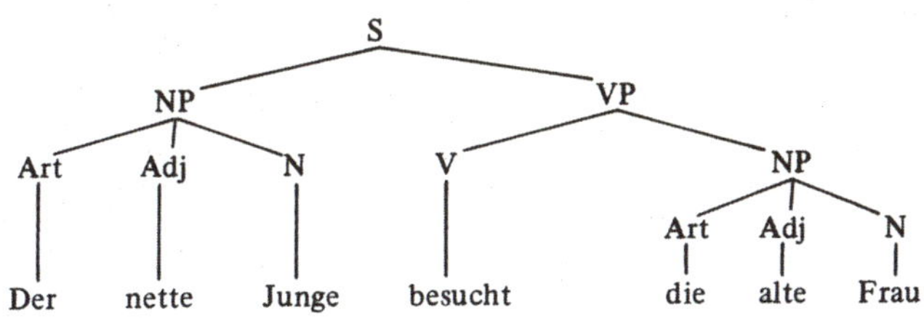

Bei mehrdeutigen Sätzen lassen sich die verschiedenen Interpretationen aufgrund der verschiedenen Abhängigkeiten recht deutlich darstellen. Der Satz "Franz erschoss den Löwen in der Hütte" ist insofern mehrdeutig, als

a) das Erschießen in der Hütte stattfand bzw.
b) der Löwe in der Hütte war.

Dies drückt sich auch in den folgenden Strukturbäumen aus:

a)

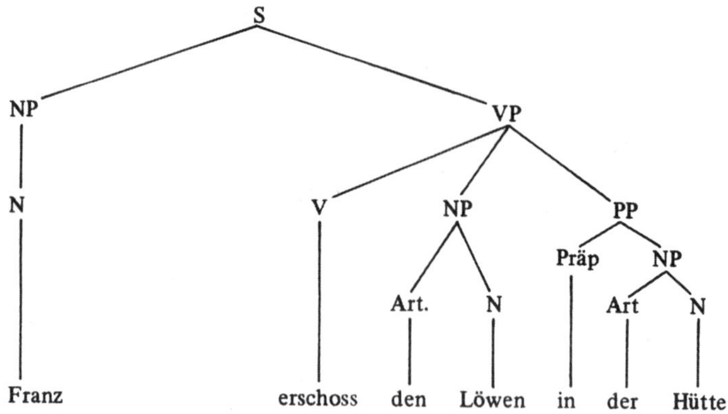

b)

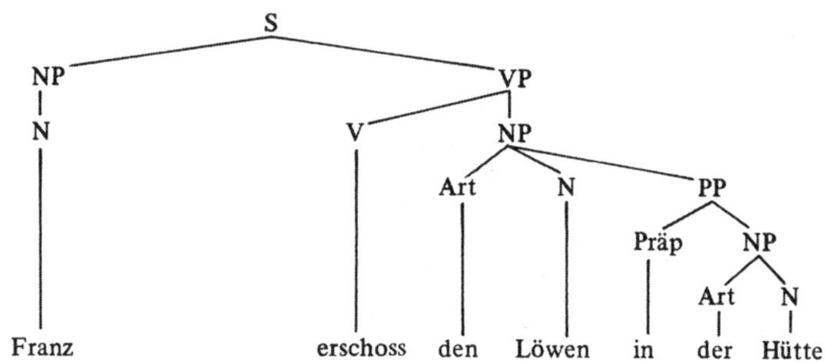

Satzmuster

Wir können uns nun einige Satzmuster des Deutschen mit Hilfe unserer Analyse näher ansehen. Dabei wollen wir mit einfachen Sätzen beginnen. Für den Aufbau des Satzes ist das Verb die wichtigste Wortart, da dadurch bestimmte "Leerstellen" geschaffen werden, die von entsprechenden Elementen (meist NPs) gefüllt werden müssen.

Der Vater schläft.	Struktur:	Art + N + V
Er singt.	Struktur:	Pron + V
Es regnet.	Struktur:	Pron + V
Franz ist mein Freund.	Struktur:	N + V + PosPron + N (Gleichsetzung)
Die Mutter kocht die Suppe.	Struktur:	Art + N + V + Art + N (Ergänzung im 4. Fall)
Georg läuft schnell.	Struktur:	N + V + Adv.
Maria hilft der Mutter.	Struktur:	N + V + Art + N (Ergänzung im 3. Fall)
Anton gibt dem Freund ein Buch.	Struktur:	N + V + Art + N + Art + N (Ergänzung im 3. + 4. Fall)
Der Professor lehrt uns die italienische Sprache.	Struktur:	Art + N + V + Pron + Art + Adj. + N (2 Ergänzungen im 4. Fall)
Der Vater geht in den Garten.	Struktur:	Art + N + V + Präp + Art + N (dabei wird das Syntagma "in den Garten" als Präpositionalphrase (PP) bezeichnet, die aus Präp + NP besteht).

Mit diesen Modellen können nicht nur einfache Sätze, sondern auch komplexe Sätze (Satzgefüge) analysiert werden. Bei den komplexen Sätzen können anstelle einzelner Syntagmen eines Satzes (Glieder) auch ganze Sätze stehen oder von einzelnen Elementen (z.B.: Nomina) können weitere Sätze abhängig sein (z.B. Relativsätze).

Beispiele:

a) Franz ist mein Freund, der immer zu mir hält.
Analyse: N V PosPron N RelPron Adv Präp Pron V

a)

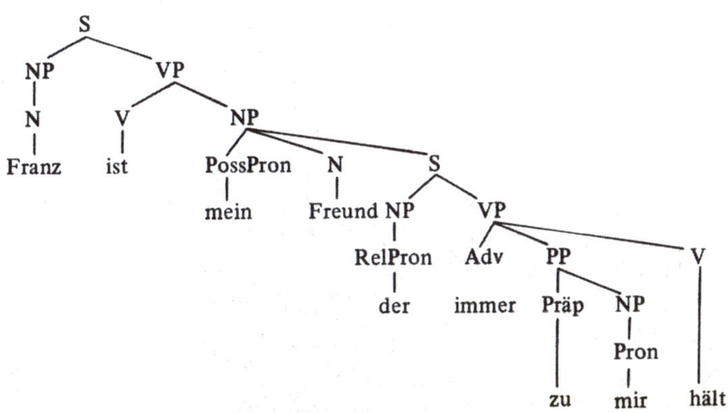

b) Was man ihm vorwirft, ist, dass er schnell vergisst.
Analyse: Pron Pron Pron V^{v} Konj. Pron Adv V S

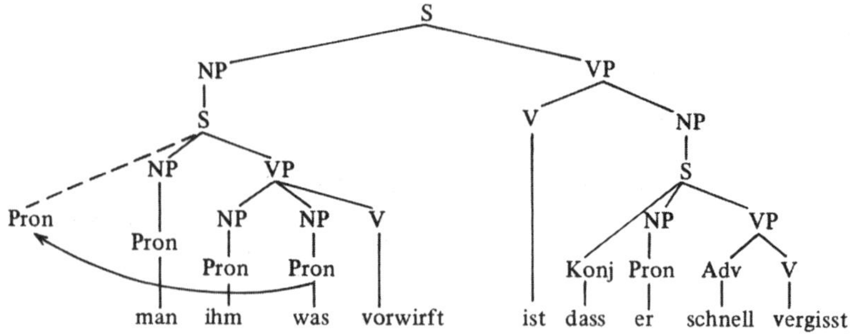

Hier haben wir das Problem, dass im ersten Gliedsatz (steht für ein Satzglied NP mit der Funktion Subjekt) ein Pronomen vorkommt, das eigentlich aus der VP kommt. Wir brauchen uns aber für die Analyse nicht damit beschäftigen, wie diese Verschiebung in der syntaktischen Theorie erklärt wird.

Das o.e. Problem der Verschiebung eines Elements im Satz hängt mit der Wortstellung zusammen. Wir sind in der Analyse – stillschweigend von der Wortstellung des Aussagesatzes ausgegangen, wo das finite Verb an zweiter Stelle steht. Nun haben wir bereits gesehen, dass dies nicht immer der Fall ist. In Gliedsätzen (eingebetteten Sätzen) steht es an letzter Stelle (vgl. die Beispiele oben). In diesem Zusammenhang müssen wir auch unser Beschreibungsmittel für das Verb erweitern, damit wir auch Fälle wie "Er hat ihn gesehen" analysieren können. Zu diesem Zweck führen wir ein Symbol *Aux* (= Auxiliar = Hilfsverb) ein. Somit sieht nun unsere Analysemethode im zweiten Schritt so aus: NP Aux VP. Wobei Aux nur dann verwendet wird, wenn es auch vorhanden ist. (Eigentlich müssten wir auch noch *M* für Modalverben einführen, vgl. Sätze wie: Er kann nach Hause kommen (Struktur: Pron + M + Präp + N + V) oder Er hat nach Hause kommen können (Struktur: Pron + Aux + Präp + N + V + M). Für unsere Analyse genügt es aber, wenn wir das Auftreten eines Modalverbs bei der Analyse notieren.

Die Stellung des finiten Verbteils bildet für die deutschen Sätze – wie wir bereits wissen – den Kern der Wortstellung, denn die anderen Glieder sind hinsichtlich ihrer Stellung relativ frei, wobei es Beschränkungen bzgl. der Pronomina insofern gibt, als beim Auftreten eines Pronomens und eines vollen Syntagmas das Pronomen vor dem vollen Syntagma stehen muss (vgl.: Er legte ihm die Hand auf die Schulter. Er gab ihm das Buch. Er gab es Franz.).

Eine Umformung von Sätzen sollte noch erwähnt werden, nämlich jene zur Bildung des Passiv. Dabei wird die NP mit der Funktion des Objekts eines Satzes zur Subjekt-NP des Passivsatzes gemacht. Die Subjekt-NP des ursprünglichen Satzes wird zu einer PP mit der Präposition von/durch. Beispiel: Die Mutter kocht die Suppe. Die Suppe wird von der Mutter gekocht.

Dabei kann mit Hilfe des Passivs der Täter einer Aktion unerwähnt bleiben, da die PP auch getilgt werden kann, ohne dass die Grammatikalität des Satzes darunter leidet (vgl.: Der Mann wurde ermordet.).

Grammatische Störungen

Den grammatischen Störungen sind naturgemäß mannigfaltige Untersuchungen gewidmet. Wir wollen uns hier aber nur auf einige allgemeine Überlegungen zur Analyse und einige exemplarische Beobachtungen beschränken.

Für die Analyse können wir verschiedene Teilbereiche unterscheiden.[93] Fehlleistungen und Störungen finden wir im Bereich der *Verbindung von Sätzen* (einzelne Sätze werden nur mit "und" verbunden, andere Konjunktionen (dann, weil etc.) werden gar nicht oder falsch eingesetzt), *innerhalb der einzelnen Teilsätze* (die Satzgliedstellung entspricht nicht der Norm), *innerhalb der Phrasen* (fehlende Artikel, Pronomen etc.) und bei *einzelnen Wörtern* (fehlende oder falsche Flexionsendungen, etc.).

Wir wollen uns zuerst dem morphologischen Bereich, also den Formen der Wörter, zuwenden und dazu einige Beispiele aus der Literatur wie auch aus eigenen Beobachtungen anführen. Im Folgenden wollen wir einige Beispiele zur Entwicklung des Morphems Plural anführen. So gibt es eine nichtveröffentlichte Untersuchung über die Pluralbildung von Kindergartenkindern im Alter von 2; 9 (= 2 Jahre, 9 Monate) bis 3;9 Jahren, in der die neun deutschen Pluralformen überprüft wurden. Aus den Ergebnissen lässt sich allerdings kein klarer Trend herauslesen, was weiter nicht wundert, da insgesamt nur 6 Kinder getestet wurden (Mugdan, 1977, p. 139).

Eine weitere Untersuchung von 22 Kindern im Alter von 3;4 bis 6;6 Jahren ergab für vier Jahrgangsgruppen keinen signifikanten Unterschied in der Anzahl der richtigen Pluralformen (Mugdan, 1977, p. 141).

Mugdan (1977) untersuchte die Pluralbildung bei 25 6 und 7 Jahre alten deutschen Kindern (Vorschule und 1. Klasse) mittels Pseudowörtern. D.h. den Kindern wurden Sätze wie "Das ist der [ˈʃmirl]. Nun sind es zwei. Es sind zwei ..." vorgegeben und im zweiten Satz sollten sie eine entsprechende Pluralform einsetzen. Der verhältnismäßig hohe Prozentsatz (71%-100%) an Antworten mit dem 0-Allomorph des Plurals lassen darauf schließen, dass die

93 Vgl. Crystal, 1981, p. 108ff.

Kinder bei diesen Aufgaben mit Pseudowörtern große Probleme hatten entsprechende Pluralformen zu bilden. Es gab auch keine Unterschiede zwischen den älteren und jüngeren Kindern. Mugdan interpretiert dieses Ergebnis so (p. 172), dass das Verhalten der Kinder nicht aufgrund von einfachen morphologischen Regeln beschrieben werden kann, sondern dass die Kinder nach Analogien suchten, indem sie von der Lautung der Wörter ausgingen.

Eine nicht im Detail veröffentlichte Untersuchung mit 16 Aphatikern deutscher Muttersprache ergab bei der Benennung von Pluralbildern zu 64% richtige Antworten, zu 20% die Verwendung des Singulars, und zu 10% sonstige falsche Pluralbildung. Da diese Untersuchung im Zusammenhang mit der oben erwähnten Untersuchung der Kinder aus dem Kindergarten und dem 1. Schuljahr steht, stellte man fest, dass sowohl die richtigen Antworten als auch die Fehler zwischen den beiden Gruppen "Kinder und Aphatiker" in etwa übereinstimmen (Mugdan, 1977, p. 141).

Nicht nur im nominalen Bereich sondern auch im verbalen Bereich haben Aphatiker Probleme mit Flexionsmorphemen. Z.B.: "... ich ah, immer, äh, äh, denken ... dann immer denken! Und, äh, äh, sprechen ..."

"... die Fremde nicht mehr die Krankheitsgeschichte wissen!..." (motorische Aphasie) (aus Peuser, 1978, p. 127).

Was nun die möglichen Fehlleistungen im Bereich der Wortbildung betrifft, so zeigen Aphatiker erfahrungsgemäß eher selten eine Vertauschung der einzelnen Elemente einer Zusammensetzung. Anders ist es hingegen bei Kindern, wo solche Vertauschungen durchaus auftreten können, sodass "Gummistiefel" als "Stiefel-Gummi" erscheint.

Bei Aphatikern hingegen tritt häufiger die Vertauschung bzw. Ersetzung eines Morphems einer Zusammensetzung auf: "Blei-stumpf. Teilweise helfen solche "Neubildungen" dem Aphatiker auch, sich bei Wortfindungsproblemen auszudrücken: "halb-braun" für "beige". Damit kann sich der Aphatiker (aber manchmal nicht nur er!) behelfsmäßig ausdrücken. Solche "Behelfsbildungen" leiten zu den so genannten Neologismen über. Neologismen sind Wortzusammensetzungen oder -bildungen, die zwar den morphologischen Regeln entsprechend gebildet werden, jedoch im Lexikon einer Sprache nicht "real" vorkommen, z.B. "Augenwasser" – für Tränen.

Bei Aphatikern könncn Verwechslungen bei der Anwendung der Wortbildungsmorpheme auftreten (hölzern wird zu hölzlich, hölzisch) oder die Wortbildungsmorpheme perseverieren (Zielwort Eichkätzchen wird zu Eichelchen, Eifelche, Eichelken).[94] Mit Hilfe der Wortbildungsmorpheme können so auch Neologismen entstehen: Gefrohigkeit, Tei-ligkeit, Undürf-

94 Das Beispiel ist aus Leischner, 1980, p. 24.

tigkeit oder (beim Nachsprechen: Zielwort Zufriedenheit) Zufriedigkeit. In den erwähnten Fällen sind zumeist zwei Wortbildungsmorpheme produktiv angewendet worden: -ig als Suffix zur Bildung von Adjektiva und danach die Suffixe -heit bzw. -keit zur Bildung eines Nomens.

Diese trennbaren Wortbildungsmorpheme können natürlich zu Vertauschungen führen (be-schlagen statt ge-schlagen, aus-sehen statt an-sehen) oder auch zu Weglassungen (standen statt ver-standen, etc.).

Zu den Weglassungen bzw. Verkürzungen sei noch angemerkt, dass es solche auch in der "normalen"-Sprache gibt: Last-kraft-wagen wird zu Lastwagen (vergleiche auch LKW), Bier-glas-deckel wird zu Bierdeckel, Regenschirm wird zu Schirm, Automobil wird zu Auto, Oberkellner wird zu Ober. Das Kennzeichen dieser Kürzungen besteht allerdings darin, dass die Vollformen rekonstruierbar sind und ihre Bedeutung klar ist. Bei Verkürzungen von Aphatikern werden in vielen Fällen die Morphemgrenzen nicht beachtet (vgl. Glaussalat statt Glashaussalat) oder es wird so viel weggelassen, dass die Rekonstruierbarkeit für den Hörer kaum mehr gegeben ist (vgl. Fußgang statt Fußgängerübergang).

Zusammenfassend kann man sagen, dass Aphatiker umso mehr Schwierigkeiten haben je länger ein Wort ist, so dass Zusammensetzungen oder Ableitungen meist gekürzt auftreten, wobei die Kürzung nicht unbedingt den morphologischen Regeln entsprechend durchgeführt wird. Bei Zusammensetzungen wird häufig ein Element, ein Morphem, durch ein anderes ersetzt. In manchen Fällen gelingt es dem Aphatiker auf diese Weise seine Wortfindungsprobleme zu umgehen. Aphatiker tendieren dazu, in Ableitungen die Wortbildungsmorpheme nicht entsprechend der "normalen" Bildung zu verwenden, so dass es dadurch zu Neubildungen (Neologismen) kommt. In vielen Fällen werden diese Morpheme auch weggelassen, was zu Problemen hinsichtlich der Rekonstruierbarkeit und damit auch des Verständnisses führt.

Aphatiker haben natürlich auch mannigfaltige syntaktische Schwierigkeiten: So sind sie aufgrund von Problemen mit dem Kurzzeitgedächtnis oft nicht in der Lage längere Sätze zu behalten, wobei die Grenze von sieben Elementen eine gewisse Rolle spielt, da Aphatiker nach der absoluten Länge (Silben oder Wörter) zu speichern scheinen. Bei der Produktion von Sätzen werden meist kaum mehr als 3 Satzglieder, abgesehen von Perseverationen, hervorgebracht. Dabei sind die Nomina am besten erhalten, so dass ein Satz wie "Der Mann gibt dem Kind ein Buch" als "Mann – Kind – Buch" auftreten kann. Dieser Stil wird gerne als Telegrammstil bezeichnet, da er sich auf die Nomina konzentriert und Artikel, Konjunktionen, Präpositionen, Adjektive und Verben weggelassen werden, wobei diese Verkürzungen im Detail nicht jenen in "echten" Telegrammen entsprechen. Durch die relativ gut erhaltene Semantik können die motorischen Aphatiker in solchen Fällen oft noch einigermaßen kommunizieren. Beispiel:

> "... und jemand / ä / zu Hause / mein Mann und ich / ä / Einladung / ä / eingeladen / und ich / ä / scht / ä / immer / ä / ä / stumm /..." (aus Peuser, 1978, p. 127)

Es fehlen den Motorikern die grammatischen Funktionswörter (grammatisch freie Morpheme) wie Artikel und Präpositionen, Auxiliare, die Kopula (= eine Form von sein) und statt flektierter Verbformen wird häufig die Infinitivform übergeneralisiert verwendet.

Vielfach sind Automatismen wie feste Redewendungen ("usw.", etc.) oder Flüche noch gut erhalten und diese werden dann als Füllwörter verwendet.

Vor allem flüssig sprechende sensorische Aphatiker verwenden solche Sprachklischees in Verbindung mit lebhafter Mimik und Gestik. Dabei ist es oft sehr schwer, die einzelnen Dysgrammatismen zu registrieren.

Die beiden Formen des Dysgrammatismus werden häufig mittels der Schlagwörter "Agrammatismus" und "Paragrammatismus" bezeichnet. Die genaue Bezeichnung für diese beiden Formen syntaktischer Fehlleistungen ist *elliptischer Dysgrammatismus* bzw. *substitutiver Dysgrammatismus*.[95] Wobei allerdings immer zu bedenken ist, dass die "reinen" Formen der beiden Arten des Dysgrammatismus nur selten vorkommen, sondern in der Praxis (z.B. bei vaskulärem (= gefäßbedingtem) Ursprung der Aphasie) meist in einem Mischungsverhältnis vorkommen. Dabei kann man, wenn man ein Kontinuum von der sensorischen Aphasie über die motorische und gemischte Aphasie zur Totalaphasie annimmt, eine Abnahme des substitutiven und eine Zunahme des elliptischen Dysgrammatismus feststellen. Die klinischen Aphasieformen bilden dabei relativ willkürliche Fixpunkte in einem hypothetischen Kontinuum.

Die folgenden Beispiele mögen als Veranschaulichung dienen: ("/" bedeutet eine, kurze Pause).

> "... ja! / ich / äh / immer / äh / äh / denken / äh / ihr? / ihr Buch? / aha! / richtig / dann immer denken! / und / äh / äh / sprechen / / und / äh / und jemand / äh / zu Hause / mein Mann und ich / Einladung / äh / eingeladen / und ich / äh /..." (Motorische Aphasie; aus Peuser, 1978, p. 127).

> "Äh / ich bitte 'ne Kleinigkeit / äh / tatsächlich und so weiter / ich persönlich und so weiter / diesen / äh / vor / äh / äh / vor Ta/gen! / die / der / mein Geburtstag / der war der / der Geburtstag da waren genau die S/Sonntag / dann wieder ungefähr / am Freitag / vor Freitag /..." (Sensorisch-amnestische Aphasie, aus Peuser, 1978, p. 417).

95 Peuser, 1978, p. 127ff.

Wir verwenden die Bezeichnung Dysgrammatismus als Oberbegriff für Agrammatismus und Paragrammatismus, die genauer als elliptischer und substitutiver Dysgrammatismus bezeichnet werden. Allerdings ist zu beachten, dass wir den Begriff des Dysgrammatismus zwar verwenden, er aber eigentlich ungenau ist. In der Aphasieforschung wird damit ein bestimmtes Erscheinungsbild sprachlicher Fehlleistungen bezeichnet, die sich genau genommen als Fehlleistungen auf verschiedenen sprachlichen Ebenen (Syntax, Morphologie, Satzsemantik) darstellen, d.h. auch in andere Analyseebenen fallen. Andererseits wird er aber auch als Krankheitsbegriff (dysgrammatisches Kind) verwendet. Wir wollen ihn jedoch beibehalten, da die in der Aphasie damit verbundenen Fehlleistungen durchaus als Regelverstöße auf den verschiedenen Ebenen der Grammatik (Morphologie, Syntax) und auch der Semantik angesehen werden können.

Für die Therapie wichtig ist nun die Verwendung von möglichst einfachen Sätzen mit eindeutiger Bedeutung. Schwierige längere Sätze werden von den Aphatikern selbst verkürzt. Wenn es nun möglich ist, den Aphatiker dazu zu bringen, solche Sätze gemäß den grammatikalischen (eigentlich syntaktischen) Bedingungen zu verkürzen, dann wird damit nicht nur das grammatikalische Verständnis wieder aufgebaut, sondern er erhält damit auch ein Erfolgserlebnis.

Beim Aufbau von Sätzen muss immer wieder darauf geachtet werden, dass die Erweiterung der einfachen Sätze langsam, schrittweise, vor sich geht, d.h. es soll von ganz einfachen Sätzen ausgegangen werden und die freien Erweiterungen (die syntaktisch nicht notwendigen Elemente) werden erst später hinzugefügt.

Trotzdem sollte immer eine so weit wie möglich vollständige Beschreibung der grammatischen Störung den Ausgangspunkt für die Therapie bilden. Dabei sollte immer im Auge behalten werden, dass das zentrale Anliegen der Analyse darin besteht herauszufinden, welche Systematizität dem sprachlichen Verhalten des Patienten zugrunde liegt. Sicherlich sind auch mehr oder weniger selektive Beobachtungen und/oder Kommentare über bestimmte besonders auffällige Merkmale einer grammatischen Störung (z.B.: Fehlen von Präpositionen und falscher Artikel: “Die Katze spielt die Schwanz”) nicht unwichtig und sie können auch für die Therapie genützt werden. Aber es gilt immer wieder zu bedenken, dass solche Analysen eine gewisse Tendenz zur Oberflächlichkeit und Unzuverlässigkeit mit sich bringen, sodass keinerlei Sicherheit besteht, dass der Therapeut auch wirklich bemerkt, was der Patient *nicht* verwendet hat bzw. *nicht* verwenden kann. Es werden immer mehr grammatische Merkmale fehlen als vorhanden sind und daher ist es unbedingt notwendig, möglichst systematisch und auch vollständig, auch die nicht-vorhandenen grammatischen Merkmale miteinzubeziehen. Das bedeutet natürlich, dass *alle* grammatischen Konstruktionen eines Patienten analysiert werden sollten, ganz gleich wie unvollständig oder anormal sie scheinen mögen. Denn es gilt immer zu bedenken, dass nur eine Analyse jener Sätze, die ein Patient nicht beendet oder überhaupt zu vermeiden sucht, auf seine tatsächlichen Probleme bei der Bildung von Sätzen hinweist. Sicherlich ist es kein Leichtes all diese Überlegungen in der Analyse und Therapie der Patienten einzubeziehen, vor allem bei der in der Praxis vorherrschenden Hektik und geringen Zeit um sich mit einem Patienten zu beschäftigen. Trotzdem sollten die oben getätigten Vorschläge die Leitmotive des Therapeuten darstellen.

Semiotik und Semantik

Semiotik

Unter *Semiotik* versteht man die allgemeine Wissenschaft von den Zeichen. Sie beschäftigt sich damit, was ein Zeichen erst zu einem Zeichen macht, und sie beschreibt die verschiedenen Arten von Zeichen und ihre Systeme. Die Semiotik befasst sich aber auch mit dem Gebrauch der Zeichen durch ihre Benutzer (Menschen, aber auch Tiere). Sie untersucht also die Beziehungen, die zwischen Zeichen bestehen; die Relationen zwischen Zeichen und ihren Bedeutungen; die Beziehungen zwischen den Zeichen und ihren Benutzern sowie die Beziehungen zwischen den Zeichen und der Wirklichkeit.

Ein wesentliches Zeichensystem, das der Mensch benutzt, ist natürlich die Sprache. Die Zeichen, d.h. die Wörter, die verwendet werden, ermöglichen, dass die Ergebnisse des Denkens mitteilbar werden. Inwieweit die Wörter (bzw. die Sprache) auch eine Rolle dabei spielen, wie Menschen die Ereignisse in ihrer Umwelt gedanklich verarbeiten, sei einmal dahingestellt.

Es ist natürlich zu erwarten, dass die Natur der Zeichen und ihre Beziehung zu dem, was sie bezeichnen, auch ein Thema für die Philosophie ist. So wurde bereits sehr früh erkannt, dass sprachliche Aussagen sehr komplex sind. Eine einfache Aussage besteht aus einem Namen und einem Begriff, der durch die Kopula <u>ist</u> verbunden ist: Sokrates ist ein Mensch. oder Waldi ist ein Hund. Von Aussagen dieser Art kann gesagt werden, dass sie entweder wahr oder falsch sind; d.h. dass sie auf die Welt zutreffen. Das bedeutet, dass es einen Sachverhalt gibt, der durch diese Aussagen entsprechend korrekt bezeichnet wird. Gibt es diesen Sachverhalt nicht, so ist die Aussage falsch. Von den einzelnen Elementen dieser Aussagen kann allerdings nicht gesagt werden, dass sie wahr oder falsch sind, denn es handelt sich dabei um Namen (Sokrates, Waldi) und Begriffe (Mensch, Hund). So stellt sich nun die Frage, welche Beziehung besteht nun zwischen ihnen und dem, was sie bezeichnen aber auch was ist es, das sie als Zeichen kennzeichnet.

Im Laufe der Zeit wurden diese Fragen immer wieder unter den verschiedensten Aspekten betrachtet und diskutiert, wobei auch sich daraus ergebende weitergehende philosophische Überlegungen einbezogen wurden. So kann man etwa davon ausgehen, dass Begriffe Gegenstände zu Klassen zusammenfassen: So kann sich *Mensch* oder *Hund* nicht nur auf Sokrates oder Waldi beziehen, sondern diese Begriffe können auf alle menschlichen Personen bzw. auf alle Tiere der Gattung Hund angewendet werden. Die Frage, die sich in diesem Zusammenhang stellt, ist nun, ob den Merkmalen *mensch-*

lich bzw. *hündisch* reale, d.h. allen Menschen bzw. Hunden zukommende Eigenschaften entsprechen oder nicht. Diese Frage wurde von Plato bejaht und auch von Aristoteles, allerdings in etwas vorsichtigerer Form.

Die menschliche Sprache ist also auch ein Zeichensystem und in diesem Sinne könnte die Linguistik auch als eine Teildisziplin der Semiotik betrachtet werden. Allerdings ist die menschliche Sprache sicher das am besten untersuchte Zeichensystem, was auf die bereits relativ weit fortgeschrittene Entwicklung der Sprachwissenschaft zurückzuführen ist. So könnte man auch sagen, dass die Linguistik mit ihren Methoden beispielhaft für die Untersuchung anderer Zeichensysteme als der Sprache wirkt.

Der Zeichenbegriff

Der grundlegende Begriff der Semiotik ist das Zeichen. Wie wir bereits gesehen haben, verwendet auch die Linguistik für ihre Analysen den Zeichenbegriff – im Sinne von sprachlichem Zeichen. Wir wollen uns daher auch im Folgenden vor allem mit den sprachlichen Zeichen beschäftigen. Wir werden versuchen festzustellen, welche Eigenschaften sie aufweisen, und zwar unabhängig davon, ob sie in geschriebener, gesprochener, tastbarer (Braille) oder auch gebärdeter Form (Gebärdensprache) auftreten.

Zuerst aber wollen wir uns einmal den allgemeineren Merkmalen von Zeichen zuwenden und uns die Charakteristika verschiedener Zeichensysteme näher ansehen.

Was sind nun eigentlich Zeichen? Für die meisten sind wohl Zeichen solche, die auch so bezeichnet werden: also ein Verkehrs*zeichen* (z.B. Stoppschild), ein Wort wie <Hund> und eventuell noch weitere (An-)Zeichen, wie die hohe Körpertemperatur bei einem Kranken, oder auch der Zeigerausschlag des Tachometers.

Wenn dies nun alles Zeichen sind, dann stellt sich als Nächstes die Frage, was haben alle diese Zeichen gemeinsam? Das Gemeinsame, das sich hier beobachten lässt, besteht darin, dass diese Zeichen in einer speziellen Beziehung zu etwas anderem stehen; d.h. dass sie für etwas anderes stehen oder auch etwas anderes anzeigen können. Diese Funktion lässt sich auch als *Stellvertreter*-Funktion bezeichnen. D.h. also wir können von einem Zeichen dann sprechen, wenn "etwas für etwas anderes steht".

Eine Eigenschaft, die Zeichen jeder Art zukommt, ist, dass sie den Zeichenbenutzern etwas darstellen können, ohne dass sie selbst dieses Etwas sein müssen. Dies ist natürlich äußerst praktisch, da uns damit über das Zeichensystem Sprache die ganze Welt zu Verfügung steht, ohne dass die Dinge, über die wir sprechen, auch physisch anwesend sein müssen.

Wenn wir nun die Aussage “Etwas steht für etwas anderes.” näher betrachten, so könnte man sie auch so formulieren: “Ein Zeichen steht für ein Bezeichnetes.”

Wenn diese Interpretation richtig ist, und alles bisher Gesagte weist darauf hin, dann bedeutet das, dass grundsätzlich *alles*, was über die Sinne wahrgenommen werden kann, ein Zeichen sein kann, allerdings nur unter der Voraussetzung, dass es *stellvertretend* für etwas anderes steht. Es besteht also grundsätzlich keine Beschränkung bezüglich dessen, was als Bezeichnetes fungieren kann, aber es muss eine Relation der Bezeichnung bestehen.

Grundsätzlich kann somit alles, was wir über die Sinne wahrnehmen können, auch durch Zeichen bezeichnet werden, d.h. Vorstellungen, Handlungen, Erinnerungen, Abstrakta, also alles, was überhaupt Gegenstand unserer Wahrnehmung oder Vorstellung sein kann. So können wir mit einer Laut- oder Buchstabenfolge auch auf etwas verweisen, das es nur in der Phantasie gibt, z.B.: [ˈaɪnhoən] <Einhorn>.

Zeichentypen

Wenn also grundsätzlich alles als Zeichen fungieren kann, stellt sich die Frage, ob sich die vielen Zeichen eventuell in größere Gruppen einteilen lassen. Für eine solche Einteilung können wir auf die Arbeiten von Charles Sanders Peirce (1931–58) zurückgreifen. Peirce unterscheidet drei Arten von Zeichen, die sich durch die Art und Weise ihrer Beziehung zum Bezeichneten unterscheiden: *Ikon*, *Index* und *Symbol*. Im Folgenden wollen wir nun diese drei Arten von Zeichen näher erläutern.

a) *Ikon*: Ein Zeichen ist ein Ikon, wenn seine Beziehung zu dem Gegenstand, den es bezeichnet, auf einem Abbildverhältnis, d.h. auf Ähnlichkeit, beruht. Diese Ähnlichkeiten können optischer Natur sein (vgl. Piktogramme) oder aber auch auf Lautlichem beruhen (vgl. onomatopoetische Ausdrücke).
   Bei einem ikonischen Zeichen können wir das Bezeichnete als Abbildung bzw. Abgebildetes (wieder-)erkennen. Die Voraussetzung dafür ist allerdings, dass wir wissen, wie die Dinge aussehen oder welche Geräusche sie machen oder welche Töne sie von sich geben usw., und auch dass wir die Technik der Abbildung kennen. In unserer Zeit, in der der globale Verkehr immer mehr zunimmt, spielen die so genannten *Piktogramme* eine nicht unwesentliche Rolle als ohne Hilfe von Sprache interpretierbare Zeichen. So finden wir solche Zeichen etwa für “Ausgang” auf den Flughäfen oder auch Bahnhöfen der verschiedenen Länder. Die dabei verwen-

deten Zeichen sollen eben nicht an eine Sprache gebunden sein und somit universell verständlich sein – zumindest prinzipiell. Denn in vielen Fällen ist doch wieder eine "Verbalisierung" des Abgebildeten notwendig bzw. hilfreich, um die Bedeutung zu erkennen (z.B.: Auf den Lärmschutzwänden der österreichischen Autobahnen findet man in bestimmten Abständen ein laufendes Männchen – Ikon für Notausgang. Doch nicht jedem Autofahrer ist auch sofort klar, was dies bedeuten soll.)
Ein Zusammenhang zwischen dem Ikonischen und dem Symbolischen lässt sich in der Entwicklung der Schriftsysteme feststellen. In den Anfängen der Schrift spielten natürlich Ikone eine große Rolle, wie das Beispiel unten zeigt:

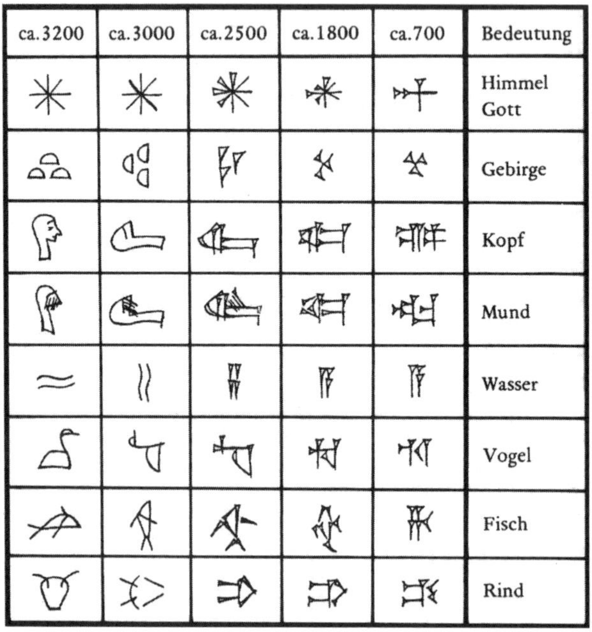

Abb. 10: Entwicklung einiger mesopotamischer Schriftzeichen (aus: Kuckenburg, 1989: 178)

b) *Index*: Ein Zeichen wird als Index bezeichnet, wenn es in einer kausalen Beziehung zum Bezeichneten oder Gemeinten steht: Das indexalische Zeichen (als Folge von etwas) lässt Rückschlüsse auf etwas anderes (einen Grund, eine Ursache) zu. So ist etwa Rauch in diesem Sinne ein Zeichen für Feuer, Lachen für Freude, ein bestimmter Dialekt für eine bestimmte regionale Herkunft, die Stimmqualität für das Geschlecht (und eventuell auch das Alter), die Lautstärke etwa für emotionale Zustände.

Die Voraussetzung für solche Schlüsse bildet natürlich unser Weltwissen, das wir sprachlich in "Wenn-Dann-Verhältnisse" fassen können: "Wenn es blitzt, dann donnert es auch." oder "Wenn ich einen Bekannten treffe, dann grüße ich ihn."
Im täglichen Leben machen wir häufig Gebrauch von solchen Schlüssen, indem wir ein Zeichen als Hinweis etwa auf einen Zustand oder eine Eigenschaft interpretieren. So kann eine bestimmte Kleidung auf einen bestimmten Beruf oder auch auf die Zugehörigkeit zu einer bestimmten Gruppe (z.B. "Punks") hinweisen. Allerdings können solche Schlüsse von der Kleidung auf die soziale Schicht auch falsch sein. Trotzdem bleibt bestehen, dass wir die verschiedensten Dinge als indexalische Zeichen interpretieren.

c) *Symbol*: Von einem symbolischen Zeichen spricht man dann, wenn die Beziehung zum Gegenstand weder auf einem Folgeverhältnis noch auf einem Ähnlichkeitsverhältnis beruht. Die Zeichen der menschlichen Sprache, in Laut und in Schrift, sind fast ausschließlich Symbole.
Bei einem symbolischen Zeichen erhält das Zeichen die Bedeutung über Konvention. Die Beziehung zwischen dem Zeichen und seiner Bedeutung ist willkürlich und unmotiviert. Die Bedeutung eines jeden symbolischen Zeichens muss also "gelernt" werden, da das Wissen über Zusammenhänge in der Welt hier nicht ausreicht, um die Bedeutung des Zeichens zu erkennen. In diesem Sinne sind also die sprachlichen Zeichen Symbole.
Eine Gruppe von sprachlichen Zeichen, die lautmalenden (onomatopoetischen) Wörter, scheinen dazu eine Ausnahme zu bilden (z.B.: "wauwau"). Allerdings ist nicht nur die Anzahl solcher Wörter im Deutschen sehr begrenzt, sondern es zeigt sich auch, dass in diesen Fällen die Laute nicht einfach abgebildet werden, sondern sie werden den lautlichen (bzw. auch orthographischen) Eigenschaften der jeweiligen Sprache angepasst. Dies zeigt sich bei einem Vergleich von solchen Wörtern in verschiedenen Sprachen: So machen Schweine im Englischen "oink", im Deutschen dagegen "quiek", oder der Hahn kräht im Deutschen "kikeriki" im Englischen hingegen "cock-a-doodle-doo". (Vgl. dazu auch den Abschnitt **Semantik.**)

Zeichenbenützer

In dieser Besprechung der Zeichen haben wir zwar implizit immer wieder auf einen grundlegenden Faktor Bezug genommen, den wir aber noch nicht konkretisiert haben, nämlich den *Zeichenbenützer*. Dabei handelt es sich insofern um eine fundamentale Größe als der Bezug auf ein Bezeichnetes – der *Referenzbezug* – immer nur durch den Zeichenbenutzer zustande kommen kann, denn Zeichen verweisen nicht von sich selbst aus auf etwas anderes. Das bedeutet, dass ein Zeichen nur dann für etwas stehen kann, wenn dieser Bezug von einem Zeichenbenützer aufgebaut wird. Referenz kann also nicht unabhängig von den Subjekten gedacht werden, die die Zeichen benützen.

Dieser Sachverhalt lässt sich im so genannten *semiotischen Dreieck* darstellen:

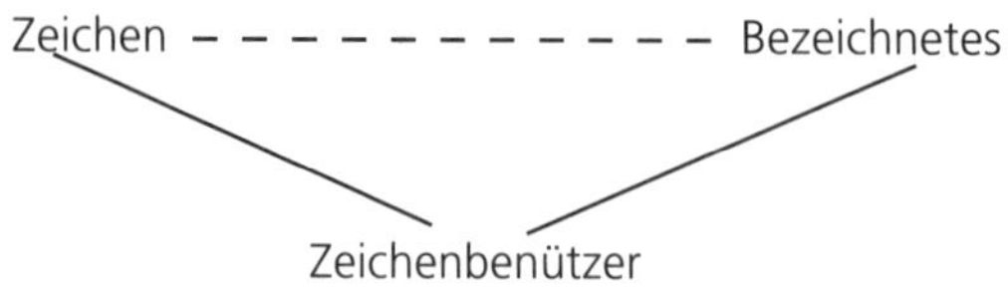

Der Bezug zwischen dem Zeichen und dem Bezeichneten wird also über den Zeichenbenützer hergestellt, was auch durch die unterbrochene Linie zwischen Zeichen und Bezeichnetes angedeutet wird.

Wenn wir nun kurz zusammenfassen, dann stellen wir fest, dass im Sprechen und Schreiben Zeichenformen verwendet werden, die wiedererkannt werden. Die Bedeutung dieser Zeichenformen und damit auch der kommunizierte Inhalt bleiben allerdings innerlich, denn die Dekodierung der Zeichen erfolgt im "Inneren" des Zeichenbenützers. Dies erscheint vielleicht nicht ganz einleuchtend, denn wir nehmen die Kommunikation im Allgemeinen so wahr, als seien die Bedeutungen direkt vorhanden. Die vielen vermittelnden Prozesse auf Seiten des Sprechers, wie die Intention eine Mitteilung zu machen, die Organisation dieser Mitteilung, das Abrufen der notwendigen Wörter aus dem mentalen Lexikon, die syntaktische Gliederung, das Abrufen der lautlichen Strukturen und schließlich die Produktion der Lautketten, und andere Prozesse des Verstehens, wie das Dekodieren und Zerlegen der lautlichen und syntaktischen Ketten, der Zugriff auf das mentale Lexikon etc. auf Seiten des Hörers bleiben meist unbeachtet. Die ganze Komplexität dieses "einfachen" Vorgangs der Kommunikation wird erst deutlich, wenn es zu Störungen im automatisierten Ablauf kommt, wie wir dies bei den verschiedenen Sprach- und Sprechstörungen beobachten können.

Abgesehen von solchen klinischen sprachlichen Störungen kann aber die Kommunikation auch aus anderen Gründen problematisch werden. Schließlich ist sprachliches Verstehen nur aufgrund der Konventionalität der sprachlichen Zeichen möglich. Aber die Bedeutung eines sprachlichen Zeichens ist nur teilweise stabil. Sie ist immer von Faktoren wie der Zugehörigkeit zu einer bestimmten Gruppe, dem Weltwissen, der Biographie der jeweiligen Kommunikationspartner abhängig. Somit entstehen hier Möglichkeiten für

Missverständnisse, wenn die Kommunikationspartner verschiedene Bedeutungen mit demselben sprachlichen Zeichen verbinden. (S. dazu auch den folgenden Abschnitt **Semantik**.)

Semantik

Die Semantik beschäftigt sich mit dem Studium der Bedeutung in der Sprache. Sie ist die Lehre von den Inhalten und Bedeutungen der Wörter und Sätze. Der Inhalt der Wörter und Sätze ist nicht in derselben Art und Weise beobachtbar wie es etwa die lautliche Realisierung von Wörtern und deren Kombination zu Sätzen sind. Wir können nur das Verhalten der Sprecher und Zuhörer beobachten und sie nach ihrem Verständnis, nach ihrer Intuition, nach ihrem Sprachgefühl befragen. Um diese doch recht umständliche Vorgangsweise abzukürzen, sind die Linguisten als Sprachbenützer häufig ihre eigenen Informanten. Damit jetzt nicht allzu persönliche Bedeutungskomponenten in eine semantische Analysemethode einfließen, begnügt man sich häufig mit der Analyse jener Inhalte, die eher allgemeingültigen Charakter haben.

Obwohl die Semantik ein Hauptgebiet, eine Hauptdimension, der sprachlichen Analyse ist, scheint die Entwicklung von Untersuchungsmethoden im Vergleich zu den anderen Ebenen des sprachlichen Ausdrucks etwas zurückgeblieben zu sein. Dies ist einerseits darauf zurückzuführen, dass sich die Linguisten mehr mit den deutlicher manifestierten Ebenen der Phonetik/Phonologie und der Grammatik (Morphologie und Syntax) beschäftigt haben, und andererseits auch, weil sich fundamentale Schwierigkeiten bei der Analyse der 'Bedeutung' und der Entwicklung eines entsprechenden Analyseinstrumentariums ergeben haben. Die Diskussion über die Natur der Bedeutung hat allerdings schon eine lange Tradition. Sie findet sich bereits in den Schriften von Plato und Aristoteles. Daher kommt es auch, dass sich die Philosophen schon länger mit dem Problem der Bedeutung befassen als die Linguisten und sich so eine starke philosophische Tradition hinsichtlich des Studiums der Bedeutung entwickelt hat.

Schon die alten Griechen diskutierten darüber, ob die Beziehung zwischen den Wörtern und den Dingen natürlich sei. D.h., ob die Laute bzw. das "Aussehen" der Wörter auf bestimmte Art und Weise die Charakteristika der Dinge der Realität, auf die sie sich beziehen, widerspiegelt. Oder ob diese Beziehung konventionell sei, d.h., dass die Verbindung zwischen der Lautform und dem bezeichneten Ding willkürlich (arbiträr) ist.

Wie wir bereits im Abschnitt **Semiotik** gesehen haben, besitzen die sprachlichen Zeichen bestimmte Eigenschaften: Sie verweisen auf Gegenstände und Sachverhalte der Umwelt, aber auch auf Gedanken und Vorstellungen und sie bestehen offensichtlich aus einer Form und der Bedeutung.

Die Beziehung zwischen der manifesten lautlichen Form und dem Inhalt eines Sprachzeichens ist *willkürlich*, denn keine Eigenschaft der einzelnen Elemente bzw. ihrer Kombination in z.B. /bet/ ("Bett") verweist auf den damit bezeichneten Gegenstand. Er könnte genauso gut /fas/ ("Fass") heißen. Allerdings scheint es doch einige Wörter zu geben, die in ihrer Form auf bestimmte Eigenschaften des Bezeichneten hinweisen (so genannte onomatopoetische (lautmalende) Wörter): so etwa ahmt die Bezeichnung /kukuk/ den Ruf dieses Vogels nach. Solche lautmalenden 'Wörter' werden vor allem für Geräusche verwendet. Dass jedoch selbst solche Lautkombinationen nicht bar jeglicher Arbitrarität sind, zeigt, dass die Kombination /tsiltsul/ (Hebräisch) wohl kaum als onomatopoetisch für Glockengeläute zu identifizieren ist. Wir können also sagen, dass solche lautmalenden Kombinationen zwar auch arbiträr aber lautlich *motiviert* sind.

Im Bereich der traditionellen Sprachstudien bezieht sich Semantik im Allgemeinen auf zwei Gebiete:

- Das Studium der Bedeutungen in historischer Hinsicht und die Beschreibung und Klassifizierung der Veränderung der Bedeutung der Wörter einer Sprache im Laufe der Zeit. Die Disziplin, die sich mit diesen inhaltlichen und auch lautlichen Veränderungen der Wörter vom frühesten Nachweis des Auftretens bis in neuere Zeit beschäftigt, wird *Etymologie* genannt.
  Einige Beispiele mögen den Bedeutungswandel erläutern: So bedeutete im Mittelhochdeutschen *hōchzīt* irgendein Fest, heute bezeichnet es nur mehr jenes anlässlich der Verehelichung. So beschränkte sich (auch im Mittelhochdeutschen) *vrouwe* auf adelige Frauen; *wîp* (das sich zum heutigen Weib weiterentwickelte) hatte die Bedeutung, die heute Frau hat.

- Die Bereitstellung einer Sammlung der Formen und Bedeutungen einer Sprache in Wörterbüchern. Das Schreiben von solchen Wörterbüchern hat eine lange Tradition in der Geschichte der Untersuchungen der Sprache. Sie wird als *Lexikographie* bezeichnet.

Für die klinische Anwendung wichtig sind die spezifischen linguistischen Konzepte und Methoden, die für die linguistischen Untersuchungen von Bedeutung sind.

Der Linguist betont die Notwendigkeit synchroner semantischer Sprachbeschreibungen, d.h. die Analyse des Zustandes einer Sprache zu einem bestimmten Zeitpunkt, im Allgemeinen des gegenwärtigen Sprachzustandes. Die Untersuchungen konzentrieren sich auf die semantischen Charakteristika der 'normalen' Alltagssprache. Dabei werden auch vergleichende Studien angestellt, in denen die Art und Weise der Strukturierung der Bedeutung in verschiedenen Stilen, Dialekten (regionalen sprachlichen Varianten) und Soziolekten (sozialen sprachlichen Varianten), aber auch in verschiedenen Sprachen und Kulturen untersucht wird.

Vor allem aber beschäftigt sich der Linguist mit der Erstellung der minimalen Einheiten der semantischen Beschreibung, indem er eine detaillierte Analyse einer Reihe von Wörtern und der sprachlichen Kontexte, in denen sie auftreten, zu erstellen versucht. Die Ergebnisse solcher Analysen lassen sich an den Studien zu den Wörtern, dem Vokabular, einer Sprache ablesen. Dabei wird das Vokabular einer Sprache als *Lexikon* bezeichnet.

Die Struktur des Lexikons

In unserer Beschreibung sind wir davon ausgegangen, dass die Sprache sich als ein zugrundeliegendes Netzwerk von Beziehungen zwischen Elementen bzw. Einheiten analysieren lässt. Daraus folgen für Semantik zwei Fragen:

a) Was sind die Einheiten des semantischen Systems?
und
b) Wie sind sie miteinander verbunden?

Auf diese Fragen wird die Antwort etwas verschieden sein, je nachdem, welche Elemente in ihrer Bedeutung untersucht werden, ob es sich um die der Phonologie, der Grammatik oder des Vokabulars handelt.

Der Analyse des Vokabulars wurde dabei eine zentrale Stellung eingeräumt. In diesem Zusammenhang treffen wir wieder auf ein Problem, das wir bereits im Bereich der Morphologie festgestellt haben: Was ist ein Wort? Wir haben gesehen, dass die Definitionen sehr mannigfaltig sind. In geschriebener Sprache sind Wörter durch Leerstellen voneinander getrennt; beim Sprechen allerdings sind Pausen zwischen den einzelnen Wörtern selten feststellbar (vgl. die Umsetzung ins Graphische: "Imfrühtauzubergewirziehnfallera" (aus: G. Grass, "Katz und Maus")).

Andererseits haben wir auch gesehen, dass die Wörter uns auch im Bereich der Syntax wieder begegnen, wo sie in Aneinanderreihungen Phrasen, Teilsätze und Sätze bilden. Die Wörter selbst sind – wie wir gesehen haben – aus Morphemen zusammengesetzt. Dabei haben wir auch festgestellt, dass ein Morphem aus einer Form und einem bestimmten Inhalt besteht, also eine Ausdrucks- und eine Inhaltsseite besitzt. Näher beschäftigt haben wir uns mit der Ausdrucksseite, der Form, und der Inhaltsseite, der Bedeutung, der gebundenen Morpheme, der Flexionsmorpheme und der Wortbildungsmorpheme. Die freien Morpheme haben wir nicht genauer untersucht.

Wir sind davon ausgegangen, dass wir die Wörter als empirisch gegebene Einheiten ansehen, die für eine Analyse in weitere (abstraktere) Elemente zerlegbar sind.

In einem solchen abstrakteren Sinn ist ein Wort auch jene Einheit, die den verschiedenen Varianten zugrunde liegt, die durch das Hinzufügen von Flexionsmorphemen bzw. Wortbildungsmorphemen entstehen. So könnte man sagen, dass "gehen", "gehend", "gegangen", (das) "Gehen" oder (der) "Geher" usw. Varianten des "Wortes" 'GEH-' sind.

Es gibt also genügend Möglichkeiten zur Verwirrung, daher wurde – wie wir bereits erwähnt haben – eine eigene Terminologie entwickelt, um die zugrundeliegende Form bezeichnen zu können: Sie wird als *Lexem* oder *lexikalisches Element* bezeichnet.

Dieser Begriff bezieht sich auf die den jeweiligen Varianten zugrunde liegende Einheit und somit ist das Lexem die minimale Einheit des Vokabulars und damit auch der *(lexikalischen) Semantik.*[96] Als Notationskonvention (= Beschreibungsform) werden wir, wenn immer wir von einem Lexem sprechen, es durch Großbuchstaben graphisch kenntlich machen. Wir wollen uns also zunächst mit dem Wortschatz, dem Lexikon, beschäftigen. Bei der Besprechung der Morphologie haben wir bereits die einzelnen Wortarten (auch Wortklassen) erwähnt, sodass sie hier nur noch einmal kurz angeführt werden sollen. Mit Hilfe der Wortarten wird bereits eine gewisse Unterteilung des Lexikons getroffen (den einzelnen Definitionen liegen verschiedene Kriterien zugrunde, die hier nicht besprochen werden sollen):

Verben, Nomen (oder Substantive), Adjektive, Adverbien, Pronomen, Artikel, Numeralien, Konjunktionen, Präpositionen und Interjektionen.

Lexeme werden normalerweise durch die Verwendung anderer Lexeme interpretiert und definiert. Gelegentlich ist es möglich oder sogar notwendig eine Definition durch Auf-etwas-Zeigen zu geben, d.h. *deiktisch* darauf Bezug zu nehmen. Die häufigere Methode aber ist der Versuch einer sprachlichen Definition. Das geschieht indem man sich auf andere Lexeme bezieht, um die Form und Funktion des fraglichen Lexemes zu erläutern.

---

96 In diesem Abschnitt behandeln wir primär die lexikalische Semantik (Wortsemantik). Wir werden aber auch einen Ansatz der Satzsemantik besprechen, die sich – wie das Wort schon sagt – mit der Bedeutung der Sätze beschäftigt. Daneben sei als weitere Möglichkeit der Beschäftigung mit der Bedeutung noch die Textsemantik erwähnt, die sich mit den inhaltlichen Zusammenhängen innerhalb von Texten, also auch von Sätzen untereinander, auseinander setzt.

Am deutlichsten wird die Abhängigkeit eines Lexems von einem (mehreren) anderen, wenn wir uns ein Wörterbuch ansehen: *Nutzen* → *Vorteil* → *günstig* → *Vorteil verschaffen*. Im Prinzip sind Wörterbücher gänzlich zirkulär aufgebaut. Allerdings fällt das meist (zumindest in guten) nicht so auf, weil verschiedene Stufen der Erklärung dazwischengeschaltet sind. Würden wir versuchen, Vektoren durch das Wörterbuch zu ziehen, würde dieses Netzwerk der Beziehungen sogleich offensichtlich werden. Die Aufgabe der Semantik besteht nun darin, diese Netzwerke zu beschreiben und Prinzipien aufzustellen, die die lexikalische Organisation einer Sprache bestimmen.

Wortfeld

Einen wichtigen Begriff hinsichtlich der Organisation des Lexikons stellt das *semantische Feld* (= Wortfeld) dar. Dabei gehen wir von der Annahme aus, dass das Vokabular in bestimmte Bedeutungsgebiete gegliedert ist. Innerhalb dieser stehen die einzelnen Lexeme in vielerlei Weise zueinander in Bezug und bestimmen einander auf verschiedenste Arten. Solche Felder sind z.B. 'Verwandte' mit den Lexemen: VATER, MUTTER, KIND, BRUDER etc., 'Farben' mit ROT, GRÜN, BLAU etc., 'Bewegungsvorgänge' mit GEHEN, LAUFEN, STEIGEN etc., 'Essen und Trinken' mit FRÜHSTÜCK, MITTAGESSEN, EI, ESSEN, KOCHEN etc.

Wir wollen uns dies anhand des "klassischen" Beispiels des Wortfelds 'Farbe' näher ansehen. Physikalisch gesehen bilden Farben ein Kontinuum. Bei der sprachlichen Verwendung werden jedoch mehrere Wörter benutzt, die das Kontinuum in einzelne Teile auflösen. Diese einzelnen Teile bilden so genannte diskrete Einheiten, die sich gegeneinander abgrenzen. Etwas, was blau ist, kann nicht gleichzeitig auch weiß sein. Die Aufteilung des visuell wahrnehmbaren Spektrums ist allerdings eine rein sprachliche, die von Sprache zu Sprache verschieden sein kann. So sind wir etwa gewohnt das Spektrum in rot, orange, gelb, grün, blau usw. sprachlich einzuteilen. Hingegen schreibt CONKLIN (1955, "Hanunóo color categories"), dass in dieser philippinischen Sprache alle dunklen Farben (schwarz, violett, dunkelgrün usw.) zusammengruppiert sind; ebenso die hellen Farben (hellgrün, gelb, hellbraun usw.). Die Kriterien dieser Kategorisierung sind offensichtlich Dunkelheit, Nässe, Helligkeit und Trockenheit (dazu gehören Farben wie rot, orange, rotbraun usw.). Dabei ist die Unterscheidung zwischen Nässe und Trockenheit nicht nur durch den Farbton bedingt (z.B. grün vs. rot), denn jener Teil eines frisch geschnittenen Bambus, den wir als braun bezeichnen würden, wird mit jenem Begriff beschrieben, der üblicherweise für hellgrün verwendet wird.

Ähnliches finden wir allerdings sogar im Deutschen: So besteht – im Bereich der Modefarben – durchaus ein Unterschied zwischen pink und rosa. Oder ist aubergine dasselbe wie violett? Jeder Modekenner bzw. jede -kennerin wird dies wohl verneinen.

Diese Beispiele sollten zeigen, dass die Inhalte der Farbwörter in referentieller Hinsicht eher ungenau sind. Ihre Stellung innerhalb des lexikalischen Felds einer Sprache ist allerdings festgelegt.

Bei einer Formalisierung der semantischen Felder entstehen aber viele theoretische und methodische Probleme. Eine solche Analyse wie die der Farbtermini lässt sich keineswegs über das ganze Lexikon hinweg durchhalten, denn vieles ist noch wesentlich unbestimmter als die Farbbezeichnungen bzw. als uns solche Analysen glauben machen. Trotzdem ist der Begriff des Wortfeldes intuitiv recht einsichtig und in gewissen beschränkten Gebieten des Lexikons lässt er sich offensichtlich auch recht gut verwenden.

Für unsere Zwecke ist die Analyse dieser eingeschränkten Gebiete von großem Interesse. In Therapiesituationen wird oft (auch intuitiv) mit einer etwas ungenauen Vorstellung von einem semantischen Feld gearbeitet: Man erarbeitet mit einem Patienten z.B. die Bezeichnungen für die Farben, Körperteile, Einrichtungsgegenstände, für Obst usw. Diese Bereiche stellen eigentlich nichts anderes als semantische Felder dar. Für gewöhnlich aber werden die einzelnen Bezeichnungen eher als ein Verzeichnis von Wörtern oder Bezeichnungen angesehen und nicht so sehr als eine strukturierte Einheit.

Sicherlich ist es schwer, Gründe dafür zu finden, warum eine Bildbenennungsaufgabe im Bereich 'Obst' gerade mit Apfel beginnt und nicht mit Birne oder warum im Bereich 'Einrichtungsgegenstände' meist mit Sessel begonnen wird und nicht mit Kasten.[97] Am Ende einer solchen Aufgabe bleibt es meist unklar, warum gerade diese spezifischen Begriffe gewählt wurden und nicht andere.

Wenn gewisse strukturelle Anhaltspunkte gefunden werden können, die auf eine hierarchische Organisation hinweisen, so kann das von Vorteil sein und man kann dadurch die Willkürlichkeit der lexikalischen Stimuli bei Benennungsaufgaben vermeiden. Auf diese Weise ist möglich festzustellen, ob es im System des Patienten ein bestimmtes Muster gibt oder nicht.

Wenn wir den Begriff des semantischen Feldes für die Zwecke der Analyse der Sprache des Patienten und auch für die Therapie verwenden wollen, müssen wir den lexikalischen Umfang eines jeden Feldes so beschreiben, dass

---

97 Es gibt aber offensichtlich "typischere" und "weniger typische" Vertreter eines Feldes bzw. einer Kategorie. (S. dazu unten den Abschnitt **Prototypensemantik**; s.a. Rosch-Heider, 1973.)

das jeweilige Wortfeld möglichst mit den Einteilungen und Unterscheidungen übereinstimmt, die der Patient verwendet. So hat es nur wenig Sinn, das Lexikon des Patienten in eine Handvoll eher abstrakter Felder einzuteilen (etwa: abstrakte Beziehungen, Materielles, Raum, intellektuelle Beziehungen, affektiver Bereich usw.). Die Arbeit mit solchen Feldern würde sofort einige tausend Lexeme einbeziehen. Aber auch das andere Extrem, ein zu kleines Feld, hätte nur wenig Sinn: Wenn etwa ein Patient besonders gut jene Lexeme beherrscht die sich auf etwa Autos beziehen, so ist er vielleicht von Beruf Mechaniker, aber eine solche Einschränkung lässt nur wenige Hinweise auf die allgemeinen lexikalischen Fähigkeiten des Patienten zu. Obwohl dieser Bereich für den Zugang zum Patienten und seinen Fähigkeiten genützt werden kann.

Für die Verwendung von semantischen Feldern in der Analyse und Therapie von Sprachstörungen muss versucht werden, einen Mittelweg zwischen den beiden erwähnten Extremen zu finden. Dieser mittlere Bereich hängt sicherlich davon ab, wie der Patient mit seinen Freunden, Verwandten, Bekannten usw. kommuniziert hat. Diese Bereiche variieren natürlich mit solchen Faktoren wie Interesse, sozialem Hintergrund, Beruf, Freizeitgestaltung usw.

Andererseits entwickeln sich Gespräche auch nicht willkürlich und die einzelnen Partner haben durchaus bestimmte Vorstellungen bezüglich der Allgemeinheit oder Spezifität, mit der ein Thema behandelt wird. Bestimmte Themen treten häufiger auf als andere und damit ist natürlich auch eine häufigere Verwendung bestimmter Lexeme verbunden. Um nun solche Felder von mittlerer Allgemeinheit zu konstruieren, wäre es notwendig die Gespräche der Therapeuten mit ihren Patienten zu untersuchen und aufgrund dieser Analysen die entsprechenden semantischen Felder zusammenzustellen.

Crystal (1981) berichtet von einer solchen Untersuchung und stellt dabei fest, dass in den 15-minütigen Beispielen von 40 Therapeuten 12 Felder bereits 55% der insgesamt verwendeten Lexeme umfassen: Zeit, Freizeit, Besitz, Leute, kognitive Aktivitäten, Quantität, Lokalisation (Orte und Plätze), Kommen und Gehen, sensorische Perzeption, Tiere, Essen und Mahlzeiten, Haus und Einrichtung. Allein 15 Verben sind für 60% aller verwendeten Verben verantwortlich, darunter solche wie: (be)nennen, kommen, gehen, geschehen, haben, sehen u.a. Die Ebene der Kategorisierung, die von den Therapeuten gewählt wurde, ist größtenteils sehr konkret und beschäftigt sich mit dem "Hier und Jetzt" der Klinik, der Schule oder dem persönlichen Hintergrund des Patienten. Ein semantisches Feld möge das noch illustrieren:

LEUTE: Mutter, Schwester, Bruder, Mama, Papa, Kindermädchen, Oma, Gatte, Gattin (Ehemann, Ehefrau), Schwiegertochter, Bub, Mädchen, Baby, Mann, Frau, Freund, Leute, Doktor, Lehrer (Crystal, 1981, p. 143). (Anzumerken ist noch, dass sich die Patienten sowohl aus Erwachsenen als auch aus Kindern zusammensetzten.)

Diese Beispiele zeigen, dass es durchaus möglich ist, mit dem Begriff des semantischen Feldes im Bereich der Analyse und Therapie sprachlicher Behinderungen zu arbeiten. Auf der Basis dieser Untersuchung schlägt Crystal (1981, p. 144) folgendes Inventar von semantischen Feldern für die Arbeit des Therapeuten vor (s. p. 175).

Dieses Inventar ist natürlich nur eines von mehreren möglichen und erhebt keinen Anspruch auf Vollständigkeit sowie auch die Unterteilungen durchaus anders getroffen werden können. Dabei darf nicht vergessen werden, dass solche Vorschläge immer nur eine gewisse beschränkte Gültigkeit besitzen und nach Bedarf auch geändert werden können bzw. sollen oder sogar müssen, d.h. also dem jeweiligen Patienten angepasst werden müssen.

Solche Einteilungen bringen natürlich einige Probleme mit sich: So ist es gar nicht so eindeutig, ob FENSTER oder TÜREN zum Inneren oder zum Äußeren eines Hauses gehören. Prinzipiell kann man sagen, sowohl als auch. Es hängt immer vom jeweiligen Standpunkt bzw. vom jeweiligen gerade zu erarbeitenden semantischen Bereich ab. Solche problematischen Beispiele weisen bereits darauf hin, dass viele Elemente des Lexikons von verschiedenen Gesichtspunkten aus klassifizierbar sind. So ist TASSE oder SCHALE oder HÄFERL sowohl ein "Behälter" als auch zu "Essen und Trinken" gehörend. Dabei handelt es sich einmal um die Form und das andere Mal um die Funktion der genannten Elemente. Dieser Unterschied bringt es auch mit sich, dass viele Lexeme doppelt bzw. mehrfach klassifiziert werden können.

Bei solchen Mehrfachklassifikationen kann man versuchen, eine primäre Funktion eines Lexems festzulegen. Allerdings ist auch dies nicht immer gerade leicht: Welches ist etwa das primäre Feld von BUCH? Ist es Freizeit? Ist es Beruf oder Sprache? Oder gehört es primär zu den Waren? Solche Unterscheidungen werden in der linguistischen Analyse vor allem nach der Intuition des jeweiligen Forschers getroffen, so dass sich die Wortfelder, obwohl eigentlich recht plausibel, so lange keiner besonderen Wertschätzung erfreuen bis es gelingt, spezifisch linguistische Kriterien zur Erstellung und Gliederung der semantischen Felder zu entwickeln. Im klinischen Bereich können wir uns bei solchen Einteilungsproblemen, wie dem oben angesprochenen, vom Patienten bzw. seinen beruflichen, sozialen, lokalen usw. Hintergrund leiten lassen. Sodass etwa BUCH für einen Lehrer primär in den

Allgemeine Charakterisierung	Beispiele der 1. Abstraktionsebene	Beispiele der 2. Abstraktionsebene
Menschliche Gestalt	Leute	Familie, Besucher; weiblich, männlich
	Körper und Körperteile	Gesicht, Gliedmaße, Figur
	Bekleidung	Äußeres, Unterkleidung, Accessoires
Menschliche Lebensweisen	Bewusstsein	Besitz, Affektives, Urteile
	Essen und Trinken	Getränke, Früchte, Fleisch, Gemüse
	Gesundheit	Krankheiten, Medikamente
Menschliches Leben	Routinen	Mahlzeiten, Schlafen, Morgen-(-Abend-)toilette
	Freizeit	Fernsehen, Bücher, Kunst, Sport
Nicht-menschliche Bewegungsvorgänge	Bewegung	Prozesse, Kommen/Gehen, Augenblicke
	Bewegende	Straße, Schiene, Luft, Wasser
	Fauna	Tiere, Vögel, Insekten, Fische
Häusliche Umgebung	Zuhause	Räume, Merkmale im Inneren, Merkmale im Äußeren
	Möbel	Küche, Badezimmer, Allgemein
	Flora	Bäume, Blumen
Gebrauchsgegenstände	Werkzeuge	Zuhause, Garten, Beruf
	Behälter	Vollständige Teile davon
	Maschinen	Fabriks-, im Heim
	Energie	Elektrizität, Benzin
Soziales Umfeld	Welt	-All, Erde, Wetter
	Gebäude	bäuerliche, Geschäfte, öffentliche
	Institutionen	Religion, Gesetz, Regierung
Dimensionen	Ausdehnung	Größe, Form, Maße
	Farbe	Helligkeit, primäre Farben
	Zeit	Tag, Jahr, Häufigkeit
	Ort	Hier und Jetzt, Abwesendes

Bereich des Beruflichen einzuordnen wäre. An dieser Stelle gilt es anzumerken, dass die o.e. unterschiedlichen Klassifizierungsmöglichkeiten von einzelnen Lexemen auf unterschiedliche Gesichtspunkte bei der Erstellung von Wortfeldern zurückgehen. Einerseits lassen sich Felder so erstellen, dass ihre Mitglieder sich nur in einzelnen "Merkmalen" ihrer eigentlichen Bedeutung unterscheiden (vgl. etwa die Beispiele für "Behälter"), oder andererseits besteht die Möglichkeit das jeweilige Feld so zu fassen, dass (im eigentlichen Wortsinn) assoziierte Elemente ebenfalls dazugehören (vgl.: das "primäre" Feld von Buch). Welche dieser Einteilungen für den Bereich der Pathologie und ihrer Therapie vorteilhafter ist und ob eine strenge Trennung dieser beiden Bereiche Vorteile bringt, lässt sich nicht entscheiden. Untersuchungen zum mentalen Lexikon deuten darauf hin, dass beide Klassifikationskriterien eine gewisse Berechtigung haben.

Solche und ähnliche Probleme bedeuten, dass wir bei der Anwendung eines Wortfeldmodells im klinischen Bereich sehr vorsichtig sein müssen. Aber so lange wir uns der Gefahr der Willkürlichkeit bewusst sind, ist es durchaus möglich mit Hilfe des Begriffs des semantischen Feldes bestimmte Beobachtungen bezüglich der Fähigkeiten des Patienten einzuordnen, seine Lexik inhaltlich zu analysieren und von speziellen Wortfeldern aus auch therapeutische Aktivitäten bezüglich eines Vokabulars zu setzen.

Mit Hilfe des Modells des semantischen Feldes lassen sich in bestimmten relativ eindeutig abgegrenzten Bereichen mögliche "lexikalische Lücken" im Vokabular eines Patienten entdecken. D.h., ob ihm ein bestimmtes Lexem an einer bestimmten Stelle in seinem Lexikon fehlt. Wenn man die Unterscheidung männlich/weiblich auf das Feld Leute anwendet, so zeigen sich bestimmte Parallelen in der Strukturierung, die der Patient eventuell nicht vollständig beherrscht (mit Ø angezeigt):

JUNGE	MÄDCHEN
VATER/PAPA	MUTTER/MAMA
SOHN	TOCHTER
GATTE	GATTIN
BRUDER	SCHWESTER
ONKEL	Ø
NEFFE	Ø
GROSSVATER	GROSSMUTTER

Eine solche Feststellung lässt sich relativ leicht in jenen Feldern treffen, deren Strukturierung und Abgrenzung recht eindeutig festgelegt ist, wie etwa im Bereich der Verwandtschaftsbezeichnungen.

Häufig wird zur Überprüfung des Lexikons der Patient danach gefragt, was er z.B. über Weihnachten weiß. Dabei werden üblicherweise (auch im Sinne von statistisch häufiger) Antworten zu erwarten sein, die Lexeme, wie URLAUB, FERIEN, CHRISTBAUM, GESCHENKE, KERZEN etc. enthalten. D.h. also Elemente, die einer gewissen "Norm" entsprechen, die für die sprachliche Behandlung des Themas Weihnachten gilt. Problematischer wird es hingegen, wenn Lexeme wie SEGELN, SURFEN, BAHAMAS, TAUCHEN u.ä. auftreten. Sicherlich besteht auch in einem solchen Fall die Möglichkeit diese etwas außerhalb der "Norm" liegenden Antworten aus der persönlichen Biographie des Patienten zu erklären. Wenn aber das Verhalten eher als zufällig zu bezeichnen ist, dann ist zu erwarten, dass auch andere Gebiete davon betroffen sind. Sodass auch auf Fragen wie: Was ist auf einem Schreibtisch? oder: Was finden wir in einer Stadt/einem Dorf etc. eher nur zufällige und der Erwartung zuwiderlaufende Elemente geantwortet werden.

In solchen Fällen kann man, um die Sache einigermaßen in den Griff zu bekommen, wohl nur innerhalb der semantischen Strukturen zu bleiben versuchen, die von der Sprache vorgegeben sind, die allerdings nur einen Teilbereich aller möglichen assoziativen Verbindungen, die zu einem bestimmten Thema möglich sind, beinhalten. Thema ist aber nicht mit semantischem Feld gleichzusetzen, sondern es ist wesentlich weiter und enthält Elemente aus verschiedenen Wortfeldern (z.B. Thema Stadt, Wortfelder: Gebäude, Verkehrsmittel, Leute usw.).

Strukturelle Beziehungen im Lexikon

Eine Beschreibung der Struktur des Lexikons versucht die Beziehungen, die zwischen den einzelnen Lexemen bestehen, zu analysieren. Dies erfolgt auf den beiden bereits bekannten Ebenen, der syntagmatischen und der paradigmatischen. Auf der syntagmatischen Ebene werden die Lexeme bezüglich ihrer Fähigkeit zu der Kombinierbarkeit in Sequenzen betrachtet. Auf der paradigmatischen Ebene werden die Lexeme von der Möglichkeit her, an einer bestimmten Stelle verwendet zu werden, betrachtet (vgl. a. p. 34).

Der dicke Elefant fürchtet sich vor der kleinen Maus.

fette winzigen Paradigmatische Beziehung
hässliche großen
.
.
. Kater . Henne
.
.
.

← Syntagmatische Beziehung →

Paradigmatische Beziehungen

Wir wollen mit dem besser untersuchten Bereich, den paradigmatischen Beziehungen, beginnen. Bei einigen lexikalischen Ersetzungen, die in einem Satz auftreten können, ist eine Analyse der Relationen, ihrer Bedeutungen möglich. Eine solche Relation lässt sich einmal so feststellen, dass wir "das Gefühl haben", dass zwischen den Lexemen von bestimmten Sätzen eine – offensichtlich systematische – Korrespondenz besteht. So stellen wir intuitiv eine Beziehung zwischen den Lexemen der folgenden Sätze fest (die anderen Lexeme werden als Wörter geschrieben):

Franz zog in die neue Wohnung ein. vs. Franz zog in das neue Zimmer ein.

Franz zog in die neue Wohnung ein. vs. Franz zog in die alte Wohnung ein.

Franz zog in die neue Wohnung ein. vs. Franz zog aus der neuen Wohnung aus.

Welche Bedeutungsbeziehungen können nun bestehen?

Von **Synonymie** spricht man dann, wenn eine Bedeutung in mehreren sprachlichen Formen erscheint: Orange – Apfelsine, verstecken – verbergen, Frauenarzt – Gynäkologe.

Es ist allerdings strittig, ob es echte Synonyme gibt oder ob sich nicht jedes Wort in Nuancen von anderen unterscheidet. So lässt sich im Satz a) verstecken ohne besondere Probleme durch verbergen ersetzen, jedoch nicht mehr so in Satz b):

a) Er versteckt sein Gesicht. – Er verbirgt sein Gesicht.

b) Die Mutter versteckt die Ostereier im Garten. – Die Mutter verbirgt die Ostereier im Garten.

Die folgenden Lexeme sind zwar in den meisten ihrer Kotexte austauschbar, doch unterscheiden auch sie sich in feinen Bedeutungsnuancen: KETTENFAHRZEUG vs. PANZER, ADVOKAT vs. RECHTSANWALT.

Diese letzteren Beispiele weisen darauf hin, dass nicht nur die Ko- bzw. Kontextabhängigkeit von Synonymen zu beachten ist, sondern, dass auch noch weitere Bedeutungskomponenten in der Gesamtbedeutung eines Lexems eine Rolle spielen.

In diesem Zusammenhang unterscheidet man zwischen der *denotativen Bedeutung* (*Denotat*) und der *konnotativen Bedeutung* (*Konnotat*). Das *Denotat* ist die kognitive, die intellektuelle Bedeutung. Mit *Konnotat* werden die emotionalen und assoziativen "Nebenbedeutungen" bezeichnet.

So bezeichnen in unserem Beispiel die beiden Lexeme Rechtsanwalt und Advokat dasselbe Element des außersprachlichen Bereichs: "jemanden, der den Beruf eines Rechtsanwaltes ausübt" = das Denotat. Bei Advokat kann jedoch eine etwas abwertende Komponente dazu kommen (vgl. a. WINKELADVOKAT). Diese negative Komponente bildet das Konnotat.

Im Konnotat werden solche emotionale und assoziative Bedeutungskomponenten zusammengefasst, aber auch bestimmte idiosynkratische Merkmale, d.h. Merkmale, die durch z.B. persönliche Erfahrung in die Gesamtbedeutung eines Lexems eingebracht werden. Wenn etwa das Lexem Tisch gehört/gelesen wird, so werden sich verschiedene Menschen wahrscheinlich verschiedene Tische – runde, eckige, mit drei oder vier Beinen, Couchtische, Gasthaustische usw. – vorstellen. Alle diese Vorstellungen haben einige Merkmale gemeinsam; das werden funktionale und auch formale sein; eben jene die das "Tischhafte" ausmachen. Nun könnte man dieses Gemeinsame als das Denotat von Tisch bezeichnen und die Kennzeichen der individuellen Vorstellung als das Konnotat.

Wie wir gesehen haben, können Denotat und Konnotat nur unter Berücksichtigung des sprachlichen und situativen Kontextes (des Ko- und Kontextes) bestimmt werden. Die Beispiele haben gezeigt, dass man durch die Substitution in verschiedenen Kotexten Unterschiede in der Bedeutung entdecken kann (vgl. VERSTECKEN vs. VERBERGEN). Die aufgezeigte Abhängigkeit von ko- und kontextuellen Faktoren bringt gewisse Konsequenzen für die Anwendung im klinischen Bereich mit sich. So kann eine Frage nach Lexemen, die "das Gleiche" bedeuten ohne Angabe eines Kotextes zu einiger Verwirrung führen. So wären auf eine solche Frage bezüglich gut eine ganze Reihe von Lexemen, wie z.B. ANGENEHM, SCHÖN, GERECHT, usw. als Antwort möglich.

Sicherlich besteht eine gewisse Überlappung in der Bedeutung zwischen diesen Lexemen (partielle Synonymie), aber es besteht keine Identität. Durch die Verwendung eines Kotextes können stilistische Unterschiede, regionale Unterschiede und emotionale Unterschiede miteinbezogen werden.

Hyponymie: Sie bezeichnet den Sachverhalt der Inklusion, des Einschließens, von Bedeutungen. Die untergeordneten Termini werden als Hyponyme bezeichnet. "Kohyponyme" sind dann solche Elemente, die ein gemeinsames übergeordnetes Element haben (PFERD, HUND, KATZE sind Kohyponyme von TIER; ROSE, LILIE, NELKE sind Kohyponyme von BLUME). Mit Hilfe des Begriffs Hyponymie lässt sich die hierarchische Struktur des Lexikons recht anschaulich darstellen. Wir wählen ein wegen der Konventionalität der Klassifizierung recht einsichtiges Beispiel (s. Crystal, 1981; S. 148):

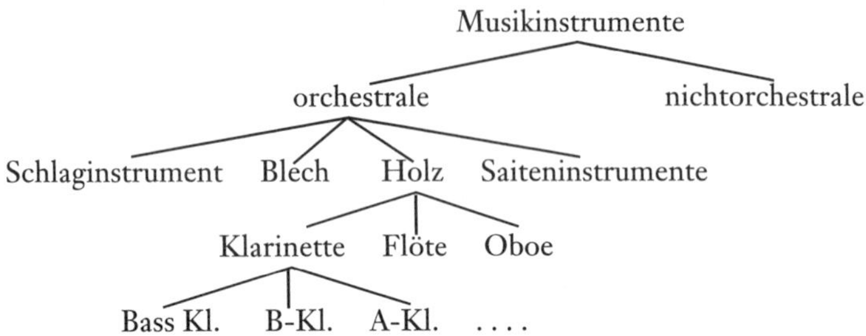

Alle untergeordneten Termini, die ein gemeinsames *Hyperonym* (Oberbegriff) haben, sind Kohyponyme des jeweiligen Hyperonyms.

Nicht alle Bereiche des Lexikons lassen sich so klar aufgliedern. So ist eine solche hierarchische Klassifikation von Verben der Bewegung schon schwieriger durchzuführen. Eine Möglichkeit wäre, eine erste Trennung zu ziehen zwischen Fortbewegungsarten mit Hilfe der eigenen Beine und durch andere Hilfsmittel. Dies entspräche dem Unterschied zwischen gehen und fahren als erste Differenzierung. Es soll hier allerdings nicht der Versuch gemacht werden, weitere Gliederungen aufzustellen, sondern die dargestellten Beispiele mögen als Anschauungsmaterial genügen. Anzumerken ist noch, dass es möglicherweise einen Unterschied zwischen den konventionell geschaffenen Einteilungen und jenen, die auf "natürliche" Weise im geistigen Lexikon eines Individuums entstanden sind, gibt. So zeigen Untersuchungen, dass Testpersonen schneller entscheiden können, dass ein Säugetier zur Kategorie Tier gehört als zur Kategorie Säugetier. Das würde darauf hinweisen, dass eine direktere Beziehung zwischen z.B. KUH, HUND, etc. und TIER besteht, dass diese also Kohyponyme zu TIER sind, und eher nicht zu SÄUGETIER, was der – meist erst später gelernten (im Gegensatz zur im Spracherwerb erworbenen) – biologischen Gliederung entspricht[98].

Andererseits läge eine weitere Erklärungsmöglichkeit in der Annahme von verschiedenen "Abteilungen" im geistigen Lexikon, die nach vorhandenen kontrastierenden Elementen aufgebaut sind. So würde etwa SÄUGETIER nur

98 Vgl. dazu Stachowiak, 1979, p. 182f.

im Kontrast zu z.B. INSEKT, PFLANZE oder FISCH abgerufen werden. Wir wollen uns jedoch hier nicht weiter mit den Hypothesen zur semantischen Organisation des geistigen Lexikons befassen. Hervorzuheben ist, dass bei der Arbeit mit der hierarchischen Struktur des Vokabulars auf die Konventionalität und "Natürlichkeit" einer solchen Einteilung geachtet werden muss.

Wichtig ist allerdings hervorzuheben, dass ein gewisser Grad von hierarchischer Organisation ein wichtiges Kennzeichen aller Bereiche des Vokabulars zu sein scheint. Daraus ergibt sich für eine Untersuchung des lexikalischen Bereichs eines Patienten die Aufgabe festzustellen, auf welchen Abstraktionsebenen, definiert durch die lexikalische Hyponymie, er arbeiten kann. Dabei rufen bei dem einen Patienten z.B. Bildstimuli von Rosen oder Tulpen die Antwort "Blume" hervor, vielleicht auch noch "rote Blume". Dies würde darauf hinweisen, dass er zwar den übergeordneten Begriff, aber nicht die entsprechenden Kohyponyme abrufen kann. Daraus ließe sich der Schluss ziehen – vorausgesetzt es kommt zu ähnlichen Ergebnissen in anderen lexikalischen Bereichen –, dass die konventionelle Hierarchie für diesen Bereich (diese Bereiche) des Lexikons zusammengebrochen ist. Es gibt aber auch den umgekehrten Fall: Der Patient kann mit den Kohyponymen arbeiten, aber nicht mit den übergeordneten Termini.

Diese beiden Beispiele stellen die übliche Weise der Untersuchung des Lexikons dar, nämlich die Frage "Was sind Rosen, Tulpen, Nelken usw.?" bzw. "Zählen sie mir einige Blumen auf!". Zu beachten ist dabei, dass es sich bei den erfragten Termini um solche handelt, zwischen denen eine semantische Beziehung besteht und nicht nur eine assoziative. So können Antworten auf eine Frage wie: "Was gibt es auf einem Bahnhof?" von Zügen, Waggons, Lokomotiven, Schienen usw. bis zur "Malli-Tant" alles enthalten. Zwar handelt es sich dabei um Dinge, Menschen, Fahrzeuge usw., die auf oder in einem Bahnhof zu finden sind, aber es handelt sich nicht um verschiedene Arten von Bahnhöfen. Was natürlich nicht heißt, dass nicht auch solche "assoziative" Verbindungen gewisse Interpretationsmöglichkeiten gestatten. Das bedeutet also, dass man für die Überprüfung bzw. Therapie der hierarchischen Bereiche des Lexikons einiges an vorbereitenden Arbeiten durchführen muss.

Opposition: Eine solche Beziehung besteht, wenn ein Lexem, das für ein anderes substituiert wird, als das Gegenteil zum anderen empfunden wird. Ein Problem entsteht hier dadurch, dass verschiedene Möglichkeiten der Beziehung der Opposition bestehen. Dies ist insofern zu beachten, weil es nicht nur den einfachen Kontrast zwischen *Synonymie* und *Antonymie* gibt. Dabei ist Synonymie die Identität der Bedeutung zwischen Lexemen und

Antonymie ist der maximale Unterschied der Bedeutung zwischen Lexemen, z.B. weiß – schwarz, kalt – heiß. Tatsächlich gibt es vielerlei Arten und Abstufungen der Gegensätzlichkeit (Opposition), der dieser traditionellen Terminologie nicht gerecht wird. Einige Beispiele mögen dies erläutern: Ist das Gegenteil von Eltern Kinder? Hier besteht offensichtlich eine gegenseitige Abhängigkeit der Bedeutung (das eine setzt das andere voraus). Ist das Gegenteil von verheiratet – ledig oder geschieden oder verwitwet? Was ist das Gegenteil von lauwarm? Kalt oder eiskalt?

Bei solchen graduellen Adjektiven scheint nur zwischen den an den Enden der Skala liegenden Termini die Beziehung der Antonymie zu gelten.

Es sollte aber auch beachtet werden, dass abhängig vom Ko- bzw. Kontext viele Lexeme mehr als eine Opposition haben können. So kann das Gegenteil von HENGST in einem Text FOHLEN sein, in einem anderen aber STUTE. Vgl.: Nicht alle Hengste sind auf der Weide, sondern nur die Fohlen. vs. Die Stuten sind die gelehrigeren Pferde.

In vielen Fällen lassen sich die oppositionellen Lexeme auch durch morphologische Konstruktionen ableiten: z.B. GLÜCK vs. PECH einerseits, aber auch UNGLÜCK andererseits. Solche Bildungen ergeben sich durch die Verwendung bestimmter Präfixe bzw. Suffixe (vgl. auch HOFFNUNGSLOS vs. HOFFNUNGSVOLL). Dabei ist aber zu beachten, dass sich die jeweiligen Lexeme zwar in vielen aber nicht in allen syntaktischen Umgebungen austauschen lassen.

In vielen Fällen der Opposition kann man feststellen, dass ein Lexem das "neutralere", das häufiger verwendete, das üblichere, ist. Z.B.: "Wie ALT ist er?" und eher nicht "Wie JUNG ist er?" oder auch "Wie GROSS bist du?" und nicht "Wie KLEIN bist du?"

In solchen Fällen wird das "üblichere" Lexem als das *unmarkierte* bezeichnet. Die besondere mitschwingende Bedeutung bei der Verwendung des "unüblicheren" Lexems beruht auf seiner *Markiertheit*.

Im klinischen Bereich können wir erwarten, dass es zu Fehlleistungen bei der Verwendung von markierten und unmarkierten Lexemen kommt.

Es gibt aber weitere klar erkennbare Unterschiede zwischen Lexemen bzw. Gruppen von Lexemen, für die die Relation der Opposition offensichtlich nicht angemessen zu sein scheint. So besteht eine semantische Beziehung zwischen AUTOBUS und STRASSENBAHN (beides sind Fahrzeuge, Verkehrsmittel, Massenverkehrsmittel usw.). Aber kann man sagen, dass das Gegenteil von AUTOBUS STRASSENBAHN ist? Es gibt nämlich noch weitere Lexeme, die damit kontrastiert werden können, z.B. OBUS oder EISENBAHN. Solche Lexemgruppen, in denen die Bedeutung des einen jene der anderen einschränkt, werden unter dem Begriff der *Inkompatibilität* (Lyons, 1977, p. 288) zusammengefasst. In diesen Bereich gehören auch die bunten Farben: So sind ROT/GELB/GRÜN usw. miteinander inkompatibel, aber GELB ist nicht das Gegenteil von rot. Besonders gut lässt sich diese Beziehung anhand von Lexemen, die einen übergeordneten Begriff besitzen, feststellen. Wir wollen dabei auf das bereits angeführte Beispiel der Musikinstrumente zurückgreifen. Dazu greifen wir wieder die Gruppe der Holzblasinstrumente heraus.

So lässt sich auch die Beziehung zwischen Inkompatibilität und Hyponymie recht anschaulich darstellen (Crystal, 1981, p. 152):

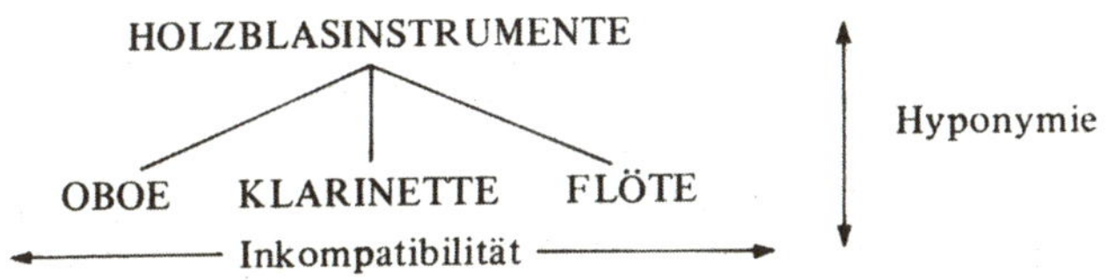

Wichtig ist dabei zu beachten, dass die einzelnen inkompatiblen Lexeme bestimmte semantische Merkmale gemeinsam haben. Zwar kontrastieren hinsichtlich der Bedeutung auch AUTO, HIMMEL, HAUS, VOGEL und BADEMANTEL; aber es besteht keine Beziehung der Inkompatibilität zwischen ihnen, weil sie keine gemeinsamen semantischen Merkmale aufweisen bzw. keinem gemeinsamen semantischen Feld angehören. Das bedeutet natürlich auch, dass ein Sprecher innerhalb *eines* Kotextes wohl kaum zwischen diesen Lexemen wählen muss.

Es lassen sich zwei Formen der Inkompatibilität unterscheiden: die *Komplementarität* und die *Kontrarität*. In den Fällen der Komplementarität handelt es sich um Lexeme, deren Bedeutungen sich gänzlich ausschließen, d.h. es gibt keine Zwischenstufen und auch keine Steigerungsmöglichkeiten (z.B.: LEDIG – VERHEIRATET, MÄNNLICH – WEIBLICH etc.). Bei der Kontrarität handelt es sich um abstufbare Antonyme, wie z.B. DICK – DÜNN. Zwar stehen sie zueinander im Gegensatz, aber mit Hilfe von Umschreibungen oder auch der Steigerung lassen sich die Gegensätze einander annähern (z.B.: "nicht so dick wie" oder "dünner als" usw.).

Die Beziehung der Inkompatibilität ist sicherlich äußerlich problematisch für die Arbeit im Bereich der Sprachpathologie. Einerseits schließt diese Beziehung einen weiten Bereich von Lexemen innerhalb eines semantischen Feldes ein, andererseits ist es allerdings nicht immer einfach festzustellen, wie die einzelnen inkompatiblen Lexeme, die ein Patient innerhalb eines Feldes produziert, miteinander zusammenhängen. D.h. also, wenn nun eine Reihe von Lexemen für den Bereich z.B. Verkehrsmittel produziert wurden, muss man sich die Frage stellen, inwieweit sich gemeinsame Merkmale innerhalb dieser Produktionen feststellen lassen oder auch nicht. Bei solchen Aufzählungen spielen die so genannten semantischen Merkmale (siehe unten) eine Rolle, denn nicht alle Aufzählungen dieser Art lassen sich in ein gemeinsames "Merkmalskorsett" pressen. D.h. nicht immer bringt der Versuch gemeinsame Nenner zu finden auch den entsprechenden Erfolg. Ganz banale Beispiele dafür bieten etwa die Monatsbezeichnungen oder die Bezeichnungen für die Wochentage, die sich nur durch die Konvention unterscheiden, dass der eine dem anderen folgt. Daraus folgt, dass wir, um festzustellen, welche Probleme ein bestimmter Patient innerhalb seines mentalen Lexikons hat, doch sehr sorgfältige Stimuluspräsentationen auswählen müssen.

Eine weitere Bedeutungsbeziehung, die sowohl eine Ähnlichkeitsrelation als auch eine Relation der Inkompatibilität beinhaltet, sollte noch erwähnt werden, nämlich die Beziehung der *Heteronymie*. Dabei handelt es sich um bedeutungsähnliche Lexeme, die in einer Reihe auftreten, aber trotzdem inkompatibel sind (z.B.: die Wochentage, die Monatsnamen, Farbbezeichnungen, Obstsorten usw.).

Es ist nicht ganz klar, wie viele weitere Arten der Beziehung der Bedeutungen zwischen Lexemen auf der Basis paradigmatischer Oppositionen noch festgestellt werden können. Es könnte sein, dass es keine weiteren Kategorien gibt, die dieselbe Allgemeinheit besitzen, wie die bereits erwähnten (Identität, Opposition, Inklusion und Inkompatibilität). Zweifellos lassen sich einige weitere Beziehungen identifizieren, die in eingeschränkteren Gebieten des Lexikons auftreten: so besteht die Möglichkeit Lexeme nach Geschlecht zu markieren: Hund – Hündin. Manchmal geschieht das auch durch verschiedene Lexeme: Eber – Sau, Hengst – Stute. Meist ist bei solchen Lexemen eines davon in bestimmten Texten unmarkiert: "Es gibt Wildschweine im Tierpark", d.h. männliche und weibliche. Dagegen impliziert der Satz "Es gibt Keiler im Tierpark" nicht unbedingt, dass dort auch Bachen und/oder Frischlinge sind.

Eine weitere Bedeutungsrelation, die weniger eingeschränkt ist als diese, ist die Unterscheidung zwischen den Teilen und dem Ganzen, wie etwa bei Lexemen, die einen Teil von etwas benennen. Diese Beziehung ist auch von der Beziehung der Hyponymie zu unterscheiden: Ein Rad ist ein Teil eines Autos, aber keine Art von Auto.

Obwohl diese Teil-Ganzes-Beziehung bei der Untersuchung des Lexikons etliche Probleme mit sich bringt – vor allem bei der Analyse von abstrakten Lexemen –, stoßen wir im klinischen Bereich recht häufig darauf, dass bei Benennungsaufgaben die Patienten nur einen Teil bezeichnen (z.B.: statt Haus nur Tür).

Wenn wir die Beziehungen zwischen den Wörtern im Lexikon einer Sprache beschreiben, so können wir dabei von der lautlichen und/oder schriftlichen Form ausgehen. In diesem Zusammenhang merken wir bald, dass es im Vokabular einer Sprache offensichtlich Wörter gibt, die sich in ihrer lautlichen und schriftlichen Form nicht unterscheiden, aber verschiedene Bedeutungen haben (z.B.: <Schloss> – 'Türschloss' oder 'Prunkbau', <Ton> – 'Klang' oder 'Material', <Läufer> – 'Sportler' oder 'Schachfigur' oder 'Teppich' etc.). Wir können bei solchen Wörtern einerseits von *Polysemie* (Mehrdeutigkeit) oder andererseits von *Homonymie* (Gleichnamigkeit) sprechen. Im Grunde genommen handelt es sich dabei – vom synchronen Standpunkt aus – um verschiedene Sichtweisen der Bedeutungsbeziehungen: Wenn solche Wörter im Wörterbuch als ein Wort mit verschiedenen Bedeutungen behandelt werden, dann wird es als polysem angesehen. Allerdings könnte man auch davon ausgehen, dass es sich dabei um zwei (oder mehrere) Wörter mit demselben Ausdruck handelt – also um Homonyme. Wenn man von dieser Interpretation ausgeht, dann können wir noch zusätzlich zwischen *Homophonen* (gleiche lautliche Form) und *Homographen* (gleiche graphische Form) unterscheiden. So finden wir Wörter, die sowohl homophon als auch homographisch sind: (<der>) <Tor> – (<das>) <Tor>; andere sind zwar homophon aber nicht homographisch: <Saite> – <Seite>, <Lärche> – <Lerche> und schließlich finden wir im Deutschen einige Homographe mit unterschiedlichem Wortakzent: <'umfahren> – <um'fahren>, <'modern> – <mo'dern>.

Syntagmatische Beziehungen

Diese Ebene der Bedeutung ist wesentlich weniger genau untersucht als die paradigmatische Ebene. Im Wesentlichen geht es in diesem Bereich um die Möglichkeit von bestimmten Lexemen zusammen mit bestimmten anderen in einer syntaktischen Struktur aufzutreten. So ist etwa zu erwarten, dass in der engeren oder weiteren Umgebung von BELLEN auch das Lexem HUND oder bestenfalls noch HUSTEN auftritt und eher nicht COMPUTER. Dieses gemeinsame Auftreten, auch *Kookkurenz* genannt, geht mit verschiedenen Graden der Wahrscheinlichkeit, mit der bestimmte Lexeme erwartet werden, einher, die nicht allein nur aus dem Bezug auf die außersprachliche Wirklichkeit erklärbar ist. So erwarten wir in gewissen Sätzen bereits bestimmte Lexeme zu hören: "Wenn Franz das hört, wird er sich ... ärgern." In diesem Fall erwarten wir "GRÜN UND BLAU" zu hören, obwohl diese Farben nichts mit der Gesichtsfarbe des Angesprochenen zu tun haben.

Diese Erwartungen von bestimmten Lexemen werden als *Kollokationen* und die Beziehung als *Kollokabilität* bezeichnet.

Obwohl solche Kollokationen nicht systematisch untersucht worden sind, da sie eine große Anzahl von Testpersonen und auch Tests bedingen würden, ist es eigentlich intuitiv klar, dass bestimmte Lexeme häufiger im Kotext mit bestimmten anderen auftreten. So z.B. BLOND und HAARE bzw. MENSCHEN oder RANZIG mit BUTTER/ÖL/FETT aber nicht mit AUTO. Wie sehr die Kollokationen unser Verstehen steuern, zeigen auch viele Witze, deren Pointe darauf beruht, dass die Erwartungen, die bestimmte Lexeme hervorrufen, nicht erfüllt werden:

"Was siehst du in der Kristallkugel?" fragt der Scheich seinen Wahrsager. "Eine große Dürre kommt auf uns zu ..." Der Scheich überlegt und meint dann: "Eine kleine Dicke wäre mir eigentlich lieber."

Oder noch deutlicher:

Was ist das? Es steht auf der Wiese, hat vier Beine, ist groß und braun und macht: "Quack, quack!" (Eine Kuh mit Fremdsprachenkenntnissen.)

Man kann solche lexikalischen Kookkurenzen auch auf eine andere Weise untersuchen, indem man nämlich festzustellen versucht, welche Lexeme nicht miteinander auftreten können. Z.B. STEIN und TRINKEN oder RANZIG und EI oder ANTIK und MENSCHEN/PERSONEN.

Bei der durch die Kollokabilität hervorgerufenen Erwartung handelt es sich um ein kumulatives Phänomen, d.h. wir sind eher in der Lage gegen das Ende eines Satzes hin, jene Lexeme vorauszusagen, die noch auftreten werden.

Zu beachten ist, dass der Begriff der Kollokation nicht mit dem der Assoziation zu verwechseln ist. Kollokation ist ein linguistischer Begriff und Assoziation ein psychologischer. Wenn wir Kollokationen untersuchen, beziehen wir uns auf Strukturen, die ein Teil der Sprache als Ganzes sind. Das bedeutet, dass alle Sprecher einer Sprache die Beziehung zwischen BLOND und MÄDCHEN erkennen. Dagegen besitzen Assoziationen nicht unbedingt denselben universellen Status, denn bei Assoziationen sind individuelle Abweichungen und Variationen möglich.

Komponentenanalyse

Bei dieser Analysemethode wird die Bedeutung eines Lexems in eine Anzahl von Komponenten, *semantische Merkmale*, zerlegt. Von diesen Merkmalen werden die meisten wiederum bei der Analyse von anderen Lexemen verwendet, d.h. sie haben eine allgemeinere Bedeutung. Dies lässt sich am besten durch ein häufig verwendetes Beispiel illustrieren.[99] Betrachten wir die folgenden Gruppen von Wörtern:

99 Vgl. dazu auch Lyons (1968, p. 470ff.), Bünting (1979, p. 212ff.), Crystal (1981, p. 155ff.).

Mann	Frau	Kind
Hengst	Stute	Fohlen
Stier	Kuh	Kalb
Hahn	Henne	Küken
Eber	Sau	Ferkel
Bock	Geiß	Kitz

Intuitiv betrachtet, haben sowohl die horizontalen als auch die vertikalen Reihen der Wörter einiges gemeinsam. Dies äußert sich auch darin, dass wir sagen können: *Mann* verhält sich zu *Frau* wie *Hengst* zu *Stute*. D.h. wir können Proportionen der folgenden Art aufstellen: Stier: Kuh: Kalb = Hahn: Henne: Küken.

Vom semantischen Standpunkt aus können wir sagen, dass *Mann*, *Frau* und *Kind* etwas gemeinsam haben, ebenso wie *Hengst*, *Stute* und *Fohlen*. Andererseits haben offensichtlich auch Mann und Hengst etwas gemeinsam, das *Frau* und *Kuh* bzw. *Kind* und *Fohlen* nicht haben. Was diese verschiedenen Gruppen gemeinsam haben, wollen wir als *semantisches Merkmal* bezeichnen. Diese Merkmale sind an und für sich keine Wörter oder Lexeme, sondern abstrakte Begriffe, die nicht unbedingt in jeder Sprache lexikalisiert, d.h. als Wörter oder Lexeme, auftreten müssen. Da sie aber notiert werden müssen, damit man über sie sprechen kann, führen wir sie in eckigen Klammern an, also z.B. [menschlich], [männlich], [weiblich] usw.

Wir können nun unsere Wortgruppen zu einer Matrix mit den entsprechenden semantischen Merkmalen umschreiben:

		[männlich]	[weiblich]	[Kindesalter]
	[menschlich]	Mann	Frau	Kind
Tiere betreffend	[Pferd betreffend]	Hengst	Stute	Fohlen
	[Rind betreffend]	Stier	Kuh	Kalb
	[Huhn betreffend]	Hahn	Henne	Küken
	[Schwein betreffend]	Eber	Sau	Ferkel
	[Reh/Ziege betreffend]	Bock	Geiß	Kitz

Die verwendeten Merkmale reichen zwar aus, um die Wörter unserer Beispiele zu beschreiben und zu differenzieren, sie sind jedoch nicht die einzigen Merkmale dieser Wörter. Außerdem sind die Merkmale auch vom systematischen Gesichtspunkt aus eher schlecht gewählt. So können wir etwa für das Merkmal [Kindesalter] das Merkmal [– erwachsen] (= minus erwachsen) einführen und statt immer entweder [männlich] oder [weiblich] anzugeben, können wir [+ männlich] verwenden, das dann gleichzeitig [– weiblich] impliziert. Somit bedeutet dann [– männlich] eben [weiblich]. Wenn ein Merkmal nicht anwendbar ist, können wir eines aus unseren systematisierteren herausgreifen und ± (plus/minus) davorsetzen. Damit erhalten unsere Beispiele folgende Kennzeichnungen:

Mann	[+ menschlich,	+ männlich,	+ erwachsen]
Frau	[+ menschlich,	– männlich,	+ erwachsen]
Kind	[+ menschlich,	± männlich,	– erwachsen]
Mensch	[+ menschlich,	± männlich,	+ erwachsen]
Kuh	[– menschlich,	– männlich,	+ erwachsen]

Mit dem letzten Beispiel haben wir aber bereits ein Problem der semantischen Merkmalanalyse angesprochen: Inwieweit lässt sich eine binäre Einteilung der Merkmale (in + und –) konsequent durchführen? Schließlich bedeutet [– menschlich] nicht automatisch [+ tierisch], wie das Beispiel oben glauben macht. Das bedeutet, dass wir noch weitere Merkmale benötigen, um eine "relevante" Beschreibung der einzelnen Lexeme zu gewährleisten. So benötigen wir etwa für die Unterscheidung von Menschen, Tieren, Pflanzen und Dingen die Merkmale [tierisch] und [belebt]. Daraus ergeben sich folgende Beschreibungsmöglichkeiten:

Hund	[– menschlich,	+ belebt,	+ tierisch,	± männlich,	± erwachsen]
Blume	[– menschlich,	+ belebt,	– tierisch,	± männlich,	± erwachsen]
Tisch	[– menschlich,	– belebt,	– tierisch,	± männlich,	± erwachsen]

Dabei stellen wir ein weiteres Problem fest: Wie lässt sich die Anwendung der Merkmale beschränken, sodass wir, wie in den beiden letzten Beispielen, nicht für die Begriffsbestimmung offensichtlich irrelevante[100] Merkmale mitschleppen müssen? Damit hängt auch die Frage zusammen, wie viele Merkmale eigentlich notwendig sind, um einen Begriff hinreichend zu bestimmen. Inwieweit gehören auch konnotative Merkmale dazu? In manchen Fällen sind gerade die konnotativen Merkmale äußerst wichtig: Vgl. Preisanpassung vs. Preiserhöhung oder Rechtsanwalt vs. Advokat. In diesem Zusammenhang stellt sich auch die Frage, ob eine gewisse Hierarchie unter den Merkmalen besteht oder ob sie ungeordnet sind.

Die verschiedenen fragmentarischen Ausschnitte des Lexikons, die mit Hilfe der Komponentenanalyse untersucht worden sind, zeigen zwar verschiedene Lösungsmöglichkeiten auf, aber sie beinhalten auch viele eher

100 In vielen Fällen wird die Nichtanwendung eines Merkmals auch durch Ø gekennzeichnet. So z.B. könnte Kind auch [ø männlich] enthalten.

willkürliche Annahmen, die Lyons (1977, p. 333) zum Schluss führen, dass dieser Ansatz nicht besonders überzeugend ist.

Trotz dieser negativen Beurteilung wird die Methode der Komponentenanalyse in der Untersuchung zur semantischen Entwicklung im kindlichen Spracherwerb häufig und mit Erfolg angewendet.

Es ist durchaus möglich, ein Lexem als ein Bündel von semantischen Merkmalen zu analysieren und dieses Merkmalsbündel als Basis für eine kontrastierende Analyse anderer Lexeme zu wählen. Die Probleme entstehen beim Versuch der Erstellung universell gültiger Prinzipien für die Anwendung dieser Merkmale im gesamten Lexikon oder auch in verschiedenen Sprachen. Zur Diskussion steht auch, inwieweit das Konzept der semantischen Merkmale eine plausible Hypothese für die Organisation des mentalen Lexikons bilden kann.

Ein Beispiel aus dem Bereich der Verben der Fortbewegung möge zur Illustration der Anwendung des semantischen Merkmalkonzepts auf Verben dienen.[101] Den Ausgangspunkt bildet das Lexem GEHEN:

GEHEN [Vorgang], [Fortbewegung], [Auf dem Boden], [Aufrecht];

SPAZIEREN (alle obigen Merkmale) plus [Langsam], [Bequem];

LAUFEN (alle Merkmale von gehen) plus [Schnell];

SCHREITEN (alle Merkmale von gehen) plus [Langsam], [Würdig].

Natürlich lässt sich diese Matrix bei noch genauerer Analyse und unter Einbeziehung weiterer Lexeme noch weiter verfeinern. Dabei treffen wir wieder auf das bereits bekannte Problem: Wann hört man auf, weitere Merkmale in die Matrix aufzunehmen?

Natürlich müssen solche Matrizen auch mit gewisser Vorsicht betrachtet werden, weil sie ja auch gewisse Vereinfachungen sind und bestimmte Nuancen der Bedeutung außer Acht lassen. Aber sie geben Hinweise darauf, wie eine ansonsten bloße Auflistung von Lexemen geordnet werden kann bzw. soll. Auf solche Weise können sozusagen "Löcher" im Lexikon entdeckt werden. So gibt es z.B. im Deutschen kein einzelnes Lexem für [Bewegung], [Aufrecht], [Auf dem Boden], [Mit einem Fuß], [Nach rückwärts], [Schnell].

Im klinischen Bereich kann uns eine solche Analyse – und sollte sie auch nur ad hoc sein – helfen, herauszufinden, in welchen Bereichen der lexikalischen Bedeutung der Patient besondere Probleme hat. So können wir etwa feststellen, dass es ein oder zwei Merkmale sind, die dafür verantwortlich sind, dass er bei Bildbenennungen – ganz gleich, ob es sich um einen Jungen oder ein Mädchen handelt – immer mit "Kind" antwortet. Und möglicher-

101 Vgl. dazu Baumgärtner, 1967, p. 178ff.; Bünting, 1979, p. 221ff.

weise produziert er ähnliche Fehlleistungen, wenn es sich um Tiere handelt. Das bedeutet also, dass wir im klinischen Bereich der Analyse der Fehlleistungen und der Therapie durchaus mit dem Konzept der semantischen Merkmale arbeiten können. So können wir bei der Erarbeitung von Lexemen etwa von solchen ausgehen, die sich in mehr als einem Merkmal unterscheiden, und danach schrittweise die Unterschiede bis auf ein Merkmal reduzieren. Denn gerade mit solchen Lexemen, die sich nur in einem Merkmal unterscheiden, haben die Patienten oft die größten Schwierigkeiten sowohl bei der Produktion als auch beim Verständnis.

Prototypensemantik

Im Abschnitt über die **Komponentenanalyse** haben wir den Versuch besprochen, die Bedeutung eines Lexems mit Hilfe von binären Merkmalen zu beschreiben. Diese Annahmen, auf die sich die Merkmalstheorie stützt, basieren auf der klassischen Kategorisierungstheorie, die davon ausgeht, dass Kategorien klar umgrenzt sind. D.h. ein Element ist entweder ein Mitglied einer bestimmten Kategorie oder nicht. Dabei werden die Kategorien durch eine begrenzte Menge von notwendigen und hinreichenden Merkmalen bestimmt. Alle Mitglieder einer Kategorie erfüllen alle Merkmale und fallen eindeutig unter eine Kategorie.

Allerdings lässt sich auch zeigen, dass nicht alle Konzepte als solche Merkmalsbündel beschreibbar sind. So zeigt bereits Wittgenstein (1960, Phil. Untersuchungen 31–3), dass sich solche Vorgänge, die wir als Spiele bezeichnen, nicht in der Form eines Merkmalbündels fassen lassen. Wenn man sich die vielen Möglichkeiten des "Spielens" ansieht, so stellt man schnell fest, dass es äußerst schwierig ist, ein einzelnes Merkmal anzugeben, das allen Spielen gemeinsam ist. Die Kategorie "Spiel" ist also eher durch ein Netz von Ähnlichkeitsbeziehungen zwischen den einzelnen Beispielen strukturiert (Wittgenstein spricht von Familienähnlichkeiten). D.h. es gibt einige Eigenschaften, die gewissermaßen "typisch" für die Kategorie sind. Aber einige Mitglieder teilen bestimmte Merkmale mit einigen anderen und wieder andere Mitglieder teilen ihre Merkmale mit wieder anderen, d.h. es lassen sich keine Merkmale finden, die allen Vertretern dieser Kategorie zukommen.

Aus diesen Überlegungen kann man schließen, dass wir offensichtlich nicht nur mit eindeutig umgrenzten Kategorien arbeiten. Und so zeigt sich bei näherem Hinsehen oft, dass sich unsere in der Alltagssprache verwendeten Kategorien nicht genau definieren lassen, z.B.: Wo ist die Grenze zwischen Baum und Strauch? Was kann man als Spiel bezeichnen und wann wird daraus ein Sport oder ein Kampf?

Manchmal lassen sich auch interessante "Grenzfälle" feststellen, so leben Delphine und Wale im Wasser und sehen aus wie Fische, sind aber Säugetiere. Oder etwa auch die Tomate, die zwar von ihrem Wachstum und Aussehen her eher eine Frucht ist (vgl. ital. *pomodoro*), aber vom Geschmack her eher ein Gemüse ist.

Gibt es also vielleicht "typischere" und "weniger typische" Vertreter einer Kategorie? In einem häufig in Einführungen in die Semantik zitierten Experiment ließ Eleanor Rosch, deren Name aufs Engste mit der Prototypentheorie verbunden ist, (amerikanische) Versuchspersonen auf einer Skala von 1–7 Beispiele für die Kategorie "Vögel" bewerten und zwar aufgrund ihrer Eigenschaften als ein "typisches Exemplar" für diese Kategorie. Die Ergebnisse waren überraschenderweise sehr übereinstimmend. So wurden Rotkehlchen als die besten Beispiele angesehen, gefolgt von Tauben, Spatzen und Kanarienvögel. Enten und Pfaue waren unter den schlechtesten Beispielen. Diese Ergebnisse stimmen auch überein mit anderen Untersuchungen, in denen die Reaktionszeiten für die Antworten auf Fragen wie "Ist ein Pinguin ein Vogel?" oder "Ist ein Adler ein Vogel?" gemessen wurden. Hier zeigte sich ebenfalls, dass je weniger typisch das Beispiel für die Kategorie war, umso länger wurden die Reaktionszeiten.

Labov (1973) untersuchte die sprachliche Kategorisierung von Haushaltsgeräten und legte dabei seinen Versuchspersonen Abbildungen von verschiedenen Gefäßen vor. Für die Bezeichnung "cup" (Tasse) wurde von den meisten Versuchspersonen die Abbildung eines Gefäßes mit einem Höhe-Breite-Verhältnis von 1:1 und einem Henkel als typische "Tasse" bezeichnet. Bei den anderen Bildern ergaben sich deutliche Variationen in den Antworten.

Was aber ebenfalls eine Rolle spielte, war offensichtlich die Funktion, die diese Gefäße haben können. Wenn die Versuchspersonen sich vorstellen sollten, dass diese Gefäße mit Kaffee gefüllt waren, dann wurden mehr Gefäße als "cup" kategorisiert. Somit ergab sich, dass die prototypische "Tasse" in etwa gleich hoch wie breit ist, einen Henkel besitzt und man daraus heiße Getränke, wie Kaffee, trinken kann.

Wir können also davon ausgehen, dass ein Prototyp eine mentale Repräsentation eines typischen Mitglieds einer Kategorie darstellt. Man kann sich das etwa so vorstellen, dass sich die Mitglieder einer Kategorie wie konzentrische Kreise anordnen, wobei die prototypischen im Zentrum stehen und nach außen hin die Typikalität der Mitglieder abnimmt. So sind etwa Spatzen typischere Vertreter der Kategorie Vögel als etwa Hühner oder gar Pinguine. Obwohl diese Überlegungen sehr plausibel klingen, muss jedoch darauf hingewiesen werden, dass die idealen Repräsentanten – die Prototypen – für eine Kategorie nicht für alle Kulturen dieselben sind. So zeigt das o.e.

Beispiel von Rosch, dass bei der Kategorie Vögel sich das Rotkehlchen als typischer Vertreter herausgestellt hat. Dies könnte in Österreich vielleicht eher der Spatz oder die Amsel sein.

In diesem Zusammenhang stellt sich die Frage, woher kommen die Prototypen bzw. diese mentalen Repräsentationen. Ganz offensichtlich spielen dabei die Relevanz einer Kategorie in einer Gesellschaft und damit zusammen natürlich auch die Auftretenshäufigkeit eine Rolle. Es wäre für unseren Speicherapparat – das Gehirn – wohl äußerst unökonomisch, wenn er sich alle Beispiele und vor allem alle Grenzfälle einer Kategorie einzeln merken müsste. Neue Elemente können vorerst einmal als Randbeispiele aufgenommen werden, wodurch die Kategorie nicht umstrukturiert werden muss. Offensichtlich gruppieren sich die konzeptuellen Information um eine spezifische – "gute" Repräsentation, die eben ein Prototyp darstellt. Wie diese mentalen Repräsentationen nun aussehen, ist in der Forschung nicht eindeutig festgelegt. Man könnte einerseits von mentalen Bildern als typische Beispiele ausgehen, doch dies scheint wohl nur im Fall von konkreten Elementen zu funktionieren; sind es also doch eher abstrakte Informationseinheiten? Wie aber lassen sich diese abstrakten Einheiten dann beschreiben und darstellen? Dabei stößt man wohl wieder auf die semantischen Merkmale, die man eigentlich ganz gern vermieden hätte.

Es lässt sich natürlich auch in anderen Bereichen dieses Phänomen der Prototypikalität beobachten: Z.B. im Bereich der Vertreter der Kategorie "Möbel" oder bei der Kategorie "Gemüse": So ist wahrscheinlich ein Tisch oder ein Sessel ein typischerer Vertreter für Möbel als etwa Gefrierschrank oder auch Möhre ist typischer als Petersilie.

Es lässt sich sogar bei Handlungskonzepten das Prinzip der Prototypikalität feststellen. So weist etwa eine (proto-)typische Lüge folgende Merkmale auf: 1) Eine Aussage ist falsch; 2) der Sprecher glaubt, dass die Aussage falsch ist 3) mit der Äußerung dieser Aussage will der Sprecher den Hörer täuschen. Eine Umfrage unter 71 Erwachsenen hat ergeben, dass besonders 2) und 3) als zentral für den Typus "Lügen" eingestuft werden. Notlügen und auch Lügen aus Höflichkeit werden eher als peripherere Beispiele für Lügen eingestuft (zitiert nach Schwarz/Chur, p. 51).

Im Zusammenhang mit der Prototypensemantik wurde auch festgestellt, dass die Einheiten in unserer Erfahrungswelt offensichtlich nach Taxonomien geordnet werden, d.h. ein "Küchentisch" ist nicht nur ein "Tisch" sondern auch ein "Möbelstück", eine "Rose" ist eine "Blume" und eine "Pflanze".

Nun scheint es eine Ebene der Abstraktion zu geben, auf der sich die jeweiligen Kategorien am deutlichsten von den anderen unterscheiden. Auf dieser so genannten *Basisebene* wird die meiste Information mit dem geringsten Aufwand verarbeitet; im o.e. Fall wären diese *Basiskategorien* eben "Tisch" bzw. "Blume". Diese Basiskonzepte haben mit den anderen Mitgliedern der jeweiligen Kategorie die meisten Merkmale gemeinsam und unterscheiden sich am deutlichsten von den Basiskategorien der anderen Kategorien, weil sie am wenigsten Merkmale mit diesen gemeinsam haben.

Bei Bildbenennungen wird offensichtlich auf Elemente, die Basiskategorien darstellen, am schnellsten reagiert. Ebenso scheinen auch im Spracherwerb zuerst die Einheiten dieser Ebene erworben zu werden und von den Kindern eher klassifiziert zu werden.

Nicht-lexikalische Semantik

Bis jetzt wurde nur von der Anwendung der semantischen Analysen auf das Lexikon gesprochen. Es wäre aber falsch daraus abzuleiten, dass Bedeutung nur auf die lexikalische Ebene beschränkt ist. Im Gegenteil, es kann durchaus behauptet werden, dass alle Ebenen der sprachlichen Organisation einer Äußerung zu ihrer Bedeutung in bestimmter Weise beitragen. Also auch die phonetisch/phonologische und die grammatische Ebene.

Phonetische Bedeutung: Dabei wird den Lauten einer Sprache bestimmte Bedeutung zugesprochen. Der Lautsymbolismus ist ein Phänomen, das normalerweise den onomatopoetischen Ausdrücken, aber auch der literarischen und rhetorischen Ausdrucksweise, zugeschrieben wird. Aber auch im alltäglichen Gebrauch finden sich Lexeme, von denen man meint bereits aufgrund ihres Klangs zu erkennen, was sie bezeichnen. Z.B. weist KLIRREN auf ein Geräusch hin, in dem vorwiegend höhere Töne zu hören sind; im Gegensatz dazu PLUMPSEN.

So ist durchaus möglich, dass ein Patient bestimmten Lauten gewisse Bedeutungen zuschreibt, die sie normalerweise nicht haben. Z.B. wäre in der Schizophrenie eine Reaktion möglich, durch die jene Wörter, die mit einem bestimmten Laut beginnen, vermieden werden oder auch andererseits, dass bestimmte Laute überzufällig oft verwendet werden und zwar aufgrund der vom Patienten damit verbundenen Konnotationen. Eine analoge Reaktion kann bei Patienten gefunden werden, die auf bestimmte nicht-segmentale Eigenschaften der Stimme auf pathologische Art reagieren, etwa das Nichtmögen bestimmter Stimmqualitäten oder regionaler bzw. sozialer Akzente. Dazu gehört aber auch der Versuch auf eine bestimmte Weise zu sprechen, einen bestimmten Akzent nachzuahmen, der für den/die Sprecher positive Konnotation besitzt. Solche Erscheinungen bzw. Reaktionen müssen aber schon mit einer gewissen Häufigkeit und Stärke auftreten, denn in leichten

Formen sind bestimmte Einstellungen gegenüber den phonetischen Eigenheiten der Rede normal und universal. Man mag eben eine bestimmte Stimmqualität lieber als eine andere; ebenso wie man manche Dialekte "grauslich" und andere wieder "lieb" findet. Das hat allerdings nichts mit genuin sprachlichen Kriterien zu tun.

Phonologische Bedeutung: Auf bestimmten sprachlichen Gebieten (wie etwa Dichtkunst) können die Muster der Phoneme in einer Äußerung als bedeutungstragend interpretiert werden. So etwa gehören Alliteration und Reim dazu; sie verbinden Wörter miteinander, die zeitlich und räumlich voneinander entfernt sind. Z.B.

"Was wütest du so wild, Wotan" oder
"Es ging spazieren vor dem Tor
ein kohlpechrabenschwarzer Mohr ..."
(Ersteres könnte Wagner sein, letzteres ist Struwwelpeter.)

Die Ähnlichkeit der Laute ergibt einen Bedeutungszusammenhang. Abgesehen davon haben aber Phoneme keine Bedeutung.

Allerdings lassen suprasegmentale Phänomene durchaus eine Interpretation bezüglich der Bedeutung einer Äußerung zu.

Grammatische Bedeutung: Wie wir bereits erwähnt haben, können die verschiedenen Kategorien und Konstruktionen der Grammatik sowohl von formalen als auch von semantischen Standpunkten aus betrachtet werden. So kann eine Kategorie wie etwa Tempus oder Numerus aufgrund der formalen Merkmale identifiziert werden und mit Hilfe der Syntax und der Morphologie beschrieben werden, oder aber auch im Hinblick auf die Bedeutung, die durch die jeweiligen formalen Kontraste ausgedrückt wird. So haben wir gesehen, dass Numerus im Deutschen üblicherweise den Unterschied zwischen "eins" und "mehr als eins" darstellt. (Beachte aber: Kollektiva wie Obst, Getreide usw., die auch "mehr als eins" bezeichnen, aber ihrer Form nach Singular sind.)

Ein Teilsatz oder ein Syntagma kann, wie wir gesehen haben, formal als NP + VP bzw. Det + N beschrieben werden. Wir können aber auch eine semantische Beschreibung als Agens/Aktor – Aktion/Geschehen geben. Z.B.:

Der Mann schlägt den Hund.

NP		VP		
Det	N	V	Det	N
Agens		Aktion	Objektiv	

Es ist zwar nicht immer einfach und leicht die Korrespondenz zwischen den formalen und den semantischen Analysen herzustellen, aber es ist offensichtlich, dass man Verallgemeinerungen treffen kann, die über das im Kapitel Grammatik Gesagte hinausgehen.

Es ist allerdings klar, dass die wichtigsten Elemente des Satzes, d.h. seiner Struktur (Subjekt, Objekt, Adverbial usw.), auch in Hinblick auf die Information, die solche grammatischen Muster beinhalten, untersucht werden können.

Wir wollen hier nicht auf die verschiedenen Modelle einzeln eingehen, sondern jene semantischen Funktionen herausgreifen, die einigermaßen allgemein anerkannt sind und die auch im Bereich der Untersuchung des kindlichen Spracherwerbs angewendet werden.[102]

Den zentralen Ausgangspunkt der Analyse bilden die Verben, bei denen zwei Hauptfunktionen eines Geschehens/Vorgangs unterschieden werden: *statisch* und *dynamisch*. Z.B. statisch: sehen, wissen, wollen, sein, sitzen usw. dynamisch: gehen, laufen, kommen, arbeiten usw.

Weitere semantische Funktionen:[103]

Agens: das belebte Wesen, das eine Handlung oder die Veränderung eines Zustands verursacht: *Peter* schießt ein Tor. Das Tor wird von *Peter* geschossen.

Erfahrender: das belebte “Element”, dem ein Geschehen oder eine Zustandsveränderung widerfährt: Peter sieht ein Auto. Franz wird glücklich sein.

Objektiv: das belebte oder unbelebte “Objekt” einer Handlung oder eines Zustandes: Peter schlägt den *Hund*. Peter zersägt den *Tisch*. Peter weiß die *Lösung*.

Instrumental: die unbelebte Ursache einer Handlung bzw. Zustandsveränderung: *Der Ball* zerbrach die Fensterscheibe. Anton schoss mit *dem Tennisball* eine Scheibe ein.

Lokativ: Der Ort eines Geschehens bzw. eines Zustandes: Franz ist *in Graz*. *In Lappland* ist es kalt.

Temporal: die zeitliche Spezifizierung einer Handlung bzw. eines Zustandes und zwar neben der Tempusform des Verbs: Peter kommt *morgen*. *Um 3 Uhr* ist er zu Hause.

Benefaktiv: der Nutznießer einer Handlung bzw. eines Zustandes: *Birgit* bekommt ein Buch. Das Spielzeug ist für *das Mädchen*.

Dauer: Der Bub spielt *zwei Stunden*.

---

102 Vgl. Miller, 1981, p. 43ff.

103 Vgl. für die semantischen Funktionen Fillmore, 1968; Abraham, 1971; Zoeppritz, 1976.

Ausgangspunkt: Franziska fliegt *von Wien* ab.
Zielpunkt: Antonia fliegt *nach Wien.*
Possessor: Karin hat ein Auto.
Komitativ: Brigitte spielt *mit ihrer Schwester.*
Modalität: Susanne arbeitet *gerne/mit Begeisterung.*

Diese Aufzählung erhebt keineswegs Anspruch auf Vollständigkeit. Es lassen sich durchaus noch weitere semantische Funktionen unterscheiden. Solche wären etwa *Klassifikation* (Eine Rose ist *eine Blume.*), *Attributiv* (Die Rose ist *rot.*), *Quantitativ* (Es waren *viele*, die ...) oder auch *Distanz* (Der Hund läuft *den ganzen Weg.*). In vielen Fällen ist es auch nicht einfach einer NP an der Oberfläche eine entsprechende semantische Funktion zuzuordnen (z.B.: Welche der erwähnten semantischen Funktion erfüllt "Franz" in "Franz ist Lehrer."?). Eventuell könnte man diese und ähnliche Funktionen als *Essiv* bezeichnen.[104]

Meist genügen jedoch schon einige der wichtigeren angeführten semantischen Funktionen, um entsprechende Beobachtungen an der Sprache der Patienten zu machen. Wenn diese Funktionen zur Analyse der Äußerungen bzw. Äußerungsteile von Patienten herangezogen werden, kann man dann aus der Analyse z.B. ableiten, dass ein Patient besondere Schwierigkeiten beim Ausdruck bestimmter Funktionen hat, bei anderen vielleicht weniger oder dass er überhaupt nur einige Funktionen beherrscht oder andere wiederum preseveriert. Dies hat natürlich Rückwirkungen auf die Therapie.

Allerdings ist gerade in diesem Bereich noch sehr viel an Untersuchungen notwendig. Ein kurzes Beispiel für eine solche Analyse[105] (sensorisch-amnestische Aphasie):

jetzt	Temporal
jetzt	Temporal
ja, ja	
damals nicht	Temporal (negiert)
ich wollt nicht	Agens, $V_{statisch}$ (negiert)
ich hoffte	Agens, $V_{statisch}$
eventuell April oder	Modalität, Temporal
sowie Ähnliches	
äh äh äh	
Juli	Temporal

104 Vgl. Zoeppritz, 1976, p. 200.
105 Der Text ist aus Peuser, 1978, p. 420.

Dieser kurze Ausschnitt soll nur die Analysemethode aufzeigen. Aus diesen wenigen Äußerungen lassen sich natürlich noch keine besonderen Schlüsse ziehen. Zu diesem Zweck müsste der ganze Text auf diese Weise analysiert werden. Dabei würde man vielleicht feststellen, dass nur eine beschränkte Anzahl von semantischen Funktionen von Patienten verwendet werden, wobei aber auch zu überprüfen wäre, ob diese Beschränkung nicht durch das Thema des Dialogs mit den Therapeuten hervorgerufen sein könnte.

Zum Abschluss dieses Kapitels wollen wir noch einmal einen kurzen Überblick der wichtigsten Begriffe geben:

Semantik:	Die Lehre von den Inhalten und Bedeutungen der Wörter und Sätze.
Etymologie:	Beschäftigt sich mit den inhaltlichen und lautlichen Veränderungen der Wörter vom frühesten Nachweis ihres Auftretens an.
Lexikon:	Die Bezeichnung für das Vokabular einer Sprache.
Lexem (lexikalisches Element):	Die Einheit des Lexikons, bei der von den verschiedenen Formen eines Wortes abstrahiert wird (vgl. Lexem: GEHEN; Wortformen: gehen (gingen), gehend, gegangen, Geher usw.).
Wortfeld (semantisches Feld):	Ein Wortfeld ist eine Menge von bedeutungsähnlichen Wörtern, in der jedes Wort durch die anderen begrenzt und bestimmt wird.
Polysemie:	Ein Wort besitzt mehrere Bedeutungen (vgl. Fuchs: vulpes, Pferd, Schmetterling, listiger Mensch).
Synomie:	Eine Bedeutung erscheint in mehreren Wörtern (Samstag-Sonnabend, Telefon-Fernsprecher).

Es stellt sich allerdings die Frage, ob sich nicht jedes Wort in Nuancen von einem anderen unterscheidet (vgl. sterben und hinscheiden). So unterscheidet man zwischen *Denotat* und *Konnotat*. Dabei ist das *Denotat* die intellektuelle, kognitive Bedeutung und das *Konnotat* die emotionale und z.T. auch stilistische Nebenbedeutung (vgl. Pferd-Ross).

Hyperonym: Oberbegriff

Hyponymie: Bezeichnet das Einschließen von Bedeutungen; vgl.: Baum ist eingeschlossen in: Buche, Fichte, Tanne, Erle etc.; diese werden als Kohyponyme bezeichnet).

Opposition: Eine solche Beziehung besteht, wenn ein Lexem, das für ein anderes substituiert wird, als das Gegenteil empfunden wird. Allerdings gibt es viele mögliche Oppositionen, die teilweise vom Kontext, in dem ein Lexem auftritt, abhängen (z.B.: Stute vs. Hengst in einem Kotext, vs. Fohlen in einem anderen).

Antonymie: Stellt sozusagen den maximalen Kontrast in der Bedeutung von Lexemen dar (aber es gibt auch hier die oben gemachte Einschränkung).

Bei vielen Fällen der Opposition wird ein Wort bevorzugt verwendet – dies wird als der *unmarkierte Begriff* bezeichnet (vgl.: Wie *groß* bist du?).
Bei den erwähnten Oppositionen handelt es sich um binäre Kontraste. Nun bestehen aber auch ähnliche Beziehungen zwischen Gruppen von Lexemen, bei denen es zwar einen erkennbaren Unterschied gibt, aber der Begriff der Opposition nicht angemessen zu sein scheint. So besteht eine semantische Beziehung zwischen Apfel und Birne, aber ist Birne das Gegenteil von Apfel? Es können auch andere Elemente damit konfrontiert werden, d.h. in solchen Lexemgruppen wird die Bedeutung des einen durch die andere eingeschränkt.

Kollokation: Bezeichnet die Auftretenserwartung von bestimmten Lexemen in bestimmten Kontexten (vgl.: der Hund bellte).

Komponentenanalyse: Zerlegt die Bedeutung eines Lexems in einzelne Komponenten (Merkmale), z.B. Kind [+ menschlich, – erwachsen, ± männlich].

Semantische Störungen

Wie aus dem oben Gesagten hervorgeht, ist es derzeit sicherlich noch nicht möglich, den Bereich der semantischen Fehlleistungen auf dieselbe Weise zu behandeln wie jenen der phonologischen. Die Darstellung der semantischen

Dimension der Sprache sollte auf die Möglichkeiten (und Grenzen) der Anwendung der vorgestellten Analysemethoden im sprachpathologischen Bereich hinweisen. Zwar scheinen sich bei der Untersuchung von semantischen Fehlleistungen gewisse Muster herauszukristallisieren (s.u.), jedoch ist es nicht ganz klar, inwieweit diese eine allgemeinere Gültigkeit besitzen und wie erschöpfend eine auf diesen Beispielen beruhende Klassifikation sein kann. Ein weiteres Problem stellt dabei auch die Verbindung der linguistischen Ergebnisse mit den medizinischen Syndromen dar. In diesem Sinne stellen die folgenden Beispiele auch nur eine Illustration von Möglichkeiten dar. (Die Anwendung der Analyse von grammatischen Bedeutungen wurde bereits oben gezeigt.)

Das Feststellen einer Verzögerung in der lexikalischen Entwicklung eines Kindes gestaltet sich besonders schwierig, denn nicht zuletzt hängt das jeweilige Vokabular auch von der Umgebung ab, in der das Kind aufwächst. Andererseits gibt es noch kaum Untersuchungen über den Umfang und die Differenziertheit, sowohl in soziolektaler als auch dialektaler Weise, des Vokabulars verschiedener Gruppen von Kindern in den verschiedenen Altersstufen. Was also u.a. festgestellt werden kann ist:

a) die Verwendung von bestimmten, eingeschränkten Bereichen des Lexikons (z.B.: das Vokabular besteht aus sozialen Stereotypen),

b) die Beibehaltung von Übergeneralisierungen (z.B.: alles, was fährt, wird als Auto bezeichnet),

c) jene Lexeme, die eine stärkere Differenzierung durch semantische Merkmale aufweisen, werden nicht verwendet (z.B.: statt Mädchen oder Junge/Bub wird nur Kind verwendet),

d) die semantischen Beziehungen der Opposition, der Hyponymie etc. haben sich nicht entwickelt,

e) die entsprechenden kollokationalen Relationen sind nicht vorhanden.

Diese Beispiele stellen natürlich nur einige Möglichkeiten dar.[106] Entsprechende Untersuchungen können zu noch weiteren und differenzierteren Darstellungen führen. Grundsätzlich ist im Bereich des Vokabulars aber auch auf unterschiedliche Fehlleistungen in der Produktion und im Verstehen zu achten.

Aufgrund der fehlenden Ergebnisse zur lexikalischen Entwicklung wird es nicht immer leicht sein festzustellen, ob es sich bei der falschen Verwendung eines Lexems, um eine Verzögerung in der sprachlichen Entwicklung oder

106 Vgl.a. Crystal, 1981, p. 186.

"nur" um eine nicht-entsprechende Verwendung handelt. Im Bereich der Aphasie dagegen können wir wohl von einer lexikalischen Abweichung ausgehen.

Im Allgemeinen spricht man bei Aphatikern meist von Wortfindungsstörungen, die sowohl beim freien Sprechen als auch beim Benennen (von Bildern oder Gegenständen) auftreten. Dabei scheint die Verbindung von Lautgestalt und Bedeutung gestört zu sein. Dieses Handikap versucht der Aphatiker dadurch zu umgehen, dass er das gesuchte Wort a) durch ein phonologisch ähnliches (Rose → Hose), b) durch ein semantisch ähnliches Wort (Umschreibung) (Mond → Sonne) ersetzt oder c) das Wort überhaupt vermeidet, indem er das Thema wechselt. Eine Hilfe zur Deblockierung des gesuchten Wortes kann die Nennung des Anfangslautes darstellen.

Im Folgenden sehen wir uns einige Beispiele für solche *semantischen Paraphasien* näher an, um die verschiedenen Möglichkeiten semantischer Störungen einigermaßen zu illustrieren[107]:

Wahl eines falschen Merkmals: Mann für Bub (Merkmal [+ erwachsen] fehlt).

Funktionale Definitionen (Gebrauchsangaben): Bleistift → "dient zum Schreiben"; Brieföffner → "zum Abschneiden, wenn ich Post kriege, mach ich auf"; Gabel → "essen"; Nussknacker → "Zange, um Nüsse zu knacken".

Umwegleistungen (kategorial-semantisch): Küken → "kleines Huhn" –"Küken" (Art der Selbstdeblockierung); Gerste → "Körner, die langen … ger… Gerste"; Ratte → "die Maus, aber große"; Strauß → "Huhn im vergrößerten Maßstab".

Handlungsaspekte (Zielangabe oder auch Ergebnis): Krieg → "wir hatten doch vier … nachher mussten doch brumm … alles kaputt machen".

Typische Handlung des gesuchten Begriffs: Pfau → "er macht so ein Rad"; Blumenverkäufer → "Blumen zu verkaufen"; Biene → "ich möchte … Honig".

Teilaspekte einer Handlung: Schaufensterdekorateur → "die kommen ins Geschäft und stapeln etwas auf; Dressurakt → "Pferd alleine reiten und Pferd vorwärts gehen und rückwärts gehen und klopfen zwanzig Minuten"; Deckel → "macht auf und zu"; Zelt → "Garten reingehen, aufstellen und schlafen"; Kupferkessel → "Kupfer rund gemacht".

Assoziative Ketten: Frosch → "Tümpel … Frösche"; Schrank →* "Küche … Schrank"; Esel → "Weide… Schafe … ia… Esel"; Messer → "Gabel … essen … Ei … Messer"; Schnecke → "Erbse … Möhre … Hund… Garten … Maus nicht… Schnecke"; Palme → "Hoch… hoch Hochhaus …

107 Zu den Beispielen sowie ihrer möglichen Klassifizierung s. Kotten (1979), p. 152ff.

Blätter... See.... Schwertlilie... (lange Pause)... Palme"; Anker → "Greifer... Anker"; Nordsee → "Ostsee nicht... Nordmeer... Nordsee".

Anführen von Beispielen: Klassische Musik → "Mozart"; Versammlung oder Demonstration → "Kalkar" (Anti-AKW-Demonstrationen).

Pars pro toto (ein Teil für das Ganze): Kommode → "Schublade"; Ski → "Bindung"; Zaun → "Brett".

Manche Fehler sind nur sehr schwer erklärbar, da sie auf assoziativen Verbindungen beruhen, die nur aufgrund der Kenntnis der Lebensgeschichte der Patienten konstruierbar sind (z.B.: Schlüssel → "Kaufhaus").

Wie bereits erwähnt (s. Morphologie) kommt es bei Aphatikern häufig zu Neologismen, die in vielen (schweren) Fällen unmotiviert sind.[108] Z.B. Kleid → "[mɛd]", Bett → "[naɪfs]", Auge – "[draɪ]".

Bei Jargonaphatikern kann es zu solchen unmotivierten Neoglossien oder Neologismen mit Perseverationstendenzen kommen:[109] Hemd → "[veːst]", Schuh → "[naɪt'eːst]", Stuhl → "[veːst]", Tisch → "['niçteːst]", Bild → "[naɪteːst]".

Zur Frage, welche Methoden nun zur Deblockierung der gesuchten Wörter angewendet werden sollen, liegen bis jetzt nur sehr wenige Forschungsergebnisse vor. Eine Pilotstudie (Peuser/Spillner)[110] ergab, dass den stärksten Deblockierungseffekt die Angabe eines syntagmatischen (und pragmatischen) Kotexts und eines idiomatischen Kotexts erzielte (z.B. das Zielwort: Bett: syntaktischer Kotext: "Ich bin müde und gehe ins ..."; idiomatischer Kotext: "Scheidung ist die Trennung von Tisch und.. ."). Einen mittleren Deblockierungseffekt erzielte die Vorgabe des Anlauts. Allerdings ist es notwendig, noch weitere Studien zu diesen Problemen durchzuführen, um zu gesicherteren Ergebnissen zu kommen.

---

108 S. Peuser (1978), p. 305.
109 S. Peuser (1978), p. 305.
110 S. Peuser (1978), p. 389f.

Pragmatik

Im alltäglichen Sprachgebrauch hören wir häufig Äußerungen wie "Das ist eine pragmatische Lösung." oder "Es wäre vielleicht besser, pragmatisch zu handeln." Hier ist mit der Verwendung des Begriffs "pragmatisch" gemeint, dass undogmatisch, auf den Erfolg abzielend gehandelt wird. Im linguistischen Zusammenhang allerdings bezieht sich der Begriff *Pragmatik* auf den Gebrauch von Zeichen und die Pragmatik ist die Untersuchung darüber, wie die sprachlichen Ausdrücke in den jeweiligen Situationen verwendet werden. Es geht also auch im Bereich der Pragmatik um Bedeutung, und zwar um die Bedeutung, die einer bestimmten Äußerung in einer bestimmten Situation zukommt. Daher wird die Pragmatik auch gelegentlich als ein Teil der Semantik angesehen.

Die Pragmatik befasst sich also mit dem *Sprachgebrauch*, d.h. welche sprachlichen Äußerungen in den verschiedenen Situationen vorkommen und wie sie zu bestimmten Zwecken in der täglichen Kommunikation eingesetzt werden, denn der Gebrauch der Sprache in den verschiedenen Situationen ist ja nicht nur die Anwendung von sprachsystematischen Möglichkeiten, sondern der Sprecher wählt aus den ihm zur Verfügung stehenden Mitteln aus. Diese Auswahl erfolgt aufgrund von bestimmten *Intentionen* (Absichten). Schließlich will ein Sprecher ja nicht nur nach dem System der Sprache gebildete Äußerungen von sich geben, sondern er möchte ja einen bestimmten Inhalt vermitteln und er verfolgt auch häufig mit einer spezifischen Äußerung ein bestimmtes Ziel. Aber auch diese Vermittlung ist an gewisse Regeln gebunden, nämlich an die *Regeln des kommunikativen Umgangs*. Wir brauchen uns dabei nur vorzustellen, wie wir ein und denselben Sachverhalt ausdrücken, wenn wir ihn Freunden erzählen oder etwa einem Vorgesetzten oder einer fremden Person. Dazu kommt noch, dass wir nicht mit jedem Adressaten über dieselben Dinge sprechen können. In solchen Beschränkungen drückt sich eine Regulierung der Kommunikation aus, die einerseits sehr verbindlich sein kann oder andererseits nur tendenziell wirksam ist.

Diese Regeln und Regularitäten unseres kommunikativen Umgangs sind nun das zentrale Thema der Pragmatik. Sie interessiert sich also für die Muster, die der Verwendung von Äußerungen in der Kommunikationssituation zugrunde liegen. Diese Muster sind nun aber nicht Muster des Systems der Sprache, sondern eben des Gebrauchs der Sprache in bestimmten Situationen. D.h. für die Pragmatik steht hinter dem Gebrauch der Sprache, der *parole*, nicht nur das sprachliche Zeichensystem, sondern ein

System von *Sprachgebrauchsregeln*. Beide Systeme gemeinsam erlauben es erst, die Art und Weise, wie Menschen die Sprache gebrauchen umfassender zu beschreiben.

Pragmatik und Kommunikation

Grundsätzlich können wir davon ausgehen, dass die Untersuchung des Sprachgebrauchs in der Nähe der *Kommunikationstheorie* anzusiedeln ist, denn deren Hauptgebiet ist die Kommunikation. Daher wollen wir ganz kurz auf den Kommunikationsbegriff eingehen.

Wir können davon ausgehen, dass Kommunizieren eine spezifische Form des Verhaltens ist. Somit ist auch das Sprechen, die sprachliche Kommunikation, eine Form des Handelns. Wenn wir auch im Alltag häufig davon ausgehen, dass "dem Reden auch Taten folgen sollen" und so versuchen, Sprechen vom eigentlichen Handeln abzugrenzen, um es als eher theoretisch zu bezeichnen. Nun, die Kommunikationstheorie teilt diese Ansicht nicht, denn Kommunizieren kann die Welt ebenso verändern wie jedes andere Handeln. So ist z.B. der Unterricht ein weitgehend kommunikatives Phänomen oder auch die politische Auseinandersetzungen erfolgen – zumeist – verbal.

Kommunikation lässt sich als einen Gegenstandbereich mit entsprechenden Strukturen und Regeln beschreiben. Im Laufe unserer Sozialisation erwerben wir nun die Fähigkeit, uns entsprechend dieser Regeln zu verhalten. Wir erwerben die Regeln und Normen des Kommunizierens und lernen auch sie entsprechend einzusetzen, um mit unseren Mitmenschen in Kontakt zu treten. So hat man auch analog zum Begriff der sprachlichen Kompetenz den Begriff der *kommunikativen Kompetenz* gebildet. Dieser Begriff umfasst auch Bereiche der nonverbalen Kommunikation wie Mimik und Gestik, daher spricht man in Bezug auf den kommunikativen Gebrauch der Sprache eher von einer sog. *Sprachhandlungskompetenz*.

Wie bereits erwähnt, befasst sich die Pragmatik mit den Regeln des Sprachgebrauchs. Wir haben auch gesehen, dass es sich dabei im Rahmen der Kommunikation um ein sprachliches Handeln handelt. Wenn wir nun etwas in kommunikativer Absicht sagen, dann erfüllt das eine bestimmte Funktion. Was nun die Pragmatik betrifft, so geht es hier darum festzustellen, was die Bedingungen dafür sind, dass wir mit Sprache handeln können, dass also ein sprachlicher Ausdruck eine Funktion erfüllen kann. So wird die Pragmatik zu einer *Sprach-Handlungs-Theorie*.

Man könnte also sagen, dass die Pragmatik jener Bereich ist, in dem sich die Interessen der Sprachwissenschaft und der Kommunikationswissenschaft überschneiden. Aus der Sprachwissenschaft kommt das Interesse an den sprachlichen Phänomenen und aus der Kommunikationswissenschaft kommt das Interesse am Handeln.

Wenn nun sprachlich kommuniziert wird, dann erfolgt das in einer bestimmten Situation. Die in dieser Situation gemachten Äußerungen weisen nun Merkmale dieser Einbettung auf, denn das, was geäußert wird, ist meist ärmer aber auch vieldeutiger als das, was als gesamte Information wahrgenommen werden kann. Beispiel:

> "Wo bist du gestern Abend gewesen?"
>
> "Hier, natürlich."

Für die beiden Sprechenden mag in diesem Dialog alles klar sein, aber nicht für den Leser/Hörer. Die *deiktischen* Ausdrücke "du, hier, gestern" verweisen auf Orts-, Zeit- und Personenangaben, die sprachlich nicht weiter ausgedrückt sind. Die Beteiligten jedoch können diesen Elementen sofort entsprechende Bezugselemente zuordnen. Wir, als Leser, erst dann, wenn wir weitere Informationen haben, so z.B.: Es sprechen zwei Freunde im Arbeitszimmer des Gefragten. (Wir wissen auch, dass der Antwortende, der mit "du" Angesprochene ist. Auch das gehört zur Pragmatik.)

Was über die Welt mit Sprache mitgeteilt wird, kann wahr oder falsch sein. Das, was mit einer Äußerung über die Welt gesagt wird, bezeichnen wir als *Proposition*. Allerdings hat nicht jede Äußerung eine Proposition, denn ein Gruß z.B. kann als Aussage über die Welt nicht wahr oder falsch sein.

In unserem Beispiel haben natürlich auch Frage und Antwort ihren propositionalen Gehalt, allerdings wird der propositionale Gehalt nur sehr fragmentarisch ausgedrückt. Wie wir gesehen haben, muss der volle Inhalt der Äußerungen aufgrund der Situation rekonstruiert werden. Es besteht offensichtlich eine Diskrepanz zwischen dem, was sprachlich formuliert wurde, und der mitgeteilten Information über die Welt (Proposition). Somit gehört es zum Gegenstand der Pragmatik aufzuzeigen, auf welche Art und Weise Äußerung und Situation aufeinander bezogen werden und wie damit die Propositionen und die Zusammenhänge zwischen ihnen und dem Gesagten erschlossen werden können.

Einen anderen Aspekt stellt die Frage nach dem *Zweck* einer Äußerung dar. Was *meinen* die Sprecher, wenn sie eine bestimmte Äußerung tätigen. Wenn wir uns dazu ein Beispiel ansehen wie die Äußerung "Es zieht." Dann kann dies abgesehen vom wörtlichen Inhalt, nämlich der Darstellung des Faktums, dass es wegen eines geöffneten Fensters Zugluft gibt, aber auch die Aufforderung bedeuten, eben dieses Fenster zu schließen.

Damit wird ein anderer Aspekt als jener von Ausgesagtem und Proposition angesprochen, denn Mitteilungen erfolgen ja, um ein bestimmtes Ziel zu erreichen. Es geht also auch darum, wie und unter welchen Bedingungen Sprecher mit ihren Äußerungen solche Funktionen ausdrücken und wie die Rezipienten diese Funktionen erkennen können. Es geht also darum, was als *Sinn einer Äußerung*, als *die soziale Bedeutung* oder eben als *kommunikative Funktion* einer Äußerung bezeichnet wird. Einen Ansatz diese Fragen aus der Produzentenperspektive zu betrachten werden wir im Folgenden bei der Besprechung der sog. *Sprechakttheorie* kennen lernen.

Ein Ansatz, der die Rezipientenperspektive stärker in den Vordergrund rückt, sind die sog. *Konversationsmaximen* (s. Grice 1968).

Sprechakttheorie

Die Sprechakttheorie bildete eigentlich den Ausgangspunkt für die Entwicklung der Pragmatik bzw. der Pragmalinguistik. Die Sprechakttheorie kommt aus dem Bereich der Sprachphilosophie. Womit sich die Sprechakttheorie beschäftigt, lässt sich recht anschaulich anhand eines Buchtitels zeigen, wobei es sich um eine posthum erschienen Vorlesungsnachschrift handelt, nämlich John L. Austins "How to do things with words". Diese sog. "pragmatische Wende" in der Linguistik hat aber auch das Buch Searles, eines Schülers von Austin, nämlich "Speech Acts" mitbegründet.

In der natürlichen Sprache werden die Sätze nicht immer nur beschreibend verwendet, sie sind auch nicht immer wahr oder falsch, sondern es gibt auch Sätze mit denen man Handlungen vollzieht. Sätze, die deskriptiv, wahr oder falsch sind, werden von Austin als *konstativ* bezeichnet. Davon unterscheiden sich die sog. *performativen* Sätze. Das sind jene, mit denen Handlungen vollzogen werden.

Beispiele:

i) "Ich lerne Linguistik für die Prüfung."
ii) "Ich taufe dich auf den Namen Isidor."
iii) "Ich danke Ihnen für Ihre Mitarbeit."

Mit dem Beispiel i) mache ich eine Behauptung über die Welt, die wahr od. falsch sein kann. Dagegen vollziehe ich mit ii) u. iii) eine bestimmte Handlung. (Zwar kann man auf ii) u. iii) auch mit z.B.: "Das glaube ich dir nicht." antworten; was bedeutet, dass ich an der Ehrlichkeit dieser Aussage zweifle, aber ich kann nicht daran zweifeln, dass jemand dankt.)

Die Verben, die in ii) u. iii) auftauchen "taufen" u. "danken" werden als *performative Verben* bezeichnet. Wichtig ist dabei, dass sie in der Verwendung mit der 1. Pers. Präs. Indikativ Aktiv die Vollziehung des jeweiligen Aktes zeigen. In anderen Verwendungsformen bezeichnen diese Verben nur einen Vorgang: "Ich habe dich am … getauft." Bei der Verwendung performativer Verben tritt auch häufig die Partikel "hiermit" auf, was die Tatsache unterstreicht, dass im Augenblick des Aussprechens dieser Wörter die entsprechende Handlung vollzogen wird.

Diese Unterscheidung zwischen performativ und konstativ ist allerdings nicht unproblematisch, denn eigentlich sind ja nicht die Sätze performativ od. konstativ, sondern die jeweiligen Propositionen. Aber wie wir gesehen haben, müssen wir für das Erkennen der Proposition auch die Situation, in der die jeweiligen Äußerungen gemacht werden miteinbeziehen, denn ohne die Situation können wir nicht über ihre Wahrheit bzw. Falschheit entscheiden. So kann man zum Schluss kommen, dass performative Äußerungen auch konstativ sein können. Sodass man davon ausgehen kann, dass die Unterscheidung konstativ und performativ wohl eher als Pole auf einer Skala zu sehen sind und die einzelnen Sätze eben mehr konstativ oder mehr performativ sein können.

Wenn also, wie wir eingangs festgestellt haben, der Gebrauch von natürlicher Sprache ein Handeln darstellt, dann stellt sich die Frage, was passiert dann eigentlich, wenn man eine Äußerung macht:

a) Man gibt Laute von sich, bewegt Schreibwerkzeuge oder tippt auf Tasten;
b) dabei werden die Elemente des Sprachsystems (Phoneme, Morpheme/Wörter, Sätze, Texte) in lautlicher oder graphischer Form realisiert;
c) mit diesen sprachlichen Äußerungen bezieht man sich auf Dinge in der Welt und sagt über sie etwas aus, d.h. man äußert eine Proposition.

Bei a) u. b) handelt es sich um den sog. *Äußerungsakt* und bei c) um den so genannten *propositionalen Akt*.

Weiters macht man aber auch noch Folgendes:

d) man wendet sich an jemanden;
e) man hat eine bestimmte Absicht für diese Äußerung: Z.B.: will man informieren, jemanden grüßen, jemanden warnen oder drohen, jemandem etwas versprechen etc.

In der Sprechakttheorie sind nun d) u. e) das Zentrale: Es handelt sich um die sog. *Illokution* bzw. den *illokutionären Akt*.

Wir können aber noch einen Schritt weitergehen und auch die folgenden Aspekte zu dem zählen, was man mit einer Äußerung macht:

f) man möchte jemanden (z.B. durch eine Drohung) einschüchtern, ihn (durch Lob) erfreuen, ihn (durch Bitten) zu einer gewünschten Aktion bringen etc.

Die beabsichtigte Reaktion der angesprochenen Person wird dann als *Perlokution* bzw. *perlokutionärer Akt* bezeichnet.

Alles zusammen ergibt dann den Sprechakt. D.h. ein Sprechakt besteht im Normalfall gleichzeitig aus 4 Akten: einem Äußerungsakt, einem propositionalem Akt, einer Illokution und dem perlokutiven Akt.

Diese Unterscheidung von verschiedenen Teilen eines Sprechakts scheint vielleicht auf den ersten Blick zu kompliziert zu sein. Dem ist aber nicht so, da sie eigentlich dem entsprechen, was wir in der alltäglichen Kommunikation machen, wenn wir versuchen festzustellen, ob z.B. eine sprachliche Äußerung korrekt ist, ob sie auch wahr ist, ob der Inhalt klar und verständlich ausgedrückt ist und ob die Äußerung ihren Zweck erreicht:

a) Ein Äußerungsakt kann den Anforderung der Grammatik (phonologisch, lexikalisch, syntaktisch) entsprechen oder nicht.

b) Der propositionale Akt ist die Realisierung einer Proposition. Eine Proposition kann, wie wir schon gesehen haben, *wahr* oder *falsch* sein.

c) Die Illokution kann nun *glücken* oder nicht. Das hängt einmal damit zusammen, ob der Angesprochene die intendierte Funktion des Sprechakts erkennt oder nicht. Vgl. Sätze wie: "Ich verstehe dich nicht.", "Wie ist das gemeint? Semantisch, syntaktisch oder akustisch?"

d) Die Perlokution ist der Versuch den Angesprochenen durch das Gesagte zu beeinflussen. Das kann erfolgreich sein oder nicht. (D.h. ob bei Drohungen meine Drohungen erfolgreich waren od. bei Warnungen der Angesprochenen entsprechendes Verhalten an den Tag legt.)

Ein etwas problematisches Konzept innerhalb der Sprechakttheorie ist die Annahme von sog. *indirekten Sprechakten*:

Beispiele:

"Können Sie mir sagen, wie spät es ist?"

"Hältst du dich da bitte heraus!"

Im ersten Fall haben wir eine Entscheidungsfrage vorliegen und im zweiten eine Fragesatzstruktur und die Partikel "bitte". Würden wir nur entsprechend diesen Hinweisen antworten bzw. reagieren, so ist das wohl als unhöflich oder als frech zu bezeichnen. Es liegt also im ersten Fall eine Frage vor, die nicht wie bei einer Entscheidungsfrage üblich mit "ja" od. "nein" beantwortet werden kann. Im zweiten Fall handelt es sich weder um eine Frage noch um eine Bitte, sondern um eine Aufforderung.

Wir haben es also mit indirekten Sprechakten dann zu tun, wenn eine andere Illokution als die durch Indikatoren angezeigte vorliegt oder wenn eine zusätzliche Illokution vorliegt.

Die Sprechakttheorie zeigt auf, wie das sprachliche Handeln abläuft, und führt uns auf diese Weise die grundlegenden Aspekte der sprachlichen Kommunikation vor Augen.

Konversationsmaximen

Wie können nun die Hörer einigermaßen zuverlässig die kommunikative Funktion von Äußerungen erkennen, da diese den Äußerungen ja nicht fix zugeschrieben sind? Die meisten sprachlichen Ausdrücke können in den verschiedensten Situationen verwendet werden und sie erfüllen dort auch unterschiedliche Funktionen. Einen Versuch bietet der Ansatz der *konversationellen Implikatur* von Grice (1968). Dabei geht es nicht um zusätzliche Einzelregeln des Sprachgebrauchs, sondern um einen Rahmen, der aufzeigt, *wie* die Einzelregeln im Kontext einer Situation eingesetzt werden. Den Ausgangspunkt bildet dabei die Überlegung, dass Kommunikation Handeln ist, genau genommen *kooperatives Handeln*. In der Kommunikation geht es darum Verständigung, was nicht gleich Einverständnis ist, herzustellen. Dabei handelt es sich um eine Grundvoraussetzung, denn Kommunikation kann nicht stattfinden, wenn die Beteiligten nicht ein minimales gemeinsames Interesse haben.

In den sog. *Konversationsmaximen* werden konkrete Kriterien formuliert, denen Gesprächsbeiträge entsprechen sollen.

Das oberste Prinzip ist das *Kooperationsprinzip*, das sich einfach als "Sei kooperativ!" formulieren lässt.

Maxime der Quantität	"Sag so viel wie nötig und sage nicht zu viel."
Maxime der Qualität	"Sag nichts, was du nicht für wahr hältst, oder signalisiere dann, welchen Grad der Wahrscheinlichkeit das Gesagte hat."
Maxime der Relation	"Sei relevant."
Maxime der Modalität	"Sag deine Sache in angemessener Art und Weise und so klar wie nötig."

Einige Beispiele dazu:

– Wenn ich einen Bekannten darum bitte, mir schnell die Telefonnummer eines gemeinsamen Bekannten zu sagen, und er antwortet: "Irgendwas mit

28 am Anfang." So gehe ich davon aus, dass er offensichtlich auch nicht mehr weiß. – Maxime der Quantität.
- Während eines Gesprächs mit einen Bekannten läuft das Radio und ich verstehe daher nicht alles, was er sagt und muss schon zum x-ten Male nachfragen. Wenn dieser nun sagt: "Ich würde das Radio lauter drehen.", würde ich mich wenig kooperativ zeigen, wenn ich das tatsächlich täte. – Maxime der Qualität.
- Wenn ich moderne Gemälde betrachte und mich nun jemand fragt, wie sie mir gefallen, so kann ich antworten: "Sie sind sehr farbenfroh." Damit vermeide ich weitere Urteile. – Maxime der Modalität.

Somit haben wir gesehen, dass mit den Konversationsmaximen durchaus ganz normale und alltägliche Prozesse im kommunikativen Handeln aufgezeigt werden.

Abschließend noch eine kurze Zusammenfassung wichtiger Begriffe:

Sprachhandlungskompetenz:	Die Fähigkeit Sprache in bestimmten Situationen entsprechend zu verwenden.
deiktische Ausdrücke:	Auf Personen, Ort und Zeit verweisende sprachliche Ausdrücke.
Proposition:	Was mit einer Aussage über die Welt gesagt wird.
Illokution:	Eine Äußerung mit einem bestimmten Inhalt und mit der man sich an jemanden mit einer bestimmten Absicht wendet.
Perlokution:	Der Versuch den Angesprochenen durch eine Äußerung entsprechend zu beeinflussen.
Konversationsmaximen:	Konkrete Kriterien, denen Gesprächsbeiträge folgen sollten.

Pragmatische Störungen

Die Pragmatik hat zur Untersuchung und Therapie von sprachlich kommunikativen Störungen einiges beigetragen. So gehen Untersuchungen, die sich auf die sozialen Fähigkeiten und die Beziehungen innerhalb von Peer-Gruppen bei Kindern mit Sprachstörungen konzentrieren, auf die ersten Arbeiten, die sich mit diesem Problem auseinander setzten, zurück (s. Gallagher, 1991). Verschiedene Studien haben aber auch gezeigt, dass in manchen Gruppen von Kindern mit Sprachstörungen Probleme pragmatischer Natur auftreten, in anderen Gruppen sind diese Probleme weniger deutlich erkennbar. Diese Variabilität lässt sich anhand von zwei Gruppen, die sprachliche Probleme haben, aufzeigen, nämlich bei den Kindern im Bereich des autistischen Spektrums und bei jenen mit SLI (specific language impairment[111]). Die Kinder im autistischen Bereich haben einerseits Probleme dabei mit anderen Personen gemeinsam die Aufmerksamkeit auf Objekte oder Ereignisse zu richten und andererseits haben sie Probleme beim Verstehen der symbolischen Funktion der Sprache (s. Wetherby et al., 2000). In beiden Fällen treten pragmatische Probleme auf. So können solche Kinder zwar das Verhalten von anderen kommunikativ lenken, aber eben nicht in jenen Fällen, die eine gemeinsame Aufmerksamkeit erfordern, wie beim Austausch von Erfahrungen. Ebenso können diese Kinder unpassende Kommunikationsweisen entwickeln, wie z.B. sich auf den Kopf schlagen, um zu zeigen, dass sie eine unangenehme Aufgabe vermeiden wollen, anstatt die entsprechenden sprachlichen Mittel zu verwenden. Hier scheinen deutlich pragmatische Probleme vorhanden zu sein.

Weniger klar ist die Situation bei Kindern mit SLI. Hier finden wir bei Untersuchungen zu pragmatischen Aspekten durchaus unterschiedliche Ergebnisse. So wurde festgestellt, dass Kinder mit SLI – im Vergleich zu sich normal entwickelnden Gleichaltrigen – Probleme bei der Beantwortung von Fragen nach Verdeutlichung (Brinton et al., 1988) haben, weniger gut sind beim Initiieren von Äußerungen in Konversationen (Conti-Ramsden/Friel-Patti, 1983) und weniger geschickt sind in laufende Konversationen einzusteigen (Craig/Washington, 1993). Andere Studien haben allerdings keine Unterschiede in den pragmatischen Aspekten zu den sich normal entwickelnden Kindern festgestellt, wenn das sprachliche Niveau kontrolliert wurde (Leonard, 1986). Es scheint also, dass nicht alle Kinder mit SLI auch pragmatische Störungen aufweisen, aber einige Kinder Probleme mit gewissen pragmatischen Aspekten haben.

Wir können wohl davon ausgehen, dass pragmatische Störungen bei vielen Kindern mit Sprachentwicklungsstörungen auftreten und in manchen Fällen kann es sich um einen wichtigen Bereich der Störung handeln. Bei anderen Kindern wiederum können pragmatische Probleme als Folge der

111 Unter SLI versteht man eine Sprachentwicklungsstörung bei der keine offensichtlichen neurologischen, senso-motorischen, nonverbal-kognitiven oder sozial-emotionalen Defizite beobachtbar sind. SLI-Kinder weisen im Vergleich zu gleich alten Kindern Verzögerungen in der Sprachproduktion und im Sprachverständnis auf.

Störungen der anderen sprachlichen Bereiche auftreten. Es ist aber sicher auch notwendig, immer im Auge zu behalten, dass Kinder mit einer größeren Zahl von Problemen auch pragmatische Defizite aufweisen können. Wie wir gesehen haben, besteht eine enge Beziehung zwischen dem sprachlichen und dem sozialen Verhalten, so dass wir davon ausgehen können, dass Sprachstörungen, die zwar nicht unbedingt pragmatische Aspekte betreffen, auch Konsequenzen für die soziale Interaktion haben können. Dies bedeutet für die Therapie, dass es nicht nur um die Verbesserung der sprachlichen Fähigkeiten geht, sondern auch um die Unterstützung für die Verwendung von Sprache in sozialen Interaktionen (s.a. Smith/Leinonen, 1992).

Textlinguistik[112]

Der Untersuchungsgegenstand der Textlinguistik sind – wie ihr Name schon sagt – "Texte", d.h. also solche sprachlichen Gebilde, die aus mehr als einem Satz bestehen können. Solche Gebilde, wie z.B. Zeitungsartikel, Aufsätze, ganze Bücher etc., sind ja im Rahmen der Syntax nicht mehr beschreibbar, obwohl wir sie so sehen, dass sie eine zusammenhängende Einheit bilden.

Obwohl in der Textlinguistik grundsätzlich sowohl schriftliche Texte als auch mündliche Texte den Untersuchungsgegenstand bilden, wollen wir uns hier stärker auf die geschriebenen Texte konzentrieren.

Die Textlinguistik stellt sich Fragen wie: Wie lässt sich die Größe "Text" linguistisch erfassen? Welche verschiedenen Typen von Texten gibt es? Wie ist ein Text strukturiert? Wie ist ein Text aufgebaut? D.h. die Textlinguistik beschäftigt sich mit den Elementen, die einen Text ausmachen, und sie versucht auch eine Klassifizierung von verschiedenen Texten.

Was nun unsere Fähigkeit mit Texten umzugehen betrifft, so besitzen wir offensichtlich eine gewisse Intuition, die es uns erlaubt, darüber zu urteilen, ob es sich bei einer Anzahl von Sätzen um einen Text handelt oder ob es sich nur um eine zufällige Aneinanderreihung von Einzelsätzen handelt. Des Weiteren können wir z.B. recht schnell erkennen und beurteilen, ob es sich bei einer vorliegenden Ansammlung von Sätzen um ein Kochrezept oder einen Leserbrief usw. handelt. D.h. wir treffen eigentlich ganz selbstverständlich immer wieder Entscheidungen darüber, um welche *Textsorte* es sich im jeweiligen Fall handelt. Weiters sind wir auch in der Lage einen in Teile zerlegten Text wieder zusammenzusetzen, was wiederum bedeutet, dass wir offensichtlich intuitives Wissen über Textbaumuster und Textstrukturen besitzen.

Den Ausgangspunkt für die Entwicklung der Textlinguistik gab die Kritik an der Art der Sprachbeschreibung, für die neben Laut und Wort nur noch der Satz die größte grundlegende Beschreibungseinheit darstellte. Wie wir ja gesehen haben, orientieren sich die Grammatiken am Satz als größte zu beschreibende Einheit. Damit ergeben sich natürlich Probleme für die Beschreibung von satzübergreifenden sprachlichen Phänomenen, wie etwa die Möglichkeit der Verweise auf Elemente, die in einem vorausgegangenen Satz aufgetreten sind. Für diese Zwecke werden meist Personal- bzw. Demonstrativpronomina verwendet (z.B.: Franz hat einen großen Hund. Er ist sehr

112 Diese Zusammenfassung der wesentlichen Aspekte der Textlinguistik orientiert sich an Linke/Nussbaumer/Portmann, 1994: 212ff.

zutraulich.). Um solche Phänomene ebenfalls erfassen zu können, musste eine grundsätzliche Erweiterung des Untersuchungsbereichs angestrebt werden.

Damit wird der *Text* zum Gegenstand der grammatischen Untersuchung und Beschreibung, wobei man vereinfachend einmal davon ausgehen kann, dass es sich bei einem Text um die Verbindung von mehreren Sätzen handelt. Die Hauptfragen dabei sind: Welche systematischen Beziehungen bestehen zwischen den benachbarten Sätzen? Gibt es bestimmte Regeln, nach denen Texte gebildet bzw. gebaut werden?

Aufgrund dieser Fragestellungen versuchten die ersten textlinguistischen Untersuchungen die verschiedenen Formen der grammatischen Verknüpfungen von benachbarten Sätzen festzustellen. D.h. es ging darum die sprachlichen Mittel festzustellen, mit Hilfe derer die Beziehungen über die Satzgrenzen hinaus ermöglicht werden.

Diese Beziehungen zwischen den einzelnen Sätzen eines Textes lassen sich in vielen Fällen an sprachlichen Elementen festmachen, die wiederum untereinander in einem deutlichen syntaktischen oder semantischen Bezug stehen. Die durch solche Mittel hergestellte Beziehung wird als *Kohäsion* bezeichnet und die jeweiligen Mittel als *Kohäsionsmittel*. Wir können dabei unterschiedliche Formen der Kohäsion unterscheiden.

Kohäsion

Rekurrenz

Unter Rekurrenz versteht man die Wiederaufnahme eines einmal eingeführten Textelements im nachfolgenden Text. So wird z.B. das gleiche Lexem wiederverwendet:

"Ein Hund läuft über die Wiese. Der Hund scheint noch sehr jung zu sein."

Die Rekurrenz, d.h. die einfache Wiederaufnahme des gleichen Lexems, wird gelegentlich als stilistisch nicht sehr elegant empfunden (vgl. im Aufsatzunterricht: "Wortwiederholungen"). In bestimmten Texten, wie z.B. Fachtexten, ist sie wohl auch aus Gründen der Genauigkeit notwendig. Es gibt aber auch noch eine sog. *partielle Rekurrenz*, dabei wird nicht dasselbe Lexem wiederverwendet, sondern ein Lexem aus demselben Verband: "spazieren – Spaziergang".

Substitution

Als Substitution bezeichnet man die Wiederaufnahme eines vorausgehenden Textelements, ein Wort od. eine Wortgruppe, durch ein damit *inhaltlich* verbundenes Element. Die beiden Textelemente müssen sich allerdings auf dasselbe außersprachliche Objekt beziehen, d.h. also dieselbe Referenz haben. Solche *Substitutionsmittel* können Synonyme, Hyponyme oder Hyperonyme sein, aber auch Metaphern oder Lexeme, die demselben Wortfeld angehören.

Solche *Koreferenz* besteht etwa zwischen den unterstrichenen Elementen im folgenden Beispiel:

> "Das Auto war viel zu schnell unterwegs. Kein Wunder, dass der Wagen aus der Kurve flog."

Zu beachten ist auch, dass bei der Substitution in vielen Fällen keine *einfache* Koreferenz vorliegt, sondern dass das ersetzende Element zusätzliche Bedeutungsaspekte bezüglich des Referenzobjekts einbringt: Wenn z.B. im Beispielsatz statt "Wagen" eine bestimmte Automarke verwendet werden würde.

Pro-Formen

Wenn so genannte Pro-Formen als Mittel der Textverknüpfung verwendet werden, dann werden eher inhaltsleere sprachliche Elemente als Verweiselemente verwendet. Zu diesen Pro-Formen zählen vor allem die *Pronomen* aber auch *Adverbien* ("dort, da" etc.) oder auch *Pronominaladverbien* ("wobei, womit, darauf" etc.) und *Demonstrativpronomen* ("der, dieser ..."). Die Bezugselemente können dabei unterschiedliche sprachliche Elemente sein, Wörter, Wortgruppen, Einzelsätze, aber auch ganze Satzgruppen:

> "Das Andrea. Sie ist Logopädin."
>
> "Egon möchte ein Haus auf dem Lande. Darauf kommt es ihm am meisten an."

Bezüglich der Richtung des Verweises können wir zwischen *anaphorischen* Verweisen (Rückverweise) und *kataphorischen* Verweisen (Vorverweisen) unterscheiden:

> "Andrea macht die Brötchen für die Party. Das macht sie immer." – anaphorisch
>
> "Wenn sie kommt, dann bringt Andrea die Brötchen." – kataphorisch

Bestimmter und *unbestimmter Artikel*

Die Verwendung der Artikel kann ebenfalls zur Textverknüpfung beitragen. Wir können nämlich davon ausgehen, dass sowohl der *bestimmte* wie auch der *unbestimmte* Artikel sozusagen Anweisungen an den Leser darstellen, sich im umgebenden Text nach entsprechenden Bezugselementen umzusehen. In diesem Zusammenhang spricht man von *Textdeixis*. Mit dem unbestimmten Artikel werden neue, noch unbekannte Größen in einen Text eingeführt.

Der bestimmte Artikel wird üblicherweise dann verwendet, wenn über bereits Bekanntes gesprochen wird. Dabei kann dieses Bekannte im Text auftreten oder es wird an das Wissen des Rezipienten appelliert. Im ersten Fall spricht man von einer *Textdeixis* und im zweiten Fall von einer so genannten *(Vor-)Wissensdeixis*. Es wird hier nämlich nicht auf bereits eingeführte Textelemente verwiesen, sondern es wird auf Wissen verwiesen, das außerhalb des Textes liegt.

(Situations-)Deixis
Dem bestimmten Artikel wie auch den Pro-Formen können in einem Text noch weitere Funktionen zukommen. Sie können nämlich nicht nur zur Verknüpfung von Textelementen verwendet werden, sondern sie können auch einen Bezug zur konkreten Situation herstellen. D.h. sie können den Text mit dem außersprachlichen Kontext verknüpfen. Somit ist ihre Funktion hier keine textinterne mehr, d.h. sie wirken nicht *textdeiktisch*, sondern sie verweisen aus dem Text hinaus auf die außersprachliche Situation, sie sind also *situationsdeiktisch*. Einige Beispiele mögen dies erläutern:

Textdeixis: "Anton geht <u>in die Küche</u>, <u>dort</u> macht er sich ein Spiegelei."

Situationsdeixis: "Wo ist der Autoschlüssel?" – "<u>Dort</u>!" (verweist aus dem Text hinaus)

In der gesprochenen Sprache sind die deiktischen Ausdrücke meist mit entsprechenden Gesten und auch Mimik begleitet.

Die Verwendung von Situationsdeixis finden wir aber nicht nur in der gesprochenen Sprache, sondern auch in Gebrauchsanweisungen ("Als Erstes überprüfen Sie die Netzspannung ...") oder bei Bildunterschriften ("Dieser Turm zeigt die für ... typischen Fenster.").

Ellipse
Wenn ein Textverweis – so paradox das klingen mag – durch Leerstellen erzeugt wird, sprechen wir von *Ellipsen*. Beispiel:

"Das Buch hat mir gut gefallen. Der Film weniger."

Der zweite Satz wäre für sich gesehen offensichtlich ungrammatisch, aber im Textzusammenhang suchen wir im vorausgehenden Satz nach den entsprechenden syntaktisch passenden Einheiten, um diesen Satz korrekt zu ergänzen. Damit stellen wir die inhaltliche Verbindung zwischen den beiden Sätzen her.

Explizite Textverknüpfung
Dabei handelt es sich um Formen der Textverknüpfung, bei denen sich der Autor auf seinen eigenen Text bezieht und explizit einen Textverweis herstellt, indem er im Text selbst über den Text spricht. Diese Art der Thematisierung von einzelnen Textstellen oder Textstrukturen bezeichnen wir als *Metakommunikation*. Solche metakommunikative Hinweise sind z.B.: "wie oben bereits erwähnt", "im folgenden", "unter Punkt 2.1.7 finden wir ...", "etc."

Die bisher besprochenen Formen der Textkohäsion hatten gemeinsam, dass es sich um wiederholende oder verweisende Wiederaufnahme von Textelementen handelte. Daneben gibt es aber auch noch eine andere Kohäsionsform:

Konnektive
Bei den Konnektiven handelt es sich um sprachliche Elemente, die zur Verknüpfung von Sätzen dienen. Darunter sind die *Konjunktionen* das Kohäsionsmittel schlechthin und zwar nicht nur innerhalb von Satzgefügen, sondern auch zwischen Sätzen. Die Konjunktionen funktionieren als Bindeglieder. Sie verweisen also nicht auf ein anderes Textelement, sondern sie verbinden zwei Sätze oder Textelemente miteinander. Der inhaltliche Charakter der Verbindung wird durch die Verwendung der jeweiligen Art der Konjunktion dargestellt, z.B. eine kausale Verbindung durch die Verwendung von "weil" oder eine temporale durch die Verwendung von "seit".

Kohärenz vs. Kohäsion

Wie eingangs erwähnt, sind wir durchaus in der Lage Sätze als einen Text zu erkennen und zwar auch dann, wenn keine deutlichen Kohäsionsmittel vorliegen. D.h. wir gehen bei dieser Art der Bestimmung eines Textes vom Textganzen aus. Wenn wir nun zu beschreiben versuchen, wie wir die Texthaftigkeit auf diese Weise feststellen, dann könnten wir die Begriffe Tiefenstruktur und einer Oberflächenstruktur als Hilfsmittel heranziehen.

In diesem Zusammenhang können wir davon ausgehen, dass wir bei einem Text vorerst immer nur die Oberflächenstruktur beobachten, auf der viele – aber eben nicht alle – Informationseinheiten des Textes sprachlich realisiert sind. Die einzelnen Textelemente können nun durch die entsprechenden Kohäsionsmittel verbunden sein – aber nicht notwendigerweise. Diese Oberflächenstruktur ergibt sich aus der grundsätzlich linearen Natur der Sprachproduktion, wobei wir die Ergebnisse im Sprechen als zeitliches Nacheinander erleben und im Schreiben als räumliches. Was nun unter der Oberfläche liegt, die *Texttiefenstruktur*, stellt die Verknüpfung der verschiedenen Informationseinheiten miteinander dar.

Wenn es also darum geht, ob eine Reihe von Sätzen einen Text darstellen, dann sind eben nicht nur die semantisch-syntaktischen Verknüpfungen ausschlaggebend, sondern es geht auch darum, ob wir eine zusammenhängende – also *kohärente* – Texttiefenstruktur erschließen können. Natürlich werden wir uns dabei auch an der Oberfläche des Textes orientieren, also der linearen Abfolge der Textelemente sowie den Verknüpfungsmittel, aber wir müssen auch unser allgemeines Wissen von und über Texte miteinbeziehen sowie auch unser außersprachliches Wissen aktivieren.

Beispiel:

> "Andrea kommt nicht zur Vorlesung. Sie ist krank."

Hier stellen wir eine Verknüpfung auf der Textoberfläche durch Pronominalisierung fest und die konzeptuelle Verbindung ist die der Begründung.

Wir haben also auf der einen Seite die Mittel der *Kohäsion*, die an der Oberfläche beobachtbar sind, und auf der anderen Seite die Mittel der *Kohärenz*, die sich auf den (u.U. nur erschlossenen) Zusammenhang auf der konzeptuellen Ebene beziehen.

Einige Konzepte der Textkohärenz

Dabei geht es darum die an der Oberfläche des Textes auftretenden Mittel der Kohäsion mit jenen, die in der sog. Texttiefenstruktur auftreten, zusammenzubringen und daraus einen kohärenten Text zu (re-)konstruieren. Zu diesem Zweck wird natürlich auch außersprachliches Wissen benötigt und die jeweiligen Modelle nehmen auch Anleihen bei anderen Wissenschaften wie z.B. Psychologie, Philosophie oder auch der Logik.

Isotopie

Dieses Konzept kann als eine Art Zwischenstufe zwischen einer Textanalyse auf Basis der Kohäsion und einer auf Basis der Kohärenz angesehen werden. Dieses Konzept geht davon aus, dass sich die Wortbedeutungen über die Satzgrenzen hinweg zu Komplexen verbinden und zwar aufgrund teilweiser semantischer Übereinstimmung und auch Unterschiede. Diese textsemantischen Komplexe werden als *Isotopieebenen* bezeichnet. Ein Text kann natürlich über mehrere solcher Isotopieebenen verfügen.

Da bei diesem Konzept auf die textsemantische Ebene zurückgegriffen wird, kann diese Methode ganz gut angewendet werden, wenn es sich um

Texte handelt, bei denen eine (bewusste) Zerstörung der Kohäsionsbezüge vorliegt:

> "Die Steine feinden
> Fenster grinst Verrat" (August Stramm, Patrouille)

Die Wörter "feinden" und "Verrat" können über das gemeinsame Merkmal {feindlich} einer Isotopieebene zugeordnet werden. Dadurch entsteht eine textuelle Kohärenz, die ansonsten nicht so eindeutig feststellbar wäre.

Präsuppositionen
Mit dem Konzept der Präsupposition versucht man die Funktion von außersprachlichen Wissensständen zu erfassen, die zur Kohärenz eines Textes führen. Man kann zwei Hauptgruppen von Präsuppositionen unterscheiden:

a) *Gebrauchsgebundene Präsuppositionen*

Gehen wir einmal davon aus, dass eine Person in der Küche ist, und eine andere im Wohnzimmer. Die beiden unterhalten sich durch die offenen Türen. Nun kommt folgende Äußerung:

> "Ich mach schnell die Küchentüre zu. Die Milch ist übergegangen."

Um diesen beiden Sätzen Kohärenz zuzuschreiben, d.h. der zweite Satz ist eine Begründung für den ersten, dann muss man eben wissen, dass übergegangene Milch nicht gerade angenehm duftet.
Solches vorausgesetzte Wissen bzw. Alltagserfahrungen können wir als *gebrauchsgebundene Präsuppositionen* bezeichnen. "*Gebrauchsgebunden*" heißen sie deswegen, weil sie dem sprachlichen Ausdruck eben nicht grundsätzlich anhaften, sondern sie ergeben sich erst aus dem Gebrauch des jeweiligen sprachlichen Ausdrucks. Diese Art von Präsuppositionen werden auch häufig als *pragmatische Präsuppositionen* bezeichnet.
Es handelt sich dabei also um Voraussetzungen, die die Sprecher als gegeben annehmen, wenn sie eine Äußerung in einer konkreten Situation kommunikativ sinnvoll einsetzen. Die Kohärenz ergibt sich daraus, dass zwei oder mehrere in einem Text ausgedrückte Sachverhalte, die nicht unmittelbar mit Kohäsionsmitteln miteinander verbunden sind, aufgrund solcher Präsuppositionen (also gedanklich) in einen Zusammenhang gebracht werden.

b) *Zeichengebundene Präsuppositionen*

Diese Gruppe von Präsuppositionen lassen sich wieder in zwei Gruppen unterteilen:

i) *Referentielle Präsuppositionen*
Diese Präsuppositionen sind an die Form eines sprachlichen Ausdrucks gebunden und werden häufig auf der Satzebene verwendet. Sie werden z.B. durch die Verwendung des bestimmten Artikels und/oder die Verwendung von definierenden Attributen ausgelöst:

"Der König von Graz hat eine Glatze."

Wenn man diesen Satz normal versteht, d.h. nicht als linguistischen Beispielsatz, dann wird damit auch eine referentielle Präsupposition ausgedrückt: "Es gibt einen König von Graz."

ii) *Semantische Präsuppositionen*
Diese Art von Präsupposition ist an die Semantik von bestimmten Wörtern bzw. Ausdrücken gebunden. Dabei handelt es sich um eine Art nicht direkt angesprochener, aber mitgemeinter Bedeutung:

"Georg hat es geschafft, Karten für die Dubliners zu bekommen."

Mit diesem Satz wird auch mitgeteilt, dass sich Georg um diese Karten bemüht hat – vgl. die Verwendung von "schaffen", denn das schließt ein "Sich-bemühen" mit ein.

Diese Art von *zeichengebundenen Präsuppositionen* ermöglicht es dem Sprecher, bei der Äußerung von bestimmten Inhalten gewisse Sachverhalte oder auch Tatbestände mitzubehaupten bzw. als gegeben hinzustellen. Dabei werden diese Sachverhalte nicht explizit angesprochen, d.h. sie treten nicht an der Oberfläche der Ausdrücke auf.

frame- und script-Theorie: Die Konzepte *frame* und *script* werden verwendet, um die Verknüpfung von Weltwissen bzw. auch Handlungswissen mit den in einem Text sprachlich mitgeteilten Informationen darzustellen:

"In zwei Tagen fahren wir nach Italien. Das meiste haben wir schon eingepackt. Die Luftmatratzen habe ich auch schon hergerichtet, aber den Blasebalg habe ich noch nicht gefunden."

Hier handelt es sich offensichtlich um Äußerungen, die sich auf den Beginn einer Urlaubsreise zum Baden beziehen. Aufgrund unseres Wissen über die Gegenstände, die Handlungen, das Geschehen und die Abläufe, die eine Vorbereitung auf eine Urlaubsreise typischerweise mit sich bringen, können wir entsprechende Bezüge zwischen den einzelnen Sätzen herstellen und zwar auch dann, wenn entsprechende grammatische oder semantische Verknüpfungen nicht vorhanden sind. Dieses Wissen erlaubt es uns auch, dass wir das neu eingeführte Element "Blasebalg" mit einem bestimmten Artikel versehen können.

Diese Wissensbestände bilden sozusagen eine *Vorlage*, durch die verschiedene Begriffe und Aussagen innerhalb eines Textes verbunden werden, indem sie in diese Vorlage passen. D.h. die textuellen Bezüge ergeben sich nur dann, wenn ein entsprechender gemeinsamer Sachbezug hergestellt werden kann.

Dabei können wir zwei verschiedene Formen von solchen "Welt-Ausschnitten" unterscheiden:

a) *frames*: Dabei handelt es sich um Wissensbestände, die eher *statisch* organisiert sind; d.h. das Wissen darüber, welche Personen, Einrichtungsgegenstände, Räumlichkeiten etc. z.B. zu einem Krankenhaus gehören, d.h. dort zu erwarten sind bzw. als normal angesehen werden: Krankenschwestern, Krankenbetten, Rollstühle, Medikamente etc. Weitere Beispiele für solche *frames* ("Rahmen") wären z.B. Bahnhof, Supermarkt, Universität usw.

b) *scripts*: Darunter verstehen wir Wissensbestände, die eher *prozessual* organisiert sind, d.h. etwa das Wissen darüber, wie ein Einkauf in einem Supermarkt abläuft oder wie ein Besuch in einem Café verläuft. *Scripts* ("Szenen") sind also außersprachliche Muster, nach denen bestimmte Prozesse ablaufen.

Thema: Das Vorhandensein eines bestimmten Themas ist bereits vorwissenschaftlich eine allgemeine Voraussetzung, dass wir einen bestimmten Text als kohärent betrachten. Dabei geht es um eine inhaltliche Leitlinie, die einen Text als kohärent auszeichnet. In diesem Sinne handelt es sich um jenen Inhalt, der auch bei radikaler Kürzung eines Texts nicht verloren gehen darf und worauf wir uns beziehen, wenn wir danach fragen, wovon ein Text handelt.

Wie wichtig für die Kohärenz eines Texts ein Thema ist, zeigt sich in Untersuchungen, bei denen die Versuchspersonen einen Text, der nur wenige Kohäsionsmerkmale aufweist, dann besser verstehen können, wenn ihnen am Anfang ein Titel vorgegeben wird.

In der Linguistik lässt sich mit Hilfe der sog. *funktionalen Satzperspektive* die Struktur von Sätzen und ihren Verbindungen zu anderen Sätzen innerhalb eines Texts analysieren. Dabei wird von der Annahme ausgegangen, dass der Satzinhalt in zwei Teile zerlegt werden kann, nämlich in das so genannte *Thema* und das so genannte *Rhema*. Dabei versteht man unter *Thema* das, *worüber* etwas ausgesagt wird; das *Rhema* ist dann das, *was* über das Thema ausgesagt wird. Damit lässt sich nun der thematische Verlauf eines Texts von Satz zu Satz – die *thematische Progression* – erkennen.

"Ein altes Auto benötigt mehr Pflege. Diese Pflege bezieht sich nicht nur auf das Äußere, sondern auch auf den Motor. Allerdings sollte der Lack häufiger gut gepflegt werden ..."

Thema 1 ---------- Rhema 1
|
Thema 2 ---------- Rhema 2 ---------- Rhema 3
|
Thema 4 ----------

Damit hätten wir einige Möglichkeiten der Herstellung von Kohärenz innerhalb von Texten kennen gelernt.

Textsorten

Wir haben bereits darauf hingewiesen, dass es uns offensichtlich spontan möglich ist, Gruppen von gleichartigen bzw. ähnlichen Texten zusammenzufassen. Solche Gruppen von gleichartigen Texten können wir als *Textsorten* bezeichnen. Natürlich können wir sofort einzelne solcher Textsorten aufzählen, z.B.: Leserbriefe, Liebesbriefe, Vorlesungen, Gebrauchsanleitungen, Protokolle etc.

Es ist – zumindest mit unserem "vor-wissenschaftlichem Wissen" – klar, dass es unterschiedliche Arten von Texten gibt. Problematischer wird es, wenn wir versuchen, entsprechende linguistische, d.h. morphologische, syntaktische und semantische Argumente zu finden, warum gerade dieser Text von jener Sorte ist. D.h. im Bereich der Textlinguistik ist es derzeit noch nicht möglich, solche feinen Unterscheidungen zwischen den einzelnen Textsorten zu treffen, wie es etwa im Bereich der Phonetik möglich ist, die einzelnen Laute zu unterscheiden.

Das bedeutet, dass es derzeit noch nicht gelungen ist, eine "allgemein gültige" Textsortenklassifikation zu erstellen. Trotzdem wollen wir einige mögliche Klassifikationskriterien versuchen aufzulisten.

Mögliche Klassifikationskriterien: Es ist natürlich klar, dass die Kriterien zur Klassifikation von Texten eher heterogen sein werden. Schließlich haben wir ja gesehen, dass die Charakteristika von Texten durchaus unterschiedlichster Natur sein können. Das bedeutet natürlich auch, dass man die verschiedenen Ebenen der Analyse der Sprache einbeziehen muss. Beispiele:

lautliche bzw. graphische Ebene: Wenn wir oft auch nicht genau hinhören, können wir feststellen, dass diese Radiosendung eine Nachrichtensendung ist (und nicht das "geistliche Wort zum Tage"); wir können Druckschriften von Handschriften auf einen Blick unterscheiden.

Wortwahl: Daran lässt sich doch leicht erkennen, ob es sich um eine Heirats- oder Stellenanzeige handelt, oder vielleicht doch um den Verkauf eines Autos.

Art und Häufigkeit der Satzbaumuster: Welchen Unterschied gibt es wohl zwischen den sog. wissenschaftlichen Arbeiten und den Artikeln in den Boulevardzeitschriften?

Thema: Die "Überschrift" von Texten zeigt häufig, dass es sich um unterschiedliche Themenstellungen und damit – last but not least – um unterschiedliche Textsorten handelt. So werden wohl Berichterstattungen aus Kriegsgebieten anders ausfallen als jene, die die Fauna und Flora einer bestimmten Gegend beschreiben. Dies wird sich natürlich alles auch in den o.e. Merkmalen niederschlagen.

Bei den oben besprochenen Kriterien handelt es sich um Kriterien, die offensichtlich innerhalb des Textes liegen – also sog. *textinterne Kriterien*.

Wenn es nun also solche textinterne Kriterien gibt, sollte es wohl auch *textexterne* geben:

Textfunktion: Es gibt bestimmte alltagssprachliche Textsorten wie z.B. Gesuch, Urteil etc., bei denen der inhaltliche Aspekt eher zu vernachlässigen ist.

Kommunikationsmedium für den jeweiligen Text: Das lässt sich wohl leicht zeigen, indem ein Brief ganz anders geschrieben wird als ein Vorlesung.

Kommunikationssituation: Die Situation, in der der jeweilige Text weiter verbreitet wird bzw. für die er geschaffen wurde, spielt ebenfalls eine ganz gewichtige Rolle für seine Gestaltung. So ist natürlich der so genannte *Öffentlichkeitscharakter* einer Situation wichtig für die Struktur eines Textes. Ebenso kann der *soziale Status der Kommunikationspartner* die Wahl der jeweiligen sprachlichen Mittel deutlich beeinflussen. Des Weiteren kann auch der *Bekanntheitsgrad der Kommunikationspartner* etc. (vgl. a. den Abschnitt **Soziolinguistik**) einen entsprechenden Einfluss ausüben.

Wir haben gesehen, dass es durchaus nicht einfach ist, Textsorten linguistisch zu bestimmen, obwohl ein jeder von uns das "Gefühl" hat, dass wir uns der jeweiligen Situation entsprechend sprachlich benehmen können, d.h. auch die "passenden" Textsorten produzieren können.

Eine kurze Zusammenfassung einiger wichtiger Punkte der Textlinguistik:

Text: Vereinfachend kann man davon ausgehen, dass es sich bei einem Text um die Verbindung von mehreren Sätzen handelt.

Kohäsion: Die Beziehungen zwischen den einzelnen Sätzen eines Textes lassen sich in vielen Fällen an sprachlichen Elementen festmachen, die wiederum untereinander in einem deutlichen syntaktischen oder semantischen Bezug stehen.

Kohärenz: Die inhaltlichen semantischen Verbindungen innerhalb eines Textes.

frames: Dabei handelt es sich um eher statische organisierte Wissensbestände, wie z.B. das Wissen darüber, welche Personen, Einrichtungsgegenstände, Räumlichkeiten etc. zu einem Krankenhaus gehören.

scripts: Darunter verstehen wir Wissensbestände, die eher *prozessual* organisiert sind, d.h. etwa das Wissen darüber, wie ein Einkauf in einem Supermarkt abläuft oder wie ein Besuch in einem Café verläuft.

Thema: Das worüber etwas ausgesagt wird.

Rhema: Das, was über das Thema ausgesagt wird.

Textlinguistische Störungen bei Aphasie

In diesem kurzen Überblick wird kein Unterschied zwischen Text und *Diskurs* getroffen, denn die Textverarbeitung betrifft die Produktion und das Verstehen von geschriebenen und gesprochenen Texten. Unterschiede zwischen diesen beiden Arten der Textproduktion bestehen darin, dass der gesprochener Text beim Formulieren entsteht, wogegen der geschriebene Text eine längere Planung beinhalten kann. Daraus folgen natürlich unterschiedliche Anforderungen an die Verarbeitung. Dies gilt ebenso für die verschiedenen Textsorten und nicht zuletzt sind die Verarbeitungsanforderungen auch verschieden, ob Text spontan entsteht, nacherzählt wird, zusammengefasst wird oder neuinterpretiert wird.

Die meisten Untersuchungen zur Verarbeitung von Texten bei Aphasie untersuchen erzählende Texte. Die Studien zur Produktion von einfachen erzählenden Texten weisen auf eine relativ gut erhaltene Diskursstruktur bei leichten und mittelschweren Aphasiepatienten hin. Dies zeigte sich sowohl bei Einzelfallstudien (Freedman-Stern et al., 1984) als auch bei Studien mit kleinen Gruppen (Dressler/Pleh, 1988). Die Erzählungen wurden in Bezug auf ihre übergeordnete Struktur ("Superstruktur") und die Reihenfolge der Ereignisse untersucht. Die Superstruktur beschreibt die einzelnen Teile der Erzählung wie den Rahmen der Geschichte oder die Verwicklung der Handlungen und ihre Lösung. Die Reihenfolge der Ereignisse untersucht die zeitliche Entwicklung der Ereignisse und ihre chronologische Abfolge.

Bei schwereren Aphasiepatienten war die Struktur des Diskurses nicht mehr erhalten. Es zeigten sich Auslassungen von Teilen der übergeordneten Struktur und auch eine gestörte zeitliche Abfolge der Ereignisse (Bond et al., 1983). Diese Störung ist möglicherweise auf die zugrunde liegende schwere sprachliche Störung zurückzuführen, denn die Patienten waren in der Lage bei einer nicht-sprachlichen Aufgabe die einzelnen Bilder einer Bildgeschichte korrekt zu reihen. Dies weist auf die erhaltene Fähigkeit der Organisation der Struktur und Abfolge der Bildgeschichte hin.

Was das Textverstehen betrifft, so hat sich herausgestellt, dass Aphasiepatienten in der Lage sind die in den Erzählungen eingebettete Hauptthemen besser zu verstehen als weniger wichtige Details. Insgesamt weisen die Ergebnisse der Untersuchungen zum Textverständnis von Aphasiepatienten darauf hin, dass sie als Text präsentiertes sprachliches Material besser verstehen als einzelne Sätze (Stachowiak et al., 1984). Offensichtlich ergibt sich hier ein positiver Einfluss aufgrund des verbalen Kontextes. Somit profitieren die Patienten von der in einem Text enthaltenen Redundanz der Information, die ja in einem einzelnen, isolierten Satz nicht vorhanden ist. Diese Effekte zeigten sich auch bei der Arbeit von Aphasiepatienten am computergestützten Therapieprogramm AUSWEGE (s. Gadler/Zechner, 1992.). Bei einer Verständnisaufgabe erhalten die Patienten kurze Diskurse als Stimuli, um danach mit Hilfe der Cursortasten bzw. der Maus ein entsprechendes Ziel am Bildschirm anzusteuern. Es zeigte sich, dass diese Diskursstimuli den Patienten weniger Probleme bereiteten als wenn die Stimuli nur aus einem Satz bestanden.

Wenn wir auch bei den leichteren bis mittelschweren Aphasiefällen eine relativ erhaltene Diskursstruktur feststellen, so ergaben subjektive Beurteilungen ("ratings") schlechtere Werte für die Aphasiepatienten im Vergleich zu Hirngesunden. Die textuellen Strukturen der Aphasiepatienten wurden als abweichend hinsichtlich der Klarheit und Kohärenz beurteilt. Andere Unterschiede bezogen sich darauf, dass Aphasiepatienten im Vergleich zu Gesunden in ihren Texten weniger Information und mehr Fehler sowohl im Text als auch in den Sätzen aufwiesen (vgl. Ulatowska et al., 1986; Dressler/Pleh, 1988).

Im Bereich der Verwendung von Kohäsionsmitteln wurden auch Unterschiede zwischen Patienten mit Wernicke- bzw. Broca-Aphasie festgestellt: Die Wernicke-Patienten wiesen eine große Häufigkeit an deiktischen Elementen auf, wogegen die Auftretenshäufigkeit von deiktischen Pronomen und Personalpronomen bei Broca-Patienten nur gering war (s. Berko-Gleason et al., 1980).

Dieser kurze Überblick über einige Studien zur Textverarbeitung bei Aphasiepatienten sollte nur als Illustration für mögliche Störungsmuster der textuellen Verknüpfungsmuster dienen. (Für eine ausführlichere Zusammenfassung sei auf Ulatowska, H.K. / Chapman, S., 1993 hingewiesen.)

Soziolinguistik

Die Soziolinguistik befasst sich mit Sprache als primär soziales Phänomen, was natürlich bedeutet, dass damit auch die Beziehungen zwischen der Sprache und den gesellschaftlichen und sozialen Lebensbedingungen ihrer Sprecher zum Untersuchungsgegenstand werden. Bei diesen Untersuchungen wird der Empirie eine hoher Stellenwert eingeräumt. Die Erforschung der Sprachrealität innerhalb einer bestimmten Sprachgemeinschaft, d.h. die Erhebung der notwendigen sprachlichen Daten erfolgt mit Hilfe von Interviews und teilnehmenden Beobachtungen im Rahmen der so genannten Feldforschung. Neben diesen eher quantitativ ausgerichteten Forschungen finden wir aber auch qualitativ orientierte, bei denen sich die Ergebnisse nicht so sehr in statistischen Auswertungen ausdrücken, sondern in äußerst detaillierten Analysen der jeweiligen Sprachereignisse.

In der Weiterentwicklung der Soziolinguistik finden wir auch die Bezeichnung *Varietätenlinguistik*. Dabei wird der Begriff Varietät dazu verwendet den älteren Begriff Code (s.u.) zu ersetzen, wobei der Begriff Varietät weniger stark an den Begriff der sozialen Schicht gebunden ist, wie etwa Code oder auch Soziolekt.

Weiters ist darauf hinzuweisen, dass in den neueren Forschungen dem Faktum ein immer stärkeres Interesse entgegengebracht wird, dass eigentlich jeder einzelne Sprecher in der Lage ist, zwischen verschiedenen "Varianten" seiner L1 zu wechseln. Dieser Wechsel erfolgt je nachdem, welche außersprachlichen Faktoren in der jeweiligen Kommunikationssituation als dominierend angesehen werden. Diese Fähigkeit, in verschiedenen Situationen sich sprachlich unterschiedlich zu verhalten, ist natürlich dem jeweiligen Sprecher nicht (voll) bewusst.

Es lassen sich aber sehr leicht Beispiele für diese verschiedenen Varianten finden: So denke man nur daran, wie wir mit Personen am Arbeitsplatz, zu Hause oder in einem Amt sprechen. Ein schönes Beispiel dafür bietet sich auch bei einem Einkauf in einer Parfümerie, wenn man beobachtet wie die Verkäuferinnen mit den Kunden sprechen und wie sie sich miteinander unterhalten. In allen diesen Fällen lassen sich Unterschiede im Lautlichen, Syntaktischen und Lexikalischen feststellen. So wird etwa mit den Kunden eine Variante verwendet, die sich stark am Standard orientiert, wohingegen mit den Kolleginnen eher Umgangssprache, eventuell mit dialektalen "Einsprengseln", gesprochen wird. Es ist ein Faktum, dass wir in einer konkreten Kommunikationssituation unser sprachliches Verhalten an bestimmte Eigenschaften des Kommunikationspartners, sei es der soziale Status, das Geschlecht, das Alter usw., anpassen können und es auch tun. So entsteht eine Sprachwirklichkeit, in der wir ein Nebeneinander von regional, sozial, geschlechtsspezifisch, situativ etc. bedingten sprachlichen Äußerungen vorfinden.

Die Anfänge der Soziolinguistik

Für den deutschsprachigen Raum können wir die Anfänge der Beschäftigung mit der Soziolinguistik in die 60er Jahre zurückverfolgen. Dabei wurden vor allem die Überlegungen des englischen Soziologen Basil Bernstein übernommen. Bernstein geht von der Hypothese aus, dass die sozioökonomische Schichtung der Bevölkerung auch im sprachlichen Verhalten der Angehörigen der jeweiligen Schicht zu beobachten ist. Die zentrale Unterscheidung, die Bernstein trifft, besteht in der Unterscheidung zwischen dem *elaborierten Code*, der dem normalen Sprachgebrauch der Ober- bzw. Mittelschicht entspricht, und dem *restringierten Code*, der in der Unterschicht gesprochen wird.

Die sprachlichen Charakteristika dieser beiden sprachlichen Varianten lassen sich natürlich beschreiben. Vereinfacht ausgedrückt unterscheiden sich die beiden Arten des Sprachverhaltens in folgenden Bereichen: *Explizitheit*, *grammatische Korrektheit*, und *logische* bzw. *argumentative Strukturiertheit*.

Diese Faktoren sollten sich dann auf allen sprachlichen Ebenen, aber besonders im Wortschatz und in der Syntax beobachten lassen. Allerdings hat sich nach einer eher euphorischen Rezeption aufgrund von entsprechenden empirischen Untersuchungen herausgestellt, dass die Unterschiede im sprachlichen Verhalten von verschiedenen sozialen Schichten nicht so einfach sind wie die Thesen Bernsteins es uns glauben machen.

Der elaborierte Code wurde als dem restringierten überlegen angesehen, womit diese Thesen in der Literatur als *Defizithypothese* bezeichnet wurden. Die Grundideen dieser Hypothese wurden zuerst sowohl in der BRD als auch in den USA mit großer Begeisterung aufgenommen und es wurden zur "Kompensation" der "sprachlichen Defizite" der Unterschicht- bzw. Arbeiterkinder entsprechende Programme, so genannter *kompensatorischer Sprachunterricht*, eingeführt. Diesen Förderungsprogrammen war allerdings kein Erfolg beschieden.

Die Kritik am Modell der Defizithypothese blieb natürlich nicht aus, und sie betraf sowohl die linguistische Theorienbildung als auch die Methodik bei der Erhebung und Auswertung der Daten. (Mit dieser Kritik an der Defizithypothese ist vor allem der Name W. Labov (s. z.B. 1972a, 1972b) verbunden.)

Der Hauptvorwurf betrifft das Faktum, dass im Rahmen der Defizithypothese der Sprachgebrauch der Mittelschicht zum linguistischen Maßstab erklärt wurde und zur Norm für die gesamte Sprachgemeinschaft erhoben wurde.

Die entsprechenden Untersuchungen zeigten deutlich, dass die Unterschiede im Sprachgebrauch zwischen den sozialen Schichten nicht als Defizit zu interpretieren sind, sondern als Unterschied. Damit wurde die Defizithypothese von der so genannten *Differenzhypothese* abgelöst. Woraus sich aber auch ergibt, dass die schulischen Kompensationsprogramme bei den Lehrern ansetzen müssten und nicht bei den Schülern, d.h. die Lehrer müssten erkennen können, dass es sich dabei um einen anderen Sprachgebrauch handelt, der aber nicht defizitär ist.

In neueren Untersuchungen wurde aufgrund dieser Erkenntnisse auch das sprachliche Verhalten von Gastarbeitern untersucht und dabei stellte sich ebenfalls heraus, dass sich bei diesen "Gastarbeiter-Varietäten" nicht unbedingt immer um Übergangsvarietäten innerhalb eines längeren Lernprozesses handelte, sondern dass es sich um Endstadien in einem z.T. ungesteuerten Spracherwerbsprozess handelte. Diese so genannten Lernersprachen gibt es offensichtlich in verschiedenen Stufen der Annäherung an die Zielsprache und sie können nicht als defizitär betrachtet werden, denn sie haben zwar im Vergleich zum grammatischen System des Deutschen eine reduzierte Grammatik, aber sie selbst sind ebenfalls in sich geschlossene Varianten.

Der primäre Untersuchungsgegenstand dieser Studien zum schichtspezifischen Sprachgebrauch waren die syntaktischen Phänomene im Sprechen und Schreiben der Kinder aus den verschiedenen sozialen Schichten (s.a. Gadler 1976). Die semantischen Aspekte des Sprachgebrauchs wurden eigentlich nicht beachtet. Eine Studie, die auf den unterschiedlichen Wortschatz bei Vorschulkindern aus verschiedenen sozialen Schichten hinweist, ist die von Neuland (1975). Es zeigten sich keine Unterschiede, wenn der Wortschatzumfang bzw. die Anzahl der verschiedenen Wörter betrachtet wurden. Allerdings decken sich die beiden Wortschatzrepertoires nicht, denn jede Schicht besitzt ein Teilrepertoire, das die andere nicht hat. Der den Kindern gemeinsame Wortschatz besteht aus Wörtern, die im kindlichen Sprachgebrauch häufig verwendet werden, wie z.B.: "Mutter", "Auto", "haben". (Die zitierten Wortbeispiele entstammen dieser Studie.) Der Wortschatz, der von jeweils nur einer Schicht gebraucht wurde, spiegelt deutlich die Umwelt der jeweiligen Schicht wider (z.B.: "Spielzimmer", "Terrasse" vs. "Hausmeister", "Aschentonne"). Im Wortschatz der Unterschichtkinder tauchen auch Begriffe wie "Knast" oder "Polente" auf, die deutlich subkulturellen Charakter haben. Aber nicht nur im Wortschatz zeigen sich Unterschiede, sondern auch was die Bedeutung eines Wortes anbelangt: So zeigt die Analyse des Begriffs “Arbeiter”, dass neben den gemeinsamen Bedeutungselementen auch schichtspezifische Unterschiede bestehen. Auch hier spiegelt sich die Erfahrungswelt der Kinder wider. So verbinden die Unterschichtkinder damit konkrete Arbeitsvorgänge, Werkzeuge und Orte. Die Mittelschichtkinder verbinden “Arbeiter” vor allem mit Bau- und Straßenarbeitern und haben auch eher allgemeine Assoziationen (“müssen arbeiten an ’ner Baustelle”). Neuland sieht die Ergebnisse ihrer Studie als eine Bestätigung der Differenzhypothese, die sich in auf den schichtspezifischen Erfahrungen beruhenden spezifischen Repertoires widerspiegeln.

Ohne jetzt weiter auf die in allen diesen Untersuchungen inhärente Normproblematik einzugehen (z.B.: Wer entscheidet, welche Ausdrucksform kommunikativ adäquat ist?), sollte dieses Beispiel auf eine Situation hinweisen, der wir in der klinischen und therapeutischen Praxis immer wieder begegnen, dass die Wortschatzrepertoires der einzelnen Individuen durchaus verschieden sind. Eine gewisse Hilfe bietet uns hier eben die Soziolinguistik, weil die sozialen Daten des jeweiligen Patienten gewisse Rückschlüsse auf z.B. sein Vokabular erlauben, und dies ermöglicht dann einen Ansatz für die Therapie von Wortfindungsstörungen.

Varietätenlinguistik

Wenn wir über den o.e. Bereich der Soziolinguistik hinausgehen, so können wir einmal annehmen, dass es sich bei der Soziolinguistik um eine Form der Sprachbetrachtung handelt, die sich mit dem Einfluss von sozialen Faktoren auf den Sprachgebrauch beschäftigt. Dabei können wir als “soziale” Faktoren all das betrachten, was sich auf die spezifischen Lebensweisen bzw. Lebensumstände der Kommunizierenden bezieht. Dazu gehören natürlich auch die entsprechenden biologischen und demographischen Faktoren (z.B.: Unterschiede zwischen Männern u. Frauen, zwischen Land und Stadt etc.).

Varietät: Grundsätzlich können wir einmal davon ausgehen, dass mit dem Begriff *Varietät* darauf verwiesen wird, dass es innerhalb einer bestimmten Sprache, etwa dem “österreichischen Deutsch”, verschiedene Formen des Gebrauchs gibt. Diese Formen lassen sich aufgrund verschiedener sprachlicher Charakteristika unterscheiden und können natürlich alle sprachlichen Analysedimensionen betreffen. Am deutlichsten lassen sich zumeist die Charakteristika auf der phonetisch-phonologischen Ebene beobachten, doch unterschiedliche Realisationen bestehen auch auf den anderen Ebenen, wie z.B. dem Lexikon.

So einleuchtend dies erscheint, ist der Begriff Varietät doch nicht so leicht in den Griff zu bekommen. Man denke nur daran, ab wann wir von einer neuen Varietät sprechen können, d.h. wie viele Unterschiede muss es geben und auf welchen sprachlichen Ebenen usw. Im Hintergrund der Diskussion des Begriffs Varietät steht immer auch das Konzept einer Einzelsprache, so wie auch wir es einleitend erwähnt haben. (Für eine ausführliche Diskussion des Begriffs Varietät s. Fleischer et al. (Hrsg.), 2001: 352ff.)

In der Soziolinguistik finden wir natürlich weitere Begriffe, die den Begriff der Varietät spezifizieren bzw. auch weiter untergliedern.

Soziolekt: Der Begriff Soziolekt, geprägt in Analogie zu Dialekt, wird zwar oft so verwendet wie Varietät, aber wir finden auch Verwendungsweisen, die diesen Begriff ganz deutlich von Varietät trennen. In diesem Zusammenhang wird vor allem auf den außersprachlichen Faktor der sozialen Schicht- bzw. Klassenzugehörigkeit verwiesen. In diesem Sinne ist der Soziolekt eine für eine bestimmte soziale Gruppe spezifische Sprachvarietät.

Standardsprache – Umgangssprache – Dialekt: Der Begriff *Dialekt* steht mit dem Begriff des Sprachraums in enger Beziehung und ist auf diese Weise auch mit den Begriffen Umgangssprache und Standardsprache verbunden.

Das Kennzeichen der Standardsprache besteht im Vergleich zur Umgangssprache auf ihrer Überregionalität. Die Umgangssprache ist regional begrenzt. Die wohl geringste Ausdehnung haben in diesem Zusammenhang die Dialekte, die sogar – im Extremfall – als Ortsmundarten beschrieben werden können. Im Allgemeinen lässt sich ein Dialekt durch jene Charakteristika bestimmen, die den Sprachgebrauch innerhalb einer durch geographische Daten abgrenzbaren Sprachgemeinschaft bestimmen.

Register: Dieser Begriff stammt aus der englischen Soziolinguistik und kann als "Variante entsprechend der Verwendung" bezeichnet werden. Es geht dabei darum, dass dieselbe Person die mehr oder weniger selbe Bedeutung mit verschiedenen sprachlichen Mittel ausdrücken kann, wie z.B.: "Schmeißns' den Dreck in den Kübl!" oder "Werfen Sie bitte ihren Abfall in den bereitgestellten Behälter!"

Idiolekt: Unter dem Begriff *Idiolekt* verstehen wir den typischen Sprachgebrauch eines Individuums, d.h. die sprachlichen Besonderheiten, die einen spezifischen Sprecher einer Sprachgemeinschaft auszeichnen. Also die sog. sprachlichen "Eigentümlichkeiten" eines Sprechers.

Stil: Dabei geht es um die individuellen Variationsmöglichkeiten, die wir haben, wenn wir eine sprachliche Handlung durchführen. Dieser Begriff ist eher schwer von jenem des Registers abzugrenzen, aber man könnte darauf verweisen, dass der Begriff Stil darauf hinweist, dass der Sprecher/Schreiber stärker die Auswahl der sprachlichen Mittel kontrolliert. Andererseits bezieht sich Stil natürlich auch auf einen Text, im Sinne von besonderen Mitteln der sprachlichen Verwendung.

Repertoire: Der Begriff des *Repertoires* bezieht sich auf alle Varietäten, Soziolekte, Dialekte, Register und Stile. Ein solches Repertoire kann nun eine Person innerhalb einer Sprachgemeinschaft besitzen. Damit wird darauf hingewiesen, dass eigentlich ein jeder Sprecher in einer Sprachgemeinschaft sozusagen "mehrsprachig" ist. Damit ergibt sich ein neues Problem, nämlich jenes, inwieweit können wir überhaupt von der Existenz einer einheitlichen Sprache sprechen. (Auf dieses Problem wollen wir aber hier nicht näher eingehen.)

Damit haben wir in kurzer Form die wesentlichsten beeinflussenden Aspekte im Bereich der Varietätenlinguistik angesprochen. Eine ausführliche Auseinandersetzung mit verschiedenen Charakteristika von Varietäten im Deutschen findet sich in Fleischer et al. 2001, Kap. 7: 349ff.

Es gilt allerdings noch auf einen weiteren Begriff hinzuweisen, der im Rahmen der Soziolinguistik ebenfalls relevant ist – der Begriff der Norm.

Norm: Mit dem Begriff der *Norm* geht natürlich auch jener der (Be-)Wertung einher und irgendwie ist dieser Begriff ja bereits – implizit – immer wieder aufgetaucht. Im Bereich der Soziolinguistik können wir davon ausgehen, dass es beim Begriff der Norm um Erwartungen gegenüber bestimmten sprachlichen Formen in einer Kommunikationssituation bzw. gegenüber einem bestimmten Gesprächspartner geht, d.h. es geht also darum, was in einer bestimmten Situation unter bestimmten Gesprächspartnern als angemessen angesehen wird. In unserem Sprachgebrauch orientieren wir uns immer wieder an solchen konventionalisierten Erwartungshaltungen. Bei Nichtbeachtung dieser Konventionen (also normwidrigem Verhalten) kann es zu Sanktionen kommen, also Zurechtweisungen ("Das kann man nicht sagen!" etc.) oder Aufklärung über das angemessene Verhalten – vielleicht tritt auch eine peinliche Stimmung ein. Auf jeden Fall wird dieses "Fehlverhalten" zu Konsequenzen führen.

Außersprachliche Parameter

Wenn sich nun die Soziolinguistik mit der Analyse des Zusammenhangs zwischen Sprache und Gesellschaft befasst, dann geht es auch darum, inwieweit außersprachliche Parameter das sprachliche Verhalten beeinflussen.

Schicht/Klasse: Auf diesen Faktor für das Sprachverhalten wurde bereits eingehend (s.o.) hingewiesen. Die sprachlichen Verhaltensweisen der "untersten" Schichten sind allerdings – wohl aufgrund mangelnden Zugangs – kaum untersucht worden.

Alter: Derzeit finden wir immer wieder Untersuchungen zum Sprachverhalten von verschiedenen Gruppen von Jugendlichen aus den verschiedenen sozialen Schichten. Es ist wohl äußerst plausibel, dass schon allein aufgrund der Eingebundenheit in verschiedene soziale Netze, z.B. Schule, Beruf, Pension, unterschiedliches Sprachverhalten zu beobachten ist. (Beispiel: "Das ist echt cool!")

Geschlecht: Bereits in den ausgehenden 70er Jahren ist klar geworden, dass das Geschlecht nicht nur als biologischer, sondern auch als sozialer Parameter zu interpretieren ist. Daraus hat sich ein Forschungsbereich entwickelt, der sich im Speziellen mit den Aspekten von "Frauensprache" beschäftigt.

Gruppe: Wir können natürlich bestimmte "Alters-Gruppen" als Gruppen betrachten, die einen spezifischen Sprachgebrauch entwickeln, der zum Zusammenhalt innerhalb der Gruppe beiträgt. Aber neben altersbedingten Gruppen gibt es natürlich auch Gruppen, die Mitglieder unterschiedlichen Alters einbeziehen, vgl. z.B. die Gruppe der Fußballfans, der Reiter etc., und auch bei ihnen lassen sich spezifische sprachliche Verhaltensweisen beobachten.

Rolle: Unter dem Begriff der sozialen Rolle versteht man alle jene Erwartungen, die sich an das Verhalten einer Person in einer bestimmten Situation richten. Darin ist natürlich auch das sprachliche Verhalten eingeschlossen und bezieht sich somit auf Wortschatz, syntaktische Charakteristika und natürlich auch sprachliche Höflichkeitsformeln etc.

Situation: In Hinblick auf soziolinguistische Aspekte ist die Situation jener Bereich, in dem sich die verschiedenen außersprachlichen Parameter zusammenfinden. Daher ist das sprachliche Verhalten immer das Ergebnis von speziellen Evaluationsprozessen, die der jeweilige Kommunikationspartner im Zusammenhang mit den anderen Partnern durchführen muss.

Soweit eine kurze Darstellung der wichtigsten außersprachlichen Faktoren, die das jeweilige konkrete Sprachverhalten beeinflussen können.

In unserer Besprechung der Soziolinguistik haben wir uns auf im Grunde auf zwei Bereiche, die Codetheorie und die Varietätenlinguistik, beschränkt und zwar weil diese Bereiche für den klinischen und therapeutischen Bereich die größte Relevanz besitzen. Allerdings gibt es in der Soziolinguistik noch weitere Untersuchungsgebiete, wie die Mehrsprachigkeit (Bi- und Multilingualismus) oder die Erforschung der Pidgin- und Kreolsprachen. In unserer zunehmend "kleiner" und mobiler werdenden Welt werden wir wohl in Zukunft auch im klinischen und therapeutischen Bereich häufiger mit mehrsprachigen Patienten zu tun haben. Das bedeutet nun, dass wir uns in zunehmendem Ausmaß mit der Literatur zur Aphasie bei Mehrsprachigen und auch mit mehrsprachigem Spracherwerb auseinander setzen müssen. Auch hier kann die Soziolinguistik insofern beitragen, als u.a. auch die Verwendung einer spezifischen Sprache in bestimmten Situationen einen Faktor in der Rehabilitation darstellen kann (s. dazu Paradis 1995, 2004). Natürlich ist für diesen Bereich nicht nur die Soziolinguistik von Interesse, sondern auch die Psycholinguistik, im Speziellen die Neurolinguistik, hat hier einen wichtigen Beitrag zu leisten.

Abschließend noch kurz ein Wort zu den o.e. Pidgin- und Kreolsprachen. Unter einem *Pidgin* versteht man eine sprachliche Varietät, die beim Aufeinandertreffen von Sprechern unterschiedlicher Sprachen, die aber miteinander kommunizieren mussten, entstanden ist. Dabei bildete sich eine funktionierenden Mischsprache heraus, die neben der jeweiligen Muttersprache verwendet wurde. Pidgins entstanden vor allem in den Kolonialgebieten der europäischen Staaten, wobei die stärker mit Prestige behafteten europäischen Sprachen als "Spendersprachen" fungierten; so finden wir verschiedene Pidgin-Systeme mit Englisch als Basis, aber auch andere mit Französisch, Spanisch, Portugiesisch oder Holländisch als Basis. Linguistisch gesehen, handelt es sich um Sprachen mit reduziertem Wortschatz, vereinfachtem Phonemsystem und reduzierten morphologischen und syntaktischen Strukturen. *Kreolsprachen* entstehen nun, wenn das Pidgin als Erstsprache erworben wird. D.h. also wenn die Kinder von Pidginsprechern das Pidgin als ihre Muttersprache erwerben. So finden wir heute französisches Kreol (Louisiana, Haiti), englisches Kreol (Hawaii, Jamaica) oder auch holländisches Kreol (Georgetown).

Mit diesen Anmerkungen zum Pidgin und Kreol haben wir den kurzen Überblick zur Soziolinguistik abgeschlossen.

Eine kurze Zusammenfassung der wichtigsten Begriffe:

Defizithypothese:	Die Sprache der Mittelschicht ist jener der Unterschicht überlegen.
Differenzhypothese:	Die Sprachen der verschiedenen Schichten sind verschieden.
Varietät:	Bezeichnung für eine bestimmte Sprachform.
Dialekt:	regionale Varietät.
Soziolekt:	soziale Varietät.
Register:	Variante entsprechend der Verwendung.
Idiolekt:	typischer Sprachgebrauch eines Individuums.
Repertoire:	Gesamtheit aller Varietäten, die ein Sprecher beherrscht.
Außersprachliche Parameter:	Parameter wie Schicht/Klasse, Alter, Geschlecht etc., die das sprachliche Verhalten beeinflussen können.

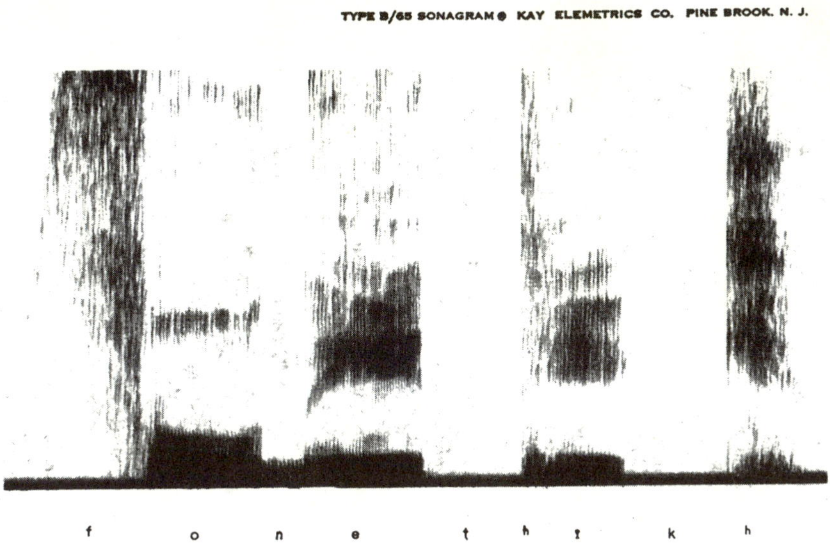
TYPE B/65 SONAGRAM® KAY ELEMETRICS CO. PINE BROOK. N. J.
f o n e t ʰ ɪ k ʰ

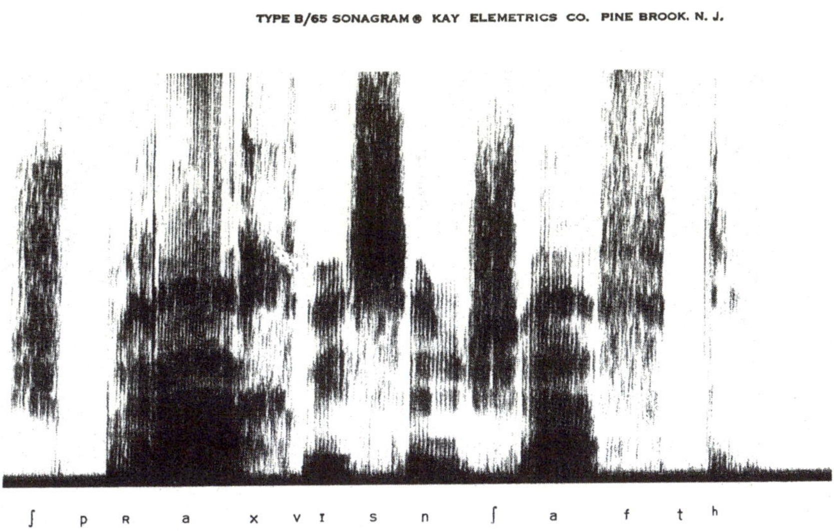
TYPE B/65 SONAGRAM® KAY ELEMETRICS CO. PINE BROOK. N. J.
ʃ p ʀ a x v ɪ s n ʃ a f t ʰ

THE INTERNATIONAL PHONETIC ALPHABET (revised to 1989)

CONSONANTS

	Bilabial	Labiodental	Dental	Alveolar	Postalveolar	Retroflex	Palatal	Velar	Uvular	Pharyngeal	Glottal
Plosive	p b			t d		ʈ ɖ	c ɟ	k g	q ɢ		ʔ
Nasal	m	ɱ		n		ɳ	ɲ	ŋ	ɴ		
Trill	ʙ			r					ʀ		
Tap or Flap				ɾ		ɽ					
Fricative	ɸ β	f v	θ ð	s z	ʃ ʒ	ʂ ʐ	ç ʝ	x ɣ	χ ʁ	ħ ʕ	h ɦ
Lateral fricative				ɬ ɮ							
Approximant		ʋ		ɹ		ɻ	j	ɰ			
Lateral approximant				l		ɭ	ʎ	ʟ			
Ejective stop	p’			t’		ʈ’	c’	k’	q’		
Implosive	ɓ ɓ			ƭ ɗ			ƈ ʄ	ƙ ɠ	ʠ ʛ		

Where symbols appear in pairs, the one to the right represents a voiced consonant. Shaded areas denote articulations judged impossible.

VOWELS

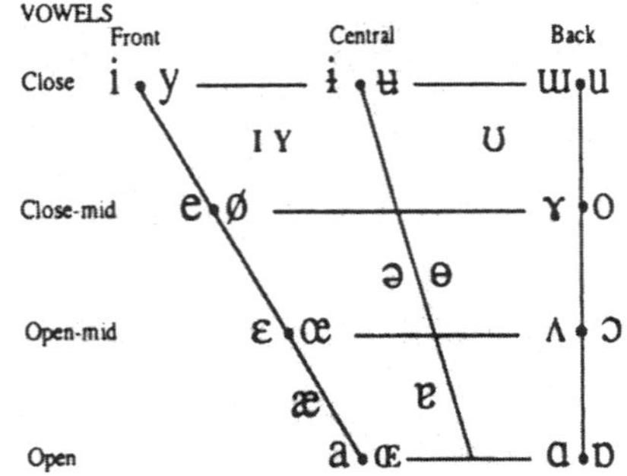

Where symbols appear in pairs, the one to the right represents a rounded vowel.

OTHER SYMBOLS

- ʍ Voiceless labial-velar fricative
- w Voiced labial - velar approximant
- ɥ Voiced labial-palatal approximant
- ʜ Voiceless epiglottal fricative
- ʢ Voiced epiglottal plosive
- ʡ Voiced epiglottal fricative
- ɧ Simultaneous ʃ and x
- ɜ Additional mid central vowel
- ʘ Bilabial click
- ǀ Dental click
- ! (Post)alveolar click
- ǂ Palatoalveolar click
- ǁ Alveolar lateral click
- ɺ Alveolar lateral flap
- ɕ ʑ Alveolo-palatal fricatives

Affricates and double articulations can be represented by two symbols joined by a tie bar if necessary. k͡p t͡s

DIACRITICS

̥ Voiceless n̥ d̥	̹ More rounded ɔ̹	ʷ Labialized tʷ dʷ	̃ Nasalized ẽ
̬ Voiced s̬ t̬	̜ Less rounded ɔ̜	ʲ Palatalized tʲ dʲ	ⁿ Nasal release dⁿ
ʰ Aspirated tʰ dʰ	̟ Advanced u̟	ˠ Velarized tˠ dˠ	ˡ Lateral release dˡ
̤ Breathy voiced b̤ a̤	̠ Retracted i̠	ˤ Pharyngealized tˤ dˤ	̚ No audible release d̚
̰ Creaky voiced b̰ a̰	̈ Centralized ë	̴ Velarized or pharyngealized ɫ	
̼ Linguolabial t̼ d̼	̽ Mid centralized e̽	̝ Raised e̝ ɹ̝ (ɹ̝ = voiced alveolar fricative)	
̪ Dental t̪ d̪	̘ Advanced Tongue root e̘	̞ Lowered e̞ β̞ (β̞ = voiced bilabial approximant)	
̺ Apical t̺ d̺	̙ Retracted Tongue Root e̙		
̻ Laminal t̻ d̻	˞ Rhoticity ə˞	̩ Syllabic ɹ̩	̯ Non-syllabic e̯

SUPRASEGMENTALS

- ˈ Primary stress ˌfoʊnəˈtɪʃən
- ˌ Secondary stress
- ː Long eː
- ˑ Half-long eˑ
- ̆ Extra-short ĕ
- . Syllable break ɹi.ækt
- | Minor (foot) group
- ‖ Major (intonation) group
- ‿ Linking (absence of a break)
- ↗ Global rise
- ↘ Global fall

LEVEL TONES		CONTOUR TONES	
̋ or ˥	Extra-high	̌ or ˩˥	rise
́ ˦	High	̂ ˥˩	fall
̄ ˧	Mid	᷄ ˦˥	high rise
̀ ˨	Low	᷅ ˩˨	low rise
̏ ˩	Extra-low	᷈ ˧˦˧	rise fall
↓	Downstep		etc.
↑	Upstep		

Glossar

Dieses Glossar versucht in kurzer und leicht fasslicher, und damit auch etwas vereinfachender Form, die im Text verwendeten Begriffe zusammenzufassen und zu erklären. Für eine umfangreichere und ausführlichere Beschreibung, vor allem der sprachwissenschaftlichen Termini, sei auf Th. Lewandowski, *Linguistisches Wörterbuch*. 3 Bde. 4. Aufl. Heidelberg 1985 und H. Bußmann, Lexikon der Sprachwissenschaft. 3. Auflage, Stuttgart 2002, verwiesen.

Ableitung. Ein Wort, das aus einem Lexem und einem oder mehreren → Wortbildungsmorphemen plus einem oder mehreren → Flexionsmorphemen besteht (z.B. *Un+glück*).

Adamsapfel. Besonders beim Mann stärker sichtbarer Teil des → Schildknorpels.

Adjektiv. Eigenschaftswort.

Adverb. Umstandswort.

Affigierung. Hinzufügung eines → Affixes zu einem Wortstamm.

Affix. Nicht-wortfähige → Morphe; ein A. wird auf verschiedene Arten mit dem Wortstamm verbunden; s. a. → Präfix, → Suffix, → Infix, → Zirkumfix, → Transfix.

Affrikate. Die Verbindung eines → Verschlusslautes mit einem folgenden → homorganen → Frikativ (z.B. [pf]).

Agrammatismus. Unvermögen bzw. schwere Beeinträchtigung der Produktion grammatisch geordneter Strukturen. Gekennzeichnet durch fehlende Konjugations- und Deklinationssendungen und Auslassungen von Funktionswörtern (Artikeln, Pronomen, Präpositionen usw.). S. → elliptischer Dysgrammatismus.

akustische Phonetik. Die a. Ph. beschreibt die physikalische Struktur der → Laute, die sich nach der → Artikulation als akustische Signale fortpflanzen. Sie beschreibt die Laute nach Frequenz, Dauer und Intensität. S. a. → Sonagramm.

Akzent. Die Hervorhebung einer Einheit in einer Lautgruppe; s. → Akzentuierung, → Satzakzent, → Betonung.

Akzentsilbe. Eine → starke Silbe.

Akzentuierung. Hervorhebung bestimmter sprachlicher Elemente durch → Betonung. Dadurch erhalten diese Elemente ein besonderes kommunikatives Gewicht gegenüber den nicht bzw. weniger betonten. S. a. → Satzakzent, → Akzent.

Allomorph. Die jeweilige schriftliche bzw. lautliche Ausprägung eines → Morphems.

Allomorphie. Terminus für die Verwendung von → Allomorphen als Erklärungen in morphologischen Theorien

Allophon. Eine phonetische Variantc, eine konkrete Realisierung eines → Phonems.

alveolar. → Artikulation, bei der sich die → Zungenspitze am Zahndamm befindet; der → Artikulationsort an den → Alveolen.

Alveolen. Zahndamm. Die Erhöhung hinter den oberen Schneidezähnen.

alveolopalatal. → Artikulation, bei der sich der Zungenrücken (s. → dorsal) hinter den → Alveolen im Bereich des Übergangs zum → harten Gaumen (→ Palatum) befindet.

Ambiguität. → Mehrdeutigkeit.

Amboss. → Gehörknöchelchen.

analytische Form. Zusammengesetzte Form (z.B. *hast ge*-klopf-*t*).

Anapher. Sprachliches Element, das zu einem anderen, vorausgehenden Element in Beziehung steht → Koreferenz.

anaphorisch. s. → Anapher.

Ansatzrohr. → Vokaltrakt: Der Bereich "oberhalb" der → Stimmlippen: Rachen-, Mund- und Nasenraum.

Antonymie. Der maximale Bedeutungsunterschied zwischen → Lexemen (z.B. weiß-schwarz, kalt-heiß).

Apex. → Zungenspitze.

Aphasie. Verlust bzw. Störung des bereits ausgebildeten Sprachvermögens; zentral bedingte Sprachstörung. A. ist bedingt durch die Schädigung bestimmter Areale der → dominanten Hemisphäre.

API. Association Phonétique Internationale; 1886 gegründet; entwickelte eine an das lateinische Alphabet angelehnte nun international gebräuchliche → Lautschrift.

apikal. → Artikulation, bei der die → Zungenspitze beteiligt ist; Zungenspitzenartikulation.

Approximant. Ein Laut, der mit → pulmonaler Luft gebildet wird und bei dem es im Mund weder einen Verschluss (→ Verschlusslaut) noch eine Enge (→ Frikativ) gibt.

Artikel. Begleiter

Artikulation. Lautbildung. Bildung von Lauten mit Hilfe der Sprechwerkzeuge.

Artikulationsart. Ergibt sich aus dem Zusammenwirken von → Artikulationsorgan und → Artikulationsstelle; die Art und Weise, wie an einer bestimmten → Artikulationsstelle der Luftstrom verändert wird; vgl. → Plosiv, → Frikativ.

Artikulationsmodus. S. → Artikulationsart.

Artikulationsorgan. Die (relativ) beweglichen Teile des Vokaltrakts.

Artikulationsort. Ein Bereich im → Mundraum von den Lippen bis zum → Zäpfchen gegen den sich ein bewegliches Organ (z.B. Zunge) bewegt, wobei unterschiedliche Grade der Öffnung (von weiter Öffnung bis zum vollständigen Verschluss) gebildet werden; dementsprechend werden die Verengungen im → Rachenraum oder an der → Glottis auf einen → pharyngalen bzw. → glottalen A. bezogen.

Artikulationsstelle. → Artikulationsort.

artikulatorische Phonetik. Jener Teilbereich der → Phonetik, der sich mit den so genannten Sprechwerkzeugen (Artikulationsorganen) und der Erzeugung der Laute durch sie befasst.

Aspiration. Behauchung. Damit wird der Vorgang bezeichnet, wenn nach der Artikulation eines → Konsonanten noch weitere nicht artikulierte Luft ausströmt.

Assimilation. Die artikulatorische Anpassung eines Lautes an einen benachbarten Laut, z.B. [n] an ein folgendes [k] wie in [baŋk] <Bank>.

assimilatorisch. s. → Assimilation.

asyndetisch. Eine → Parataxe ohne verbindende Konjunktion.

auditive Phonetik. Die a. Ph. untersucht die Perzeption der Sprache bzw. der Sprachlaute.

Auditiv-vokalische Kommunikation. → Vokalisch-auditive Modalität.

äußerer Gehörgang. Teil des äußeren Ohrs; reicht von der Ohrmuschel bis zum Trommelfell.

Außersprachliche Parameter. Parameter wie Schicht/Klasse, Alter, Geschlecht etc., die das sprachliche Verhalten beeinflussen können.

Basis. Wortkern, Wortstamm.

Basismorphem. → Kernmorphem.

bedeckte Silbe. Eine → Silbe mit → Silbenkopf.

Beobachtungsadäquatheit. Eine → Grammatik wird als beobachtungsadäquat bezeichnet, wenn sie eine Sammlung von sprachlichen Daten angemessen beschreiben kann.

Beschreibungsadäquatheit. Eine → Grammatik ist beschreibungsadäquat, wenn sie neben der angemessenen Beschreibung von sprachlichen Daten (→ Beobachtungsadäquatheit) auch noch die Intuition des → "native speaker's" über seine Sprache beschreiben kann.

Betonung. Druckunterschied durch Verstärkung der Stimme, Erhöhung des Stimmtons, Verlängerung der Artikulationsdauer; dient der Hervorhebung einzelner sprachlicher Elemente; s. a. → Akzentuierung, → Satzakzent, → starke Silbe.

bilabial. → labiale Artikulation, bei der beide Lippen beteiligt sind; der → Artikulationsort zwischen Ober- und Unterlippe.

binär. Zweigliedrig. Eine b. Analyse besteht aus der fortschreitenden Paarweisen Gegenüberstellung.

biphonematisch. Eine Lautkombination wird als aus zwei → Phonemen bestehend gewertet.

broad transcription. Weite, "grobe", → Transkription, die phonemisch (→ Phonem) orientiert ist. Sie enthält nicht viel mehr als das Minimum an lautlicher Information, das für eine eindeutige Identifikation notwendig ist. S. a. → narrow transcription.

Bündel von Merkmalen. → Merkmalbündel.

close. Bezeichnung für die → Zungenhöhe bei der Produktion von → Vokalen (s. Abschnitt **Vokale**).

close-mid. Bezeichnung für die → Zungenhöhe bei der Produktion von → Vokalen (s. Abschnitt **Vokale**).

Cochlea. → Schnecke.

competence. → Kompetenz.

Cortisches Organ. In der → Cochlea gelegen; rezeptorischer Apparat; enthält die von Lymphflüssigkeit umspülten Haarzellen, die durch ihre Verbiegungen eine Erregung der Zellen und in der Folge entsprechende neuronale Impulse auslösen.

Deadjektivum. Abgeleitetes Wort mit einem → Adjektiv als Basis.

Defizithypothese. Die Sprache der Mittelschicht ist jener der Unterschicht überlegen.

deiktisch. S. → Deixis.

Deixis. Vorgang des Verweisens mittels Gesten oder sprachlichen Ausdrücken auf Personen, Ort und Zeit in einer sprachlichen Äußerung.

Deklination. "Beugung". Formenwechsel von Substantiv, Artikel, Adjektiv, Pronomen, Numerale nach → Kasus, → Genus, → Numerus. S. → Flexion.

Denominativum. Abgeleitetes Wort mit einem → Nomen als Basis.

Denotat. → denotative Bedeutung.

denotative Bedeutung. Der kognitive, begriffliche Gehalt eines Worts.

dental. → Artikulation, bei der sich die → Zungenspitze an den oberen Schneidezähnen befindet; der → Artikulationsort an den Zähnen; s. a. → postdental, → interdental.

Derivata. Abgeleitete Wörter, Ableitungen.

Derivationsmorphem. Das Wortbildungsmorphem in einer Ableitung.

deskriptive Grammatik. Eine beschreibende Grammatik, die eine systematische Beschreibung einer Sprache aufgrund einer Sammlung von beobachteten Daten (geschriebenen oder gesprochenen Äußerungen) versucht.

Desubstantivum. s. → Denominativum.

Determinans. Bei → Zusammensetzungen das Bestimmungswort.

Determinativkompositum. Eine → Zusammensetzung, bei der das Grundwort durch ein Bestimmungswort näher bestimmt wird.

Determinatum. Bei → Zusammensetzungen das Grundwort.

Deverbativum. Abgeleitetes Wort mit einem → Verb als Basis.

diachrone Linguistik. In der d.L. werden Sprachen vom Standpunkt ihrer historischen Entwicklung aus betrachtet.

diachrone Sprachwissenschaft. → diachrone Linguistik.

Dialekt. Regionale Varietät.

Differenzhypothese. Die Sprachen der verschiedenen Schichten sind verschieden.

Diphthong. Eine Folge von zwei → Vokalen, die derselben Silbe angehören, wobei der zweite unsilbisch ist (z.B. [aʊ]).

disjunkte Klassen. Einander ausschließende Klassen von Elementen.

Diskurs. Geäußerter Text.

Diskursanalyse. Die Analyse von (gesprochenen) Texten.

distinktiv. Unterscheidend; s. → distinktive Merkmale.

distinktive Merkmale. D.M. ergeben sich bei einer weitergehenden Analyse eines → Phonems; sie sind Komponenten eines Phonems; ein Phonem wird als ein Bündel von d.M. aufgefasst, d.h. als eine Ansammlung von → Merkmalen, die dieses Phonem von allen anderen unterscheidet. S. → Merkmal.

Distribution. Verteilung. Die spezifische Verteilung sprachlicher Elemente (z.B. → Laute); s. → Distributionalismus.

Distributionalismus. Geleitet von den Prinzipien des Behaviorismus, besteht das Grundprinzip des D. darin, dass Verhaltensweisen nur unter Berücksichtigung von externen, beobachtbaren und verifizierbaren "Fakten" beschrieben werden sollen. Die sprachlichen Einheiten, Klassen und die Beziehungen zwischen den Klassen werden mit Hilfe geeigneter Prozeduren (s. → Segmentieren, → Klassifizieren) bestimmt.

dominante Hemisphäre. Jene Hirnhälfte, die für die sprachlichen Leistungen zuständig ist. Bei Rechtshändern zu 90% und mehr die linke Hirnhälfte; bei Linkshändern zu ca. 70–90% die linke Hirnhälfte; die rechte Hirnhälfte bei Rechtshändern zu 10% oder weniger, bei Linkshändern zu ca. 10–30%.

Doppelartikulation. Gleichzeitige Artikulation an zwei Artikulationsstellen mit der gleichen Artikulationsart (vgl. Französisch [lwi] <Louis>).

dorsal. → Artikulation, bei der der Zungenrücken beteiligt ist; Zungenrückenartikulation.

dorsal palatal. Genauere Bezeichnung für → palatal.

Dualität der (Sprach-)Struktur. Zweifache Gliederung der Sprache. Einerseits ist die Sprache eine Abfolge von Einheiten, die an sich keine Bedeutung haben (z.B.: t, a, g); andererseits können diese Einheiten zu größeren Sequenzen kombiniert werden, denen eine bestimmte Bedeutung zukommt (z.B.: Tag).

Dysarthrie. Störung des Sprechens und der Stimme aufgrund von Schädigungen motorischer Hirnnerven. D. ist keine → Sprachstörung im Sinne von → Aphasie.

Dysphasie. Allgemeine Bezeichnung sowohl für → Aphasie als auch für eine Sprachentwicklungsstörung.

Dysprosodie. Störung der Sprechmelodie, des Sprechrhythmusses, des Sprechtempos; Störung der → prosodischen Elemente der Sprache.

einfacher Satz. Die strukturell einfachste und vollständige Einheit der → Syntax; ein e. S. besteht aus einem Subjekt und einem Prädikat.

elektrischer Druckwandler. Mit Hilfe eines e. D., der aus einem Ballon mit Luftkammer und einem Wandler, der die Druckveränderungen in elektrische Spannung umwandelt, besteht, lassen sich die Druckverhältnisse bzw. Veränderungen im → subglottalen Bereich, aber auch an verschiedenen Stellen des → Pharynx und des → Mundraums messen.

Elektroglottograph. Laryngograph. Dient zur Messung der Schwingungen der Stimmbänder. Über je eine Elektrode links und rechts an der Außenseite des Kehlkopfes wird ein hochfrequentes elektrisches Signal gesendet, das durch die wechselnde Widerstandsveränderung über die sich bewegenden Stimmbänder hinweg im gleichen Rhythmus seine Amplitude verändert. Durch die Weiterverarbeitung dieses Signals kann eine Kurve gezeichnet werden, die die Öffnungs- und Schließbewegungen der Stimmbänder genau abbildet (Kohler, 1977, p. 56f.).

Elektropalatographie. Dient zur Untersuchung der Kontakte zwischen Zunge und Gaumen. Die Versuchsperson erhält eine dünne mit Elektroden versehene Metallplatte in der Form des Gaumens eingesetzt, wobei die Leitungen von bzw. zu den Elektroden aus den beiden Mundwinkeln hängen. Ein schwaches elektrisches Signal wird über einen Leiter in den Körper gegeben. Durch den Kontakt der Zunge mit den Elektroden im künstlichen Gaumen werden Stromkreise geschlossen und diese Ströme zeigen in Verbindung mit einem Modell des Gaumens außerhalb der Versuchsperson deutlich die Vorgänge beim → Artikulieren.

Ellipse. → elliptischer Satz.

elliptischer Dysgrammatismus. Genauere Bezeichnung für → Agrammatismus. Syntaktische → Sprachstörung, die vor allem durch Auslassungen von grammatischen Funktionswörtern gekennzeichnet ist.

elliptischer Satz. Auslassung von Satzgliedern bzw. Redeteilen, die durch den → Kotext bzw. → Kontext ergänzt werden können.

Epiglottis. → Kehldeckel.

Erklärungsadäquatheit. Eine → Grammatik ist erklärungsadäquat, wenn sie neben der → Beobachtungsadäquatheit und der → Beschreibungsadäquatheit auch noch erlaubt, mit Hilfe bestimmter Prinzipien alternative Grammatikmodelle hinsichtlich ihrer Angemessenheit für die Beschreibung einer Sprache zu bewerten.

Ersatzprobe. Ersetzen von Elementen einer sprachlichen Einheit durch andere Elemente innerhalb eines spezifischen Bereichs (z.B. in der → Phonologie oder → Syntax).

Etymologie. Untersuchung der Herkunft und Entwicklung der Wörter.

Eustachische Röhre. Ohrtrompete. Verbindet das Mittelohr mit dem → Pharynx; dient der Belüftung und dem Druckausgleich.

exhalatorisch. Bezeichnet die Richtung des Luftstromes bei der → Lautproduktion als ausatmend; vgl. → inhalatorisch.

fallender Diphthong. s. → öffnender Diphthong.

finite Verbform. Finites Verb. Personalform des Verbs. Konjugierte Verbform, z.B. du liest.

Flexion. Wortabänderung, Wortbeugung. Oberbegriff für → Deklination und → Konjugation und Steigerung des Adjektivs.

Flexionsmorphem. Ein F. verweist auf syntaktische Funktionen und besitzt grammatische Bedeutung.

Formant. Energiekonzentration, die im → Sonagramm als deutlich begrenzter dunkler Balken erscheint.

frames. Eher statisch organisierte Wissensbestände.

freier Akzent. Die Position des Wortakzents ist nicht regelmäßig vorhersagbar.

freies Morphem. Ein → Morph (bzw. → Morphem), das allein ein → Wort bilden kann.

Frikativ. Ein → Laut, der durch eine Verengung am jeweiligen → Artikulationsort gebildet wird, wodurch ein hörbares Reibegeräusch entsteht; s. a. → Friktionsenge.

Friktionsenge. Eine durch die artikulierenden Organe hervorgerufene Verengung, bei der ein hörbares Reibegeräusch erzeugt wird; s. → Frikativ.

friktionslose Enge. Eine durch die artikulierenden Organe gebildete Verengung, die allerdings weit geöffnet ist, so dass kein Reibegeräusch mehr wahrgenommen wird; s. → friktionsloser Dauerlaut.

friktionsloser Dauerlaut. Ein → Laut, der durch die Bildung einer → friktionslosen Enge entsteht.

Fuge. Ein Element ohne grammatische oder lexikalische Bedeutung, das bei → Zusammensetzungen auftritt.

Funktion. Zentraler Begriff der Philosophie, Logik und Mathematik. In der linguistischen Literatur unterschiedlich verwendet, z.B. grammatische Funktion als logisch-relationaler Begriff in der → generativen Grammatik (Subjekt-von, Objekt-von), syntaktische Rolle einer Satzkonstituente usw.; vgl. a. → Funktionalismus.

Funktionalismus. Betrachtung der Sprachlaute unter dem Aspekt ihrer Bedeutungsunterscheidenden (→ distinktiven) Schallfunktion. S. a. → distinktive Merkmale.

Fuß. Prosodische Einheit, die aus einer → starken Silbe und einer oder mehreren → schwachen Silben besteht.

Gebärdensprache. Gebärden, Gesten, Finger- und Handzeichen zur Kommunikation zwischen und mit Gehörlosen.

gebundener Akzent. Der Akzent fällt regelmäßig auf eine bestimmte Silbe im Wort.

gebundenes Morphem. Ein g. M. benötigt ein oder mehrere → Morpheme zur Bildung eines → Wortes.

Gehörknöchelchen. Die vom → Trommelfell zum → ovalem Fenster des Innenohrs ziehenden, den Schall weiterleitenden, Knöchelchen → Hammer (Mallus), → Amboss (Incus) und → Steigbügel (Stapes).

Generative Grammatik. Ein System von grammatischen Regeln, das jeder Lautfolge oder Kette von sprachlichen Elementen so genannte Strukturbeschreibungen zuordnet, d.h., dass auf jeder sprachlichen Ebene (phonologische E., morphologische E. usw.) Informationen über die Darstellung der Lautketten geliefert werden; weiter soll durch dieses Regelsystem auch angegeben werden, ob es sich um eine akzeptable bzw. grammatische oder inakzeptable bzw. ungrammatische Folge handelt.

generative Semantik. Den Ausgangspunkt für die Bildung von Sätzen bilden semantisch motivierte Strukturen, die von Regeln erzeugt werden, die in ihrer Form der Prädikatenlogik ähnlich sind. Durch transformationelle (→ Transformation) Regeln werden diese Strukturen nun in die sprachspezifischen → Oberflächenstrukturen überführt.

Genus. Das grammatische Geschlecht. Grammatische Kategorie.

gerolltes Rachen-[R]. Bezeichnung für → uvulares -[ʀ] (Kohler, 1977, p. 62).

gerundeter Vokal. Ein → Vokal, bei denen die Lippen die Form eines "o" bilden.

geschlagener Laut. Art eines → Verschlusslautes. Beim g. L. kommt es zu einem einmaligen schnellen Schließen und Öffnen des Verschlusses.

geschlossen. Bezeichnung für die → Zungenhöhe bei der Produktion von → Vokalen (s. Abschnitt **Vokale**).

geschlossene Silbe. Eine Silbe mit der Struktur VK (Vokal + Konsonant) oder KVK (Konsonant + Vokal + Konsonant); s. a. → offene Silbe.

geschlossener Vokal. Ein → Vokal mit absolut kleiner Öffnung des Mundes (z.B. [i]) oder mit relativ kleinerer Öffnung als ein Bezugsvokal (z.B. [e] vs. [ɛ]).

geschriebene Sprache. Beim Schreiben und Lesen gebrauchte Sprache; teilweise unvollständige (ohne → Intonation, keine Übereinstimmung zwischen Lauten und Buchstaben) Wiedergabe → gesprochener Sprache mittels eines orthographischen Systems (→ Orthographie); allerdings beeinflusst die geschr. S. die gesprochene, da sie stärker an → Normen gebunden ist und daher auch normerhaltend wirkt.

gesprochene Sprache. Mündliche Sprache; spontanes, freies Sprechen in natürlichen Situationen; nicht schriftlich vorformulierte Sprache.

gestische Kommunikation. → Nichtverbale Kommunikation; die g. K. besitzt im Gegensatz zur sprachlichen Kommunikation keine so große → Produktivität, da nur ein beschränkter Bereich von Gesten und somit auch von Bedeutungen zur Verfügung steht.

Gleitlaut. Der zweite Laut in einem → Diphthong (z.B. dt. *au*, *ei*, *eu*).

Gliedsatz. Ein Teilsatz, der an der Stelle eines → Satzgliedes steht.

glottaler Reibelaut. [h], dabei bildet die → Glottis den → Artikulationsort.
glottaler Verschlusslaut. Kehlkopfverschlusslaut. Ein → Laut, der durch die Öffnung eines vollkommenen Verschlusses der → Glottis entsteht.
Glottis. → Stimmritze.
Grammatik. Sprachbeschreibung; Beschreibung der Regularitäten für die Kombination sprachlicher Einheiten. Der Begriff 'G.' kann aufgefasst werden
1) als Lehrbuch oder Handbuch, das die Struktur einer Sprache beschreibt;
2) als ein bestimmtes Modell der Beschreibung einer Sprache (→ traditionelle G., → generative G., Dependenz G., funktionale G., usw. S. a. → deskriptive G., → pädagogische G., → theoretische G.);
3) als Teilgebiet der → Linguistik, das die Bereiche → Morphologie und → Syntax umfasst;
4) als das → unbewusste Regelsystem, das jeder → "native speaker" einer Sprache internalisiert hat und das beim Sprechen, Hören, Verstehen und Schreiben aktiviert wird.

grammatische Bedeutung. Der Beitrag, den die grammatischen Kategorien und Konstruktionen zum Inhalt einer Äußerung leisten.
grammatische Störungen. → Sprachstörungen, die den Bereich der → Morphologie und → Syntax betreffen.

halbhoch. Bezeichnung für die → Zungenhöhe bei der Produktion von → Vokalen (s. Abschnitt **Vokale**).
halbtief. Bezeichnung für die → Zungenhöhe bei der Produktion von → Vokalen (s. Abschnitt **Vokale**).
half-close. Bezeichnung für die → Zungenhöhe bei der Produktion von → Vokalen (s. Abschnitt **Vokale**).
half-open. Bezeichnung für die → Zungenhöhe bei der Produktion von → Vokalen (s. Abschnitt **Vokale**).
Hammer. → Gehörknöchelchen.
harter Gaumen. Der h. G. begrenzt den → Mundraum nach oben.
Hauptsatz. Ungenaue Bezeichnung für den → übergeordneten Teilsatz eines → Matrixsatzes.
Heteronymie. Bedeutungsähnlichkeit von an sich inkompatiblen Lexemen.
hinten. Bezeichnung für jenen Teil der Zunge, der bei der Produktion eines Vokals den höchsten Punkt einnimmt (s. Abschnitt **Vokale**).
Hinterzunge. Hinterer Teil der Zunge.
hoch. Bezeichnung für die → Zungenhöhe bei der Produktion von → Vokalen (s. Abschnitt **Vokale**).
Homograph. Gleich geschriebenes Wort.
Homonymie. Gleichnamigkeit: verschiedene Lexeme haben dieselbe Form.
Homophon. Gleichlautendes Wort.
hormorgan. Am selben → Artikulationsort produziert.
Hyperonym. Oberbegriff
Hyponymie. H. bezeichnet den Sachverhalt des Einschließens von Bedeutungen.
Hypotaxe. → Satzgefüge, Verbindung von Sätzen, bei denen einzelne Sätze von anderen abhängig sind.

Idiolekt. Typischer Sprachgebrauch eines Individuums.

Ikon. Bei einem ikonischen Zeichen beruht die Beziehung zum bezeichneten Gegenstand auf einem Abbildverhältnis.

Illokution. Eine Äußerung mit einem bestimmten Inhalt, mit der sich der Sprecher an jemanden mit einer bestimmten Absicht wendet.

Index. Bei einem indexalischen Zeichen besteht eine kausale Beziehung zwischen dem Zeichen und dem Bezeichneten.

Infigierung. Ein → Affix wird in den Wortstamm eingesetzt; s. a. → Infix.

Infix. Ein → Affix, das in der Mitte der → Basis eingefügt wird.

inhalatorisch. Bezeichnet die Richtung des Luftstroms bei der → Lautproduktion als einatmend; vgl. → exhalatorisch.

Inkompatibilität. Bedeutungsbeziehung zwischen Wörtern, die auf einem Kontrast bei ansonsten vorhandener semantischer Ähnlichkeit beruht.

interdental. → Artikulation, bei der sich die → Zungenspitze zwischen den oberen und unteren Schneidezähnen befindet; der → Artikulationsort zwischen den Zähnen.

Interfix. S. → Fuge.

Interjektion. Ausrufewort.

Intonation. Verlauf der Sprechmelodie bei einer gesprochenen Äußerung; s. a. → Intonationskontur.

Intonationskontur. Spezifischer Tonhöhenverlauf über einem Satz oder Teil eines Satzes.

Intonationsphrase. Satz oder Teil eines Satzes, der eine bestimmte Intonation aufweist.

Inventar von Lauten. → Lautinventar.

IPA. International phonetic association; → API

Isotopie. Das Wiederauftreten von Wörtern aus demselben Bedeutungsbereich bzw. Erfahrungsbereich in einem Text, wodurch ein Zusammenhang entsteht.

Kardinalvokale. Sie bilden das Referenzsystem für die Beschreibung der → Vokale.

Kasus. "Fall". Grammatische Kategorie der nominalen → Wortarten (→ Substantiv, → Adjektiv, → Pronomen, → Numerale, → Artikel), die der grammatischen Organisation des Satzes dient, indem die syntaktische Rolle von Substantivgruppen gekennzeichnet wird.

Kasusgrammatik. In diesem Modell bilden die so genannten "Tiefenkasus" (semantische Funktionen/Rollen wie z.B. Agens) die zentralen Beschreibungsmittel sowohl für die Bedeutung als auch für die Satzstruktur.

Kataphora. (a. Katapher). Sprachliches Element, das auf ein erst auftretendes Element vorverweist.

kataphorisch. S. → Kataphora.

Kehldeckel. Schließt den Eingang zum → Larynx beim Schlucken.

Kehlkopf. Knorpeliges Gerüst oberhalb der → Trachea (→ Luftröhre); bestehend aus Ring-, → Schild- und zwei → Stellknorpeln; entsprechende Haltemuskel heben, senken oder fixieren ihn; im K. befinden sich die → Stimmbänder.

Kernmorphem. Ein → wortfähiges Morphem, das mit einem oder mehreren → Flexionsmorphemen, → Partikelmorphemen, → Pronominalmorphemen und → Derivationsmorphemen verbunden werden kann.

Klassifizieren. Klassifikation, Klassifizierung. Durch → Segmentieren gewonnene Elemente werden aufgrund von bestimmten, ausgewählten Merkmalen in Klassen oder Teilklassen eingeteilt.

Klinische Linguistik. Die Anwendung von linguistischen Theorien, Methoden und Forschungsergebnissen in der Diagnostik und Therapie von verschiedenen sprachlichen Störungen, wie z.B. → Aphasie, Sprachentwicklungsstörungen, Sprechstörungen etc.

Koartikulation. Die ineinander übergehenden Artikulationsbewegungen bei Produktion von Lautsequenzen.

Kognitionswissenschaft. Erforscht die kognitiven Vorgänge bei der Informationsverarbeitung von natürlichen und künstlichen kognitiven Systemen.

Kognitive Linguistik. Der Bereich der → Kognitionswissenschaft, der sich mit der Beschreibung und Erklärung der mentalen Sprachstrukturen und -prozesse befasst.

Kohärenz. Die inhaltlich-semantischen Verbindungen in einem Text.

Kohäsion. Der Aufbau des Textzusammenhangs durch formale grammatische Mittel.

Kohäsionsmittel. Die zur Entwicklung der → Kohäsion verwendeten grammatikalischen Mittel.

Kollokabilität. S. → Kollokation.

Kollokation. Die Möglichkeit und Wahrscheinlichkeit des gemeinsamen Vorkommens von → Lexemen in einem → Syntagma aufgrund → syntagmatischer Beziehungen zwischen ihnen (z.B. zwischen *blond* und *Haare*).

Kommunikationswissenschaft. Die wissenschaftliche Untersuchung der Übermittlung (das Senden, Empfangen (Aufnehmen) und Verarbeiten) von Nachrichten durch Symbole verschiedenster Art (Zeichen, Wörter usw.) zwischen einem Sender und einem Empfänger.

kommunikative Kompetenz. Die Fähigkeit eines Individuums, sich den wechselnden situativen und normativen Bedingungen sprachlich anzupassen; s. a. → Sprachhandlungskompetenz.

Kompetenz. K. bezieht sich auf das unbewusste Wissen eines Sprechers von seiner Sprache, das ihn befähigt, eine unendliche Zahl von Sätzen zu produzieren und zu verstehen, sowie grammatikalische Fehlleistungen und auch → Mehrdeutigkeiten zu erkennen; vgl. → “langue und parole”.

Kompetenz und Performanz. Von N. Chomsky in Anlehnung an de Saussure’s Unterscheidung von → langue und parole in die Sprachtheorie eingeführtes Begriffspaar; s. → Kompetenz, → Performanz; vgl. a. → langue, → parole.

komplementäre Distribution. Wenn ein → Allophon eines → Phonems nur an einer bestimmten Stelle auftritt und ein anderes Allophon desselben Phonems an einer anderen Stelle; wenn zwei Allophone eines Phonems in sich gegenseitig ausschließenden Umgebungen vorkommen und nicht in → Opposition zueinander stehen.

Komplementarität. Die Bedeutungen von Lexemen schließen sich gänzlich aus.

Komponentenanalyse. Die Analyse der Bedeutung eines → Lexems in eine Anzahl von Komponenten (→ semantische Merkmale).

Komposita. Zusammengesetzte Wörter.

Komposition. S. → Zusammensetzung.

kongruent. Übereinstimmen. → Kongruenz.

Kongruenz. Die Flexionsmerkmale, die für ein → Syntagma gelten, werden einem jeden Element dieses Syntagmas zugeordnet.

Konjugation. Abwandlung, Beugung oder → Flexion eines → Verbs durch Personal-, Tempus-, Modus-, Numerus- und Genusindikatoren.

Konjunktion. Bindewort.

Konnotat. → konnotative Bedeutung.

konnotative Bedeutung. Die emotional gefärbten, auch wertenden oder beurteilenden, assoziativen Neben- oder Mitbedeutungen eines Wortes.

Konsonant. Mitlaut. Ein Sprachlaut, der durch Behinderungen des Luftstroms durch → Verschlüsse oder Verengungen gebildet wird.

Kontamination. Eine Wortmischung, bei der zwei selbständige Wörter zu einem neuen vermischt werden.

Kontext. Die nichtverbale situative, auch gesellschaftliche Einbettung von Sätzen und verbalen Texten.

Kontrarität. Der Grad der → Antonymie ist abstufbar.

Konversationsmaximen. Konkrete Kriterien, denen Gesprächsbeiträge folgen sollten.

Konversion. Ein Wort oder eine Wortgruppe wird ohne die Verwendung von Affixen in eine andere Wortart überführt.

Kookkurenz. Gemeinsames Vorkommen von sprachlichen Einheiten in einer Äußerung, einem Satz.

Kopula. Finite Form (→ finite Verbform) von *sein* oder *werden*, die das → Subjekt mit dem Prädikatsnomen bzw. Prädikativum verbindet (z.B. Hans *ist* Lehrer).

Kopulativkompositum. Eine → Zusammensetzung, bei der die einzelnen Teile gleichgeordnet sind.

Koreferenz. Eigenschaft von sprachlichen Elementen, die sich auf dasselbe außersprachliche Objekt beziehen.

Kotext. Der benachbarte verbale Text eines Satzes.

Kürzung. Die Bildung von Kurzwörtern.

Kurzform. Ein → einfacher Satz, bei dem ein wesentlicher Teil fehlt (z.B. "Geh!", "Da unten").

labial. → Artikulationsort an den Lippen; s. a. → bilabial, → labiodental.

labiodental. → Artikulation, bei der die Unterlippe und die oberen Schneidezähne beteiligt sind; → Artikulationsort zwischen Unterlippe und oberen Vorderzähnen.

Labyrinth. Innenohr. Besteht aus dem häutigen L. und dem knöchernen L., das das häufige umschließt; das L. enthält Vestibulum, Bogengänge und → Schnecke (→ Cochlea).

Lamina. Das Zungenblatt.

laminal. Das Zungenblatt betreffend. S. → Lamina

langue. Von de Saussure eingeführter sprachtheoretischer Begriff; das überindividuelle Sprachsystem, das der konkreten Rede (→ parole) zugrunde liegt; vgl. → langue und parole; s. a. → Kompetenz.

langue und parole. Sprachtheoretisches Begriffspaar bei de Saussure; s. → langue, → parole, vgl.a. → Kompetenz, → Performanz.

Laryngograph. → Elektroglottograph.

Larynx. → Kehlkopf.

Lateralisierung. Die Spezialisierung der Gehirnhälften auf bestimmte Funktion, wie z.B. die Verarbeitung von Sprache.

Laut. Sprachlaut. Teil eines sprachlichen Zeichens. Der Beobachter (Hörer) löst den L. aus einem zeitlichen Kontinuum von verschiedenartigen "Geräuschen" heraus. Der L. ist eine von den Sprechorganen erzeugte und innerhalb einer Lautkette unterscheidbare Einheit. Ein L. kann unter artikulatorischen, akustischen und auditiven Aspekten untersucht werden (vgl. → artikulatorische, → akustische und → auditive Phonetik).

Lautinventar. Eine Aufstellung der in einer Datensammlung aufscheinenden Laute (z.B. aus den spontanen und/oder evozierten Produktionen eines Patienten).

Lautproduktion. Die Produktion von → Lauten durch das Zusammenwirken der einzelnen Artikulationsorgane mit Hilfe des aus der Lunge kommenden Luftstroms (→ pulmonaler Luftstrom); s. a. → Artikulation.

Lautschrift. Schrift- und Zeichensystem zur mehr oder weniger genauen Wiedergabe → gesprochener Sprache; s. → Transkription; s. a. → broad transcription, → narrow transcription.

Lehnwort. Ein aus einer anderen Sprache entlehntes Wort, das sich vollständig, teilweise oder auch nicht (=Fremdwort) an die Zielsprache angepasst hat.

Lexem. Ein → Morphem mit → referentieller Funktion; ein Element des Wortschatzes, das aus einem oder mehreren → freien Morphemen bestehen kann.

lexikalisches Element. Die den verschiedenen Formen eines → Wortes zugrunde liegende Einheit. S. → Lexem.

lexikalische Semantik. Die → Semantik, die sich mit der Erforschung des → Lexikons, des Wortschatzes, befasst. Es geht dabei um die Beschreibung der Bedeutungen der → Lexeme und ihrer Beziehungen zueinander.

Lexikalisierung. Aufnahme von neu gebildeten Wörtern in das Lexikon.

Lexikographie. Lehre vom Schreiben von Wörterbüchern.

Lexikon. Das Vokabular einer Sprache. Die Gesamtheit der Wörter einer natürlichen Sprache.

Linguistik. Sprachwissenschaft. Die wissenschaftliche Untersuchung der menschlichen Sprache mit dem Ziel der Beschreibung und Erklärung ihrer inneren Struktur. Die L. gliedert sich in verschiedene Teilbereiche: → Phonetik, → Phonologie, (→ Grammatik), → Morphologie, → Syntax, → Semantik. Im deutschen Sprachraum begann sich der Begriff 'L' erst ab den sechziger Jahren durchzusetzen und zwar zuerst als Bezeichnung für die "moderne", d.h. → synchrone Sprachwissenschaft, im Gegensatz zum Begriff 'Sprachwissenschaft', der sich auf die → diachrone Sprachwissenschaft bezog. Heute wird der Begriff L. umfassend verwendet.

linguistische Pause. Eine Pause im Redestrom, die nicht zufällig oder aufgrund einer Verzögerung, Verlegenheit oder anderen Unterbrechung entsteht, sondern die eine bestimmte sprachliche Funktion besitzt.

Lippen. Tragen aufgrund ihrer Beweglichkeit ebenfalls zur Veränderung des Resonanzraumes Mund und zur Artikulation bei.

Liquide. Bezeichnung für [r]- und [l]-Laute.

Logatom. Eine Lautverbindung ohne Bedeutung.

lower-mid. Bezeichnung für die → Zungenhöhe bei der Produktion von → Vokalen (s. Abschnitt **Vokale**).

Luftröhre. ca. 12 cm langer, durch Knorpelstangen gehaltener Schlauch im Hals- und Brustbereich.

Markiertheit. Ausdrücke, die zueinander in → Opposition stehen, können markiert oder unmarkiert sein; d.h. die Form mit der allgemeineren Bedeutung und dem häufigeren Auftreten ist die unmarkierte Form.

Matrixsatz. Ein Satz, bei dem ein oder mehrere → Satzglieder durch → Gliedsätze ersetzt sind.

Mehrdeutigkeit. Eine Eigenschaft aller natürlichen Sprachen, die sowohl Sätzen als auch einzelnen Wörtern zukommt. Sätze sind meist dann mehrdeutig, wenn sie ohne → Kotext bzw. → Kontext auftreten, z.B.: *Der Junge verfolgte den Hund mit der Peitsche.* Die Mehrdeutigkeit von einzelnen Wörtern scheint leichter erkannt zu werden, z.B. Das *Schloss* ist zu klein. Üblicherweise, d.h. in der alltäglichen Kommunikation, wird eben aufgrund von vorhandenem Ko- bzw. Kontext die Mehrdeutigkeit in der Regel nicht bemerkt.

mentales Lexikon. Die innere Repräsentation der Einheiten und Strukturen des Wortschatzes.

Merkmal. Ein kleineres Element (Mikroelement), aus dem sprachliche Einheiten (z.B. → Phonem) bestehen; s. → phonologisches Merkmal, → semantisches Merkmal.

Merkmalbündel. Eine Ansammlung von → Merkmalen.

Messphonetik. Die Messung der Vorgänge bei der Produktion, Übertragung und Rezeption der Sprachsignale mit naturwissenschaftlichen Methoden unter Heranziehung entsprechender Geräte sowie die Darstellung in den jeweiligen physikalischen Maßen. Vgl. → Symbolphonetik.

mittel. Bezeichnung für die → Zungenhöhe bei der Produktion von → Vokalen (s. Abschnitt **Vokale**).

Mittelzunge. Mittlerer Teil der Zunge.

monophonematisch. Eine Lautverbindung wird als ein → Phonem gewertet.

Morph. Kleinste bedeutungstragende, aber noch nicht klassifizierte Einheit der Sprache.

Morphem. Kleinste bedeutungstragende und klassifizierte Einheit. Klasse der in → komplementäre Distribution auftretenden → Morphe mit gleicher Bedeutung die durch → Allomorphe realisiert werden.

Morphologie. "Formenlehre". Die Untersuchung der Formen und Strukturen der Wörter (→ Konjugation und → Deklination), der Wortverbindungen und der Wortbildungen; s. a. → Wort, → Flexion, → Morph, → Morphem, → Allomorph.

Mundraum. Artikulations- und Resonanzraum; vgl. → oral.

Muttersprache. Die Erstsprache, die von der frühen Kindheit an erworben wurde.

nackte Silbe. Eine → Silbe ohne → Silbenkopf.

narrow transcription. Enge, "genauere" → Transkription, die nach Möglichkeit alle Nuancen eines → Lautes erfassen soll. s. a. → broad transcription.

Nasal. Ein durch die Senkung des → Velums und die durch die Nase ausströmende Luft, bei gleichzeitiger Blockade des Mundausganges, produzierter Laut (z.B. [m], [n]).

nasal. Auf die Nase als Resonanzraum bezogen; s. → Nasenraum.

Nasalraum. → Nasenraum.

nasalierte Laute. n. L. entstehen, wenn die Luft sowohl über den → Nasenraum als auch den → Mundraum ausströmt.

Nasenraum. Resonanzraum, der durch das Senken des → weichen Gaumens (→ Velum) an das → Ansatzrohr angekoppelt wird; vgl. → nasal.

native speaker. Muttersprachlicher Sprecher. Ein Sprecher, der seine Sprache als → Muttersprache erworben hat, wird als n. s. bezeichnet.

Neurolinguistik. Die N. untersucht die der Sprachproduktion, der Sprachperzeption und dem Sprachverstehen zugrunde liegenden Prozesse mit Hilfe von Erkenntnissen der Neurologie, der Psychologie und der Linguistik; die Erforschung des Zusammenhangs von Sprache und ihrer Repräsentation im Gehirn aufgrund der Analyse gestörter Prozesse bei der Produktion und der Perzeption bzw. dem Verstehen von Sprache. Vgl. → Patholinguistik, → Psycholinguistik.

neuronaler Impuls. Eine extrem kurze "Nachricht", die Nervenfasern durchläuft.

nicht-lexikalische Semantik. Untersucht den Beitrag, den die anderen Ebenen der sprachlichen Organisation einer Äußerung zur Bedeutung leisten. S. → phonetische Bedeutung, → phonologische Bedeutung, → grammatische Bedeutung.

nichtspontane Sprache. Meist → geschriebene bzw. auf geschriebener Sprache basierende Verwendung der Sprache; bildet zumeist die Basis für Sprachbeschreibungen (→ Grammatik).

Nichtverbale Kommunikation. Nonverbale Kommunikation. Die Übermittlung von Information mit Hilfe von Blicken, Gesten, Gebärden, Berührungen usw., die auch ohne Sprache eine Mitteilung enthalten können; im Allgemeinen begleiten sie bewusst oder unbewusst das Sprechen und auch das Zuhören.

Nichtverbaler Aspekt der Kommunikation. → Nichtverbale Kommunikation.

nicht-wortfähiges Morphem. Ein → Morphem, das nur mit anderen Morphemen zusammen ein → Wort bilden kann.

Nomen. (a. Substantiv). Hauptwort.

nominales Satzglied. Ein → Satzglied, dessen Kern ein Nomen bildet.

Nominalphrase. → nominales Satzglied.

Norm. Bestimmter durch explizite oder implizite Regeln festgelegter Standard des Verhaltens; s. → Sprachnorm.

Nullmorphem. Angenommenes → Morphem mit der Bedeutung Ø. Wird häufig aus Gründen der Systematizität angenommen; steht für das Nicht-Vorhandensein eines bestimmten, aus Gründen der Einheit des Systems aber angenommenen, Morphems.

Numerale. Zahlwort.

Numerus. Grammatische Kategorie, die Quantitätsverhältnisse erfasst.

Oberflächenstruktur. Im Sinne der → Transformationsgrammatik eine noch relativ abstrakte Struktur, die durch die Anwendung von → Transformationen auf die → Tiefenstruktur entstanden ist, und als Eingabe in die phonologische Komponente gilt, wodurch dann die gesprochene Äußerung entsteht.

obermittelhoch. Bezeichnung für die → Zungenhöhe bei der Produktion von → Vokalen (s. Abschnitt **Vokale**).

Obstruent. → Konsonant; Geräuschlaut. Zu den O. gehören → Verschlusslaute, → Affrikaten, → Frikative.

offen. Bezeichnung für die → Zungenhöhe bei der Produktion von → Vokalen (s. Abschnitt **Vokale**).

offene Silbe. Eine Silbe mit der Struktur KV (= Konsonant + Vokal; gelegentlich auch mit der englischen Abkürzung CV (C = consonant) bezeichnet); s. a. → geschlossene Silbe.

offener Vokal. Ein → Vokal mit absolut großer Öffnung des Mundes (z.B. [a]) oder mit relativ größerer Öffnung als ein Bezugsvokal (z.B. [e] vs. [ɛ]).

öffnender Diphthong. Die Zunge bewegt sich von einem höheren Punkt zu einem tieferen.

Ohr. Hörorgan. Besteht aus äußerem Ohr (Ohrmuschel, äußerem Gehörgang, Trommelfell), Mittelohr, Innenohr.

Okklusiv. → Verschlusslaut; O. bezieht sich, wie Verschlusslaut, auf das Verschließen. S. a. → Plosiv.

open. Bezeichnung für die → Zungenhöhe bei der Produktion von → Vokalen (s. Abschnitt **Vokale**).

open-mid. Bezeichnung für die → Zungenhöhe bei der Produktion von → Vokalen (s. Abschnitt **Vokale**).

Opposition. Gegensatz, Gegenüberstellung. In der → Phonologie ein Schallgegensatz, der die Bedeutung zweier Wörter differenziert. In der → Semantik ein Wort, das für anderes substituiert wird und als sein Gegensatz (→ Antonymie) empfunden wird.

Oral. Nichtnasaler Laut.

oral. Auf den Mund als Artikulations- und Resonanzraum bezogen.

orale Laute. O. L. entstehen, wenn die Luft durch den → Mundraum ausströmt.

Oralraum. → Mundraum.

Orthographie. Rechtschreibung. Ein System von Regeln, das die Einheitlichkeit der Schreibweise sichert.

ovales Fenster. Durch den Fuß des → Steigbügels verschlossene Öffnung der → Schnecke.

pädagogische Grammatik. → Grammatiken, die das Erlernen einer Fremdsprache erleichtern und verbessern sollen.

palatal. → Artikulation, bei der sich der Zungenrücken am → harten Gaumen befindet; der → Artikulationsort am → harten Gaumen.

palatoalveolar. → Artikulation, bei der sich die → Zungenspitze im Bereich hinter den → Alveolen (Zahndamm) im Bereich des Beginns des → Palatums (→ harter Gaumen) befindet; der → Artikulationsort hinter den → Alveolen im Übergangsgebiet zum → Palatum; s. a. → postalveolar.

Palatum. → harter Gaumen.

paradigmatisch. Die paradigmatische Dimension der sprachlichen Struktur bezieht sich auf die Relation, die eine sprachliche Einheit mit anderen Einheiten derselben Kategorie aufweist. Die Beziehung dieser sprachlichen Einheiten zueinander wird als ‘paradigmatische Beziehung’ bezeichnet. Vgl. → syntagmatisch.

Paragrammatismus. Störung der syntaktischen Produktion, die durch falsche Flexionsformen und fehlerhaften Satzstrukturen aufgrund der Vermengung von verschiedenen Satzmustern gekennzeichnet ist.

Parataxe. → Satzreihe, miteinander verbundene gleichwertige Sätze.

paraverbal. Eine lautliche Äußerung, die nicht einem → Wort entspricht, aber doch Bedeutung besitzen kann (s. "brrr" als Ausdruck für Kälte, "hmm" oder Räuspern).

parole. Individueller Gebrauch des Sprachsystems im konkreten sprachlichen Akt; Sprechen, Rede; vgl. → langue und parole; s. a. → Performanz.

Partikelmorphem. Ein wortfähiges aber nicht flektierbares Morphem. Zu den Partikeln zählen Präpositionen, Konjunktionen, Adverbien und Interjektionen.

Patholinguistik. Auch Sprachpathologie. Teilbereich der → Psycholinguistik, der sich mit der Erforschung der expressiven und rezeptiven → Sprachstörungen befasst.

pattern-playback. Im p.-p. können die graphischen Darstellungen von → Lauten und Lautfolgen in akustische zurückverwandelt werden. Inzwischen ist es bereits möglich mit Hilfe von computergesteuerten Apparaten menschliche Laute künstlich herzustellen (zu "synthetisieren"), wobei natürlich jeder der akustischen Parameter einzeln verändert werden kann. Vgl. → Sonagramm, → akustische Phonetik.

Paukenhöhle. Teil des Mittelohrs. Liegt zwischen → Trommelfell und → Labyrinth; enthält die → Gehörknöchelchen.

performance. S. → Performanz.

Performanz. Der Gebrauch der Sprache in konkreten Situationen; vgl. → parole.

Perlokution. Der Versuch, den Angesprochenen durch eine Äußerung entsprechend zu beeinflussen.

Person. Grammatische Kategorie, die das Verhältnis der Handlung zu den handelnden Personen festlegt.

pharyngal. Der → Artikulationsort im → Rachen (→ Pharynx).

Pharynx. → Rachen.

Phon. Segment eines Lautkontinuums; noch nicht klassifizierter → Laut.

Phonation. Die Modifikation des → pulmonalen Luftstroms im → Larynx.

Phonem. Kleinste bedeutungsunterscheidende sprachliche Einheit.

Phonemrealisation. Die aktuelle Realisierung eines → Phonems; s. → Allophon.

Phonetik. "Lautlehre". Die P. beschäftigt sich mit artikulatorischen, akustischen und auditiven Faktoren der → Laute; d.h. mit jenen Merkmalen der Laute, die bei der Produktion und Perzeption durch den Menschen eine Rolle spielen. Vgl. → artikulatorische P., → akustische P., → auditive P.

phonetische Bedeutung. Den Lauten einer Sprache werden bestimmte Bedeutungen zugesprochen, d.h. es wird eine Art Verbindung zwischen den Lauten eines Wortes und seiner Bedeutung hergestellt. (So scheint *Klirren* bereits aufgrund seiner Laute auf ein Geräusch hinzuweisen, das vorwiegend aus höheren Tönen besteht.)

Phonetische Symbole. → Lautschrift.

Phonologie. Die Lehre von den → Phonemen und phonologischen → Oppositionen. Die P. untersucht, wie die Laute einer Sprache organisiert sind, damit die Übertragung von grammatischen Strukturen und dadurch auch von Bedeutung möglich ist.

phonologische Äußerung. Sie besteht aus einer oder mehreren → Intonationsphrasen und ist in der Regel ein Satz.

phonologische Bedeutung. Die Muster der → Phoneme in einer Äußerung werden als bedeutungstragend interpretiert, etwa bei Alliterationen oder Reimen.

phonologische Phrase. Kombination von → phonologischen Wörtern zu Syntagmen.

phonologisches Merkmal. Ein → Merkmal, das Teil eines → Phonems ist (z.B. → stimmlos); s. → distinktive Merkmale.

phonologisches Wort. Entspricht einem einfachen Wort.

Phonotaktik. Die Regeln, nach denen sich die → Phoneme zu → Morphemen und → Wörtern einer Sprache verbinden.

photoelektrischer Glottograph. Misst die Öffnung der → Glottis. Über die Nase wird eine Photozelle am Ende eines dünnen Schlauches in den → Pharynx eingeführt, die das Licht auffängt, das von außerhalb und unterhalb des Kehlkopfes durch die sich verändernde Glottis austritt (Kohler, 1977, p. 57).

Phrase. → Syntagma, → Satzglied.

Phrasenakzent. Hervorhebung einer Wortgruppe.

Plosiv. Der → Verschlusslaut.

Polysemie. Mehrdeutigkeit, s. a. → Ambiguität.

postalveolar. → Artikulation, bei der sich die → Zungenspitze hinter dem Zahndamm (→ Alveolen) befindet; s. a. → palatoalveolar.

postdental. → Artikulation, bei der sich die → Zungenspitze hinter den oberen Schneidezähnen befindet; der → Artikulationsort hinter den oberen Schneidezähnen; s. a. → dental, → interdental.

Postposition. Eine nachgestellte Präposition, z.B. "entlang" ("Sie geht die Straße entlang.")

Prädikat. Satzaussage. Das ein oder mehrteilige verbale Satzglied, das aus → Kopula und Prädikatsnomen/Prädikativum besteht.

Präfigierung. Ein → Affix wird vor den Wortstamm gesetzt; s. a. → Präfix.

Präfix. Ein → Affix, das vorne an die → Basis angehängt wird.

Pragmatik. Sie untersucht, welche sprachlichen Äußerungen in welchen Situationen vorkommen und wie sie zu bestimmten Zwecken in der Kommunikation eingesetzt werden.

Präposition. Verhältniswort.

präpositionales Satzglied. Ein → Satzglied, dessen Kern ein Nomen mit einer Präposition bildet.

Präpositionalphrase. → präpositionales Satzglied.

Produktivität. Die kreative Fähigkeit der Sprachbenützer, eine potentiell unbegrenzte Anzahl von Wörtern und Sätzen zu produzieren und zu verstehen.

Pronomen. Fürwort.

Pronominalmorphem. Wortfähige und flektierbare → Morpheme, wie <dies><-es>.

Proposition. Satzinhalt.

Prosodie. Die Mittel zur Gliederung der Rede (s. → gesprochene Sprache) mit → Akzent, → Betonung, → Intonation, Senkung und Hebung der Stimme (s. → Tonmuster).

prosodische Elemente. Zu den p. E. gehören alle Erscheinungen, die die Dauer, die Tonhöhe, die Tonstärke von Lautfolgen betreffen; s. → Prosodie.

Psycholinguistik. Die P. untersucht die mentalen Vorgänge, die der Planung von Äußerungen, der Produktion, der Perzeption und dem Verstehen von Sprache zugrunde liegen. Einen weiteren Forschungsbereich stellt der Spracherwerb dar; dabei steht zwar der kindliche Mutterspracherwerb im Vordergrund, jedoch wird auch in zunehmendem Maße die Erforschung des Erwerbs bzw. Erlernens von weiteren Sprachen im Kindes-, Jugend- und Erwachsenenalter einbezogen. Die P. beschäftigt sich aber auch mit der Untersuchung jener Mechanismen, die → sprachlichen Fehlleistungen zugrunde liegen, wobei sich der Bogen von Versprechern bis zu den verschiedenen Formen der Aphasie und anderen pathologischen Sprachveränderungen spannt. Vgl. → Patholinguistik, → Neurolinguistik.

Psychophonetik. Phonetik des Hörens. Als P. wird auch jener Bereich der → Phonetik bezeichnet, der sich mit der Perzeption der Laute durch den Hörer beschäftigt.

pulmonaler Luftstrom. Der aus der Lunge kommende Luftstrom.

Quantität. Lautdauer.

Rachen. Bereich oberhalb des → Larynx; geht in den → Nasen- und → Mundraum über.

Reduplikation. Verdoppelung der anlautenden oder auslautenden Silbe der → Basis bzw. auch der gesamten Basis zur Kennzeichnung morphosyntaktischer Kategorien.

referentielle Funktion. Die → Funktion, die ein → Wort erfüllt, indem es auf Individuen, Gegenstände, Ereignisse usw. in unserer Umwelt bzw. Innenwelt verweist.

Regelverstoß. Verletzung einer in der → Grammatik einer Sprache festgelegten Regel; vgl. → Norm, → Sprachnorm.

Register. Variante entsprechend der Verwendung.

Reim. → Silbenkern und → Silbenkoda.

Rektion. Die Eigenschaft von Verben, Adjektiven, Präpositionen oder Substantiven, den Kasus von abhängigen Elementen zu bestimmen.

Repertoire. Gesamtheit aller Varietäten, die ein Sprecher beherrscht.

restringiert. Beschränkt, eingeschränkt.

retroflex. → Artikulation, bei der sich die Zungenspitze nach hinten umbiegt und somit die Unterseite der → Zunge gegen den → harten Gaumen (→ Palatum) artikuliert.

Rhema. Das Neue, die neue Aussage.

rhythmische Struktur. Die Gliederung einer Äußerung durch die Abfolge von → starken und → schwachen → Silben.

Röntgenkinematographie. Dient zur Untersuchung der Bewegungen im → Ansatzrohr mit Hilfe von Röntgenstrahlen.

rundes Fenster. Öffnung der → Schnecke zum Mittelohr hin, die mit einer Membran verschlossen ist.

Satzakzent. Hervorhebung einer → Silbe, eines Wortes oder einer Wortgruppe durch Tonhöhenbewegungen, Lautheit oder Dauer gegenüber dem (bzw. den) restlichen Teil(en) einer Äußerung.

Satzanalyse. Die schrittweise Zerlegung eines Satzes in seine Segmente.

Satzbetonung. → Satzakzent.

Satzgefüge. → S. Hypotaxe.

Satzglied. Gliederungseinheit des Satzes.

Satzgliedfolge. Abfolge der einzelnen Satzglieder.

Satzgliedstellung. Abfolge der → Satzglieder im Satz.

Satzkonstituente. → Satzglied.

Satzreihe. → S. Parataxe.

Schildknorpel. S. a. → Kehlkopf; größter Knorpel des Kehlkopfes; an der Innenseite sind die Stimmlippen befestigt.

schließender Diphthong. Die Zunge bewegt sich von einer tieferen Position zu einer höheren.

Schnecke. Teil des Innenohrs. Enthält das → Cortische Organ.

schwache Silbe. Eine Silbe, die im Vergleich zur → starken Silbe mit weniger Artikulationsenergie gesprochen wird; eine "unbetonte Silbe"; s. a. → starke Silbe.

scripts. Eher prozessual organisierte Wissensbestände.

segmentale Störungen. Störungen der lautlichen Produktion durch Umstellungen, Ersetzungen, Hinzufügungen und Auslassungen von → Lauten.

Segmentieren. Segmentierung. Zerlegung einer Äußerung in Bestandteile (Segmente) auf den verschiedenen Beschreibungsebenen der → Linguistik; Zergliederung einer lautlichen oder graphischen Zeichenkette in ihre Einheiten; s. a. → Substitution, → Distributionalismus.

Sekundärartikulation. Gleichzeitige Artikulation an zwei Artikulationsstellen mit verschiedener Artikulationsart (z.B. Palatalisierung (Hebung des Zungenrückens zum harten Gaumen) im Russischen: [ma^j] "Mutter").

Semantik. Die S. beschäftigt sich mit dem Studium der Bedeutungen, die durch die morphologischen und syntaktischen Strukturen ausgedrückt werden.

semantisches Feld. Alle → Wörter, die einen bestimmten Bereich von Bedeutungen erfassen. S. → Wortfeld.

semantisches Merkmal. Ein → Merkmal, das Teil der Bedeutung eines Wortes ist (z.B. menschlich); s. → Komponentenanalyse.

Semiotik. Die Wissenschaft von den allgemeinen Eigenschaften der Zeichen und der Zeichensysteme.

Silbe. Sprachliche Einheit, die aus einem → Vokal und einem oder mehreren → Konsonanten besteht; vgl. → offene Silbe, → geschlossene Silbe, → starke Silbe, → schwache Silbe.

Silbenkern. (vokalischer) Teil der → Silbe.

Silbenkoda. "Endteil" der → Silbe.

Silbenkopf. "Anfangsteil" der → Silbe.

Silbenschale. Umgibt den → Silbenkern; (konsonantischer) Teil der → Silbe.

Simplizia. Einfache Wörter.

Sonagramm. Kurzzeitspektrogramm. Im S. werden die physikalisch-akustischen Eigenschaften des Sprachschalls bzw. der Laute abgebildet. Die horizontale Achse stellt die Zeit dar, die vertikale Achse die Frequenz und die unterschiedlichen Schwärzungsgrade geben die Intensität wieder. S. → akustische Phonetik.

Sonorant. Im Gegensatz zu den → Obstruenten fehlt bei ihrer Produktion das typische Geräusch; (z.B. [n], [l], [r]).

Sonorität. Schallfülle. Sonoritätshierarchie mit zunehmender Sonorität (s. a. O. Jespersen, 1904): stimmlose → Plosive, stimmlose → Frikative, stimmhafte Plosive, stimmhafte Frikative, Nasale, → Liquide, → Approximanten, hohe → Vokale, mittlere Vokale, tiefe Vokale.

Soziolekt. Soziale Varietät.

Soziolinguistik. Die S. befasst sich mit allen Aspekten der wechselseitigen Beziehungen zwischen Sprache und Gesellschaft, zwischen Sprachstruktur und Sozialstruktur. Die S. versucht Antwort auf die Frage zu geben: Wer spricht mit wem welche Sprache (bzw. sprachliche Variante) wann, wie, wo und zu welchem Zweck?

Spirant. Reibelaut, → Frikativ.

spontane Sprache. → Gesprochene Sprache, die in natürlichen Kommunikationssituationen verwendet wird.

Sprachhandlungskompetenz. Der situationsadäquate Gebrauch verbaler und nonverbaler Mittel in der Kommunikation; s. a. → kommunikative Kompetenz.

sprachliche Fehlleistungen. → Sprachstörung.

Sprachnorm. Das aus einer Menge von Äußerungen erschlossene Regelsystem einer Sprache (vgl. → langue, → Kompetenz); die Muster, die die Verwendung der Sprache durch den Einzelnen festlegen.

Sprachstörung. Störung der Sprachperzeption, des Sprachverstehens, der Planung und der Produktion sprachlicher Äußerungen. Sprachliche Fehlleistungen aufgrund einer Störung des zentralen sprachlichen Systems. Vgl. → Aphasie, s. a. → Sprechstörung, → Stimmstörung.

Sprachstruktur. Die formale Organisation der → gesprochenen bzw. → geschriebenen Sprache und die dadurch ausgedrückten Bedeutungen.

Sprachverwendung. Der aktuelle Gebrauch der Sprache in sozialen Situationen.

Sprechstörung. Störungen der Lautbildung durch Störungen an den Sprechorganen selbst oder an deren Innervationen. Vgl. → Stimmstörung.

Stammmorphem. → Kernmorphem.

starke Silbe. Eine Silbe, die mit mehr Artikulationsenergie gesprochen wird; eine "betonte" Silbe; s. a. → schwache Silbe.

Steigbügel. → Gehörknöchelchen.

steigender Diphthong. s. → schließender Diphthong.

Stellknorpel. S. a. → Kehlkopf; zwei Knorpel, an denen die → Stimmlippen befestigt sind; sie sind mit dem Ringknorpel (s. → Kehlkopf) gelenkig verbunden und werden durch die Kehlkopfmuskeln bewegt.

Stimmbänder. Teil der → Stimmlippen, werden häufig als Bezeichnung für die Stimmlippen verwendet.

stimmhafte Laute. Laute, die durch ein als kontinuierliche Vibration der Stimmbänder wahrgenommenes schnelles Öffnen und Schließen der → Glottis erzeugt werden; s. → Stimmhaftigkeit.

Stimmhaftigkeit. Das als kontinuierliche Vibration wahrgenommene schnelle Öffnen und Schließen der → Glottis; s. → stimmhafte Laute; vgl. a. → Stimmlosigkeit.

Stimmlippen. Die gesamten schwingenden Strukturen im Kehlkopf. s. a. → Stimmbänder.

stimmlose Laute. Laute, die durch eine weitere Öffnung der → Glottis gebildet werden; s. → Stimmlosigkeit.

Stimmlosigkeit. Durch die weite Öffnung der → Glottis werden Laute erzeugt, die keine Vibration der Stimmbänder aufweisen; s. → stimmlose Laute; vgl. a. → Stimmhaftigkeit.

Stimmqualität. Das für den einzelnen Sprecher kennzeichnende Merkmal in seinem Sprechen, das dem Hörer erlaubt, bestimmte Rückschlüsse auf die Person des Sprechers etwa hinsichtlich des Alters oder des Geschlechts zu ziehen.

Stimmritze. Spalt zwischen den Stimmbändern.

Stimmstörung. Störungen der sprachlichen Produktion, die nicht auf einer Störung des zentralen Sprachsystems beruhen. Vgl. a. → Sprechstörung, → Sprachstörung.

Strukturalismus. Strukturale Linguistik, strukturelle Sprachwissenschaft. Die sprachlichen Äußerungen werden nicht als isolierte Einzelheiten untersucht, sondern vor dem Hintergrund eines systematischen Zusammenhangs, der ihre Struktur bestimmt.

Strukturiertheit der Sprache. Das Netz von Beziehungen und Abhängigkeit, die zwischen den einzelnen Elementen der Sprache bestehen.

subglottal. Unterhalb der → Glottis.

Subjekt. Satzgegenstand. Ein Wort (eine Wortgruppe) im Nominativ, das das Hauptglied des Satzes bildet.

Substitution. Das Vertauschen von Segmenten in einem bestimmten Rahmen; Ersetzung eines Elements einer sprachlichen Kette durch ein anderes. S. a. → Segmentieren.

substitutiver Dysgrammatismus. Genauer für → Paragrammatismus. Syntaktische → Sprachstörung, die vor allem durch die Ersetzung einzelner Wörter oder → Syntagmen durch andere, der Satzstruktur nicht entsprechende (vielfach auch durch Automatismen und feste Redewendungen) gekennzeichnet ist.

Suffigierung. Ein → Affix wird an den Wortstamm angehängt; s. a. → Suffix.

Suffix. Ein → Affix, das hinten an die → Basis angehängt wird.

Suppletivismus. Ersetzung eines Wortstammes durch einen anderen mit der gleichen Bedeutung.

supraglottal. Oberhalb der → Glottis.

suprasegmentale Phonologie. Jener Bereich der → Phonologie, der sich mit der Funktion der → prosodischen Elemente beschäftigt.

suprasegmentale Störungen. Störungen der sprachlichen Produktion, die den Bereich der → Prosodie betreffen.

Suprasegmentalia. Lautliche Erscheinungen, die an größere Einheiten (Silbe, Wort, Phrase, Satz) gebunden sind und nur in einem über den einzelnen Laut hinausgehenden Rahmen analysierbar sind (z.B.: Intonation, Akzent usw.).

Symbol. Bei einem symbolischen Zeichen ist die Beziehung zwischen dem Zeichen und seiner Bedeutung arbiträr und unmotiviert.

Symbolphonetik. Jener Teilbereich der → Phonetik, in dem die Schallereignisse (die → Laute) mit Hilfe eines bestimmten, begrenzten Zeichenvorrats symbolisch dargestellt werden. Die phonetische Information eines Lautes bzw. einer Lautkette wird durch ein Symbol bzw. eine Symbolkette dargestellt. Vgl. → Lautschrift, → Messphonetik.

synchrone Linguistik. In der s. L. werden Sprachen bzw. Sprachzustände zu einem bestimmten Zeitpunkt erforscht, d.h. es wird ein bestimmtes Stadium einer Sprache beschrieben.

synchrone Sprachwissenschaft. → synchrone Linguistik.

syndetisch. Eine → Parataxe mit einer verbindenden Konjunktion.

Synonymie. Bedeutungsgleichheit oder Bedeutungsähnlichkeit von Wörtern.

Syntagma. Wortgruppe. Eine zusammengehörige Wortgruppe.

syntagmatisch. Die syntagmatische Dimension der sprachlichen Struktur bezieht sich auf die lineare Abfolge sprachlicher Elemente (Laute, Wörter). Die Beziehungen der Elemente in einer solchen Kette werden als 'syntagmatische Beziehungen' bezeichnet (z.B. die Beziehung der einzelnen Wörter in einem Satz zueinander). Vgl. → paradigmatisch.

Syntax. Untersuchung der Struktur der Sätze. Das Studium der Regeln, die die Verbindung von Wörtern zu größeren Sequenzen steuern.

synthetische Form. Einfache Form (z.B. *klopf-st*).

Tempus. Grammatische Kategorie, die den Bezug auf die Zeit wiedergibt.

Textsatz. Eine → Kurzform eines Satzes, die aus der Situation der Äußerung verständlich wird.

Thema. Das Bekannte, das bereits Erwähnte.

theoretische Grammatik. Grammatiktheorie. Die t. G. versucht, auf Grund von sprachlichen Daten, festzustellen, welche Kriterien notwendig sind, damit aus einzelsprachlichen Grammatiken theoretische Einsichten für die für die Erforschung einer Sprache notwendigen Kategorien und Prozesse gewonnen werden können.

tief. Bezeichnung für die → Zungenhöhe bei der Produktion von → Vokalen (s. Abschnitt **Vokale**).

Tiefenstruktur. Die den Äußerungen zugrundeliegende abstrakte Struktur. Sie enthält sowohl alle grammatikalischen Relationen und Funktionen als auch alle für die Bedeutung eines Satzes notwendigen Elemente.

Tongruppe. Ein aufgrund der intonatorischen Gliederung zusammengehörender Abschnitt einer Äußerung.

Tonhöhe. Die T. wird durch Heben oder Senken der Stimme verändert; die T. ist das auditive Korrelat zum akustischen Maß der Frequenz (vgl. → akustische Phonetik).

Tonhöhenschreiber. Durch einen T. wird die Grundfrequenz einer Lautkette, einer Äußerung herausgefiltert und weiter verfolgt; dabei wird eigentlich nicht die Wahrnehmungsgröße → Tonhöhe analysiert, sondern die zugrunde liegende physikalische Größe, die Grundfrequenz.

Tonmuster. Eine Tonhöhenbewegung mit bedeutungsunterscheidender Funktion. Im Deutschen können wir die T. feststellen, die zueinander in einem Oppositionsverhältnis stehen: fallend, steigend und gleich bleibend.

Topikalisierung. Das Voranstellen eines vom Sprecher/Schreiber als besonders wichtig erachteten Satzteils.

Trachea. → Luftröhre.

traditionelle Grammatik. Bezeichnet die Methoden der Sprachbeschreibung, die die vorstrukturalistische Ära (→ Strukturalismus) des Grammatikstudiums beherrschen.

Transfigierung. Ein → Affix wird mit dem Stamm verzahnt; s. a. → Transfix.
Transfix. Ein → Affix, das mit der → Basis verzahnt ist.
Transformation. Im Sinne der → Transformationsgrammatik (N. Chomsky, 1965) Verschiebungsoperationen, durch die aus der → Tiefenstruktur die → Oberflächenstruktur wird.
Transformationsgrammatik. Das von N. Chomsky (1965) entwickelte grammatische Beschreibungsmodell, dessen Ziel es ist, durch ein System von Regeln unser implizites Wissen von der Sprache abzubilden.
Transkribieren. "Umschreiben" der gesprochenen Sprache in die → Lautschrift; s. → Transkription.
Transkription. Das Aufzeichnen der Laute der gesprochenen Sprache in → Lautschrift.
Transliteration. Eine der Schriftsprache angenäherte Wiedergabe lautlicher Produktionen.
Trommelfell. Trennt das äußere Ohr vom Mittelohr, der Paukenhöhle.

übergeordneter Teilsatz. Der Hauptteil eines → Matrixsatzes.
unbewusstes Regelsystem. → Kompetenz.
ungerundeter Vokal. Ein → Vokal mit normaler Lippenstellung.
Unikale Morpheme. Treten nur mit einem bestimmten anderen → Morphem auf.
Universalgrammatik. Die genetisch vorhandene Information, bestehend aus Prinzipien und Parametern, die es dem Kind ermöglicht, aus den es umgebenden sprachlichen Daten die jeweilige Grammatik dieser Sprache abzuleiten.
untergeordneter Teilsatz. Der abhängige (untergeordnete) Teilsatz eines → Matrixsatzes.
untermittelhoch. Bezeichnung für die → Zungenhöhe bei der Produktion von → Vokalen (s. Abschnitt **Vokale**).
upper-mid. Bezeichnung für die → Zungenhöhe bei der Produktion von → Vokalen (s. Abschnitt **Vokale**).
usuelle Bildungen. Gelegenheitsbildungen, die durch häufigen Gebrauch in das Lexikon von Sprechergruppen oder Sprachgemeinschaft aufgenommen werden. S. Abschnitt **Wortbildung**.
Uvula. → Zäpfchen.
uvular. Der → Artikulationsort am → Zäpfchen (→ Uvula).

Valenztheorie. Grammatikalisches Modell, das von der zentralen strukturellen Stellung des Verbs ausgeht und die Verbindbarkeit des Verbs mit anderen Wortarten im Satz untersucht.
Varietät. Bezeichnung für eine bestimmte Sprachform.
velar. → Artikulation, bei der sich der Zungenrücken am → weichen Gaumen (→ Velum) befindet; der → Artikulationsort am → weichen Gaumen.
Velum. → weicher Gaumen.
Verb. Zeitwort.
verbales Satzglied. Ein → Satzglied, dessen Kern von einem Verbum gebildet wird.
Verbalphrase. Eine Wortgruppe, die aus einem Verbum und seinem Objekt/seinen Objekten besteht.

Verschiebeprobe. Eine Operation, durch die die Reihenfolge von Wörtern bzw. Wortgruppen im Satz verändert wird. Durch die V. lassen sich die → Satzglieder ermitteln.

Verschlüsse. Verschiedene Arten der Bildung von → Verschlusslauten; s. → Plosiv, → Vibrant, → geschlagener Laut.

Verschlusslaut. Ein → Laut, der durch kurzzeitiges Blockieren des Luftstroms und die "explosionsartige" Lösung dieser Blockade gebildet wird; s. → Plosiv, → Okklusiv; s. a. → Verschlüsse, → Vibrant, → geschlagener Laut.

Vibrant. Art eines → Verschlusslauts. Beim V. alterniert in schneller Abfolge der Verschluss mit einer friktionslosen Enge.

Vokal. Selbstlaut. Ein Sprachlaut, bei dem der Luftstrom den → Mund- und → Nasenraum frei passieren kann, wobei allerdings die Stimmbänder mitschwingen.

Vokalisch-auditive Modalität. Das Erzeugen bzw. die Aufnahme sprachlicher Mitteilungen mit Hilfe der lautproduzierenden bzw. lautaufnehmenden menschlichen Organe; die Informationsvermittlung durch das Sprechen und Hören.

Vokaltrakt. → Ansatzrohr.

Vokalviereck. Schematische Darstellung der Stellung der Zunge bei der → Artikulation von Vokalen; s. → Kardinalvokale.

vollständiger Verschluss. → Artikulationsart, bei der an einem → Artikulationsort durch die artikulierenden Organe eine kurzzeitige, vollständige Blockade des Luftstroms erfolgt; s. → Plosiv, → Verschlusslaut, → Okklusiv.

Vorderzunge. Vorderer Teil der Zunge.

vorne. Bezeichnung für jenen Teil der Zunge, der bei der Produktion eines Vokals den höchsten Punkt einnimmt (s. Abschnitt **Vokale**).

VOT. (**V**oice-**O**nset-**T**ime). Der Zeitpunkt des Einsetzens der Stimmbandschwingungen bei Verschlusslauten.

weicher Gaumen. Das bewegliche Ende des → harten Gaumens (→ Palatum); der w. G. begrenzt den Mundraum nach hinten oben; je nach Stellung sorgt der w. G. für den Austritt der Luft durch den Mund oder die Nase.

Wissen des muttersprachlichen Sprechers. → Kompetenz.

Wort. Ein sprachliches Zeichen, eine Grundeinheit der Sprache. Eine empirische Gegebenheit, deren Eigenschaften beschreibbar sind.

Wortakzent. Hervorhebung einer Silbe gegenüber anderen in einem Wort.

Wortart. Klassifizierung der → Wörter einer Sprache aufgrund bestimmter Kriterien.

Wortbildung. Bildung von neuen Wörtern durch die Verbindung von Wortstämmen (s. → Basis) mit → Affixen.

Wortbildungsmorphem. Ein W. verweist auf eine inhaltliche oder grammatische Veränderung eines → Lexems.

wortfähiges Morphem. Ein → Morphem, das allein ein selbständiges → Wort bilden kann.

Wortfeld. Eine gegliederte Menge bedeutungsverwandter Wörter, in dem die Bedeutung eines jeden Wortes durch die Bedeutung der anderen Wörter festgelegt und begrenzt wird. S. → semantisches Feld.

Wortschöpfung. Bildung von neuen Wörtern, wobei nicht auf vorhandenes, bedeutungstragendes Sprachmaterial zurückgegriffen wird.

Wortstellung. Anordnung der Wörter in einem → Satzglied.

Zäpfchen. Das Ende des → weichen Gaumens; hängt am Ende der Mittellinie des weichen Gaumens.

Zeichensprache. Veraltete Bezeichnung für die → Gebärdensprache der Gehörlosen.

zentral. Bezeichnung für jenen Teil der Zunge, der bei der Produktion eines Vokals den höchsten Punkt einnimmt (s. Abschnitt **Vokale**).

zentralisierter Diphthong. Die Zunge bewegt sich zu einem zentralisierten Vokal hin.

Zirkumfigierung: Ein → Affix umschließt den Wortstamm; s. a. → Zirkumfix.

Zirkumfix. Ein → Affix, das sowohl vorne als auch hinten an die Basis angefügt wird.

Zunge. Besteht aus Binnen- und Skelettmuskulatur; dadurch ist die Z. äußerst flexibel und kann so den → Mundraum auf vielfache Weise verändern. Wichtig für die Klassifikation der → Vokale ist die Lokalisation des höchsten Punkts des jeweiligen Zungenabschnitts (→ Vorder-, → Mittel-, → Hinterzunge) im Augenblick der → Artikulation.

Zungenhöhe. Bei der Produktion von → Vokalen die vertikale Lage des höchsten Punktes der Zunge.

Zungenspitze. Besonders aktiver Teil der Zunge; die Z. kann einerseits zwischen den Lippen nach vorne geschoben werden, aber andererseits kann sie das ganze → Palatum bis zum Übergang vom → harten zum → weichen Gaumen erreichen.

Zungenspitzen-[r]. → Alveolarer (→ dentaler) → Vibrant.

Zusammensetzung. Ein Wort, das aus mindestens zwei → Lexemen plus ggf. einem oder mehreren → Flexionsmorphemen (z.B. → *Ofen + rohr)* besteht.

Literatur

Das Literaturverzeichnis enthält vor allem jene Arbeiten, auf die in der Einführung Bezug genommen wurde. Werke, die den Stoff der vorliegenden Einführung linguistisch vertiefen, sind mit * gekennzeichnet.

Abraham, W. (Hrsg.), 1977². *Kasustheorie*. Frankfurt/Main

*Aitchison, J., 1976. *The Articulate Mammal*. London (dt. 1982. *Der Mensch – das sprechende Wesen. Eine Einführung in die Psycholinguistik*. Tübingen)

Alajouanine, T. / Lhermitte, F., 1964. Non-Verbal Communication in Aphasia. In: deReuck, A.V. S. / O'Connor, M. (eds.) *Disorders of Language*. London, pp. 168–177

Austin, J.L., 1962. *How to do Things with Words*. Oxford

Baum, S. / Pell, M., 1997. Production of affective and linguistic prosody by brain damaged patients. In: *Aphasiology* 11, pp. 177–198

Baum, S.R. / Pell, M.D., 1999. The neural bases of prosody: Insights from lesion studies and neuroimaging. In: *Aphasiology* 13, pp. 581–608

Baum, S.R. / Pell, M. / Leonard, C. / Gordon, J., 1997. The ability of right- and left-hemisphere-damaged individuale to produce and interpret prosodic cues marking phrasal boundaries. In: *Language and Speech* 40, pp. 313–330

Baumgärtner, K., 1967. Die Struktur des Bedeutungsfeldes. In: Moser H. (Hrsg.), *Satz und Wort im heutigen Deutsch*. Düsseldorf, p. 165–197

Behrens, S., 1988. The role of the right hemisphere in the production of linguistic stress. In: *Brain and Language* 33, pp. 104–127

Berko-Gleason, J. / Goodglass, H. / Obler, L. / Green, E. / Hyde, M.R. / Weintraub, S., 1980. Narrative strategies of aphasic and normal speaking subjects. In: *Journal of Speech and Hearing Research* 23, pp. 370–382

Bever, T., 1970. The cognitive basis for linguistic structures. In: J.R. Hayes (ed.), *Cognition and Development of Language*. New York, pp. 279–360

Bever, T. / Chiarelli, R.J., 1974. Cerebral Dominance in Musicians and Non-Musicians. *Science* 185, pp. 537–539

Bierwisch, M. / Lang, E., 1987. *Grammatische und konzeptuelle Aspekte von Dimensionsadjektiven*. Berlin

Blanken, G. / Dittmann / H. Grimm / J.C. Marshall / C.-W. Wallesch (Hrsg.), 1993. *Linguistic Disorders and Pathologies. An International Handbook*. Berlin

Blonder, L.X. / Gur, R.E. / Gur, R.C., 1989. The effects of right and left hemiparkinsonism on prosody. In: *Brain and Language* 36, pp. 193–207

Blumstein, S. / Goodglass, H. 1972. The Perception of Stress as a Semantic Cue in Aphasia. In: *Journal of Speech and Hearing Research* 15, pp. 800–806

Blumstein, S. / Cooper, W., 1974. Hemispheric Processing of Intonation Contours. In: *Cortex* 10, pp. 146–158

Bond, S.L. / Ulatowska, H.K. / Macaluso-Haynes, S. / May, E.B., 1983. Discourse production in aphasia: Relationship to severity of impairment. In: R.H.

Brookshire (ed.), *Proceedings of the clinical aphasiology conference*. Minneapolis, pp. 202–210
Brinton, B. / Fujiki, M. / Sonneberg, E.A., 1988. Response to requests for clarification by linguistically normal and language-impaired children in conversation. In: *Journal of Speech and Hearing Disorders* 53, pp. 383–391
*Bünting, K.-D., 1979[8]. *Einführung in die Linguistik*. Königstein/Ts.
Bünting, K.-D. / Bergenholtz, H., 1979. *Einführung in die Syntax*. Königstein/Ts.
*Bußman, H. 1990. *Lexikon der Sprachwissenschaft*. 2., völlig neu bearbeitete Auflage. Stuttgart

Cancelliere, A. / Hausdorf, P., 1988. Emotional expression in Huntington's disease. In: *Journal of Clinical and Experimental Neuropsychology* 10, pp. 62
Cancelliere, A. / Kertesz, A., 1990. Lesion localization in acquired deficits of emotional expression and comprehension. In: *Brain and Cognition* 13, pp. 133–147
Caplan, D., 1992. *Language. Structure, Processing, and Disorders*. Cambridge, Mass.
*Catford, J.C., 1988. *A practical Introduction to Phonetics*. Oxford
Chomsky, N., 1957. *Syntactic Structures*. The Hague
1965 *Aspects of the Theory of Syntax*. Cambridge, Mass., dt. 1969, *Aspekte der Syntaxtheorie*. Frankfurt/Main
1970 *Sprache und Geist*. Frankfurt/Main
1976 *Reflections on Language*. Glasgow
Chomsky, N., 1981. *Lectures on Government and Binding. The Pisa Lectures*. Dordrecht
Chomsky, N., 1986a. *Knowledge of Language. Its Nature, Origin, and Use*. New York
Chomsky, N., 1986b. *Barriers*. Cambridge
Chomsky, N., 1995. *The Minimalist Program*. Cambridge
Chomsky, N. / Halle, M., 1968. *The Sound Pattern of English*. London
Clahsen, H., 1984. Der Erwerb der Kasusmarkierungen in der deutschen Kindersprache. In: *Linguistische Berichte* 89, pp. 1–31
Clark, E.V., 1973. What's in a Word? In: Moore, T. (ed.) *Cognitive Development and the Acquisition of Language*. New York, pp. 65–110
*Clark, H.h. / Clark, E.V., 1977. *Psychology and Language: An Introduction to Psycholinguistics*. New York
Code, C. / Müller, D., 1995. *Treatment of Aphasia: From Theory to Practice*. London
Cole, R.A. / Scott, B., 1974. Toward a Theory of Speech Perception. In: *Psychological Review* 81, pp. 348–374
Conklin, H.C., 1955. Hanunôo Color Categories. In: *Southwestern Journal of Anthropology* 11, pp. 339–344; nachgedruckt in Hymes, D. (Hrsg.) 1964, *Language in Culture and Society*. New York, pp. 189–192
Conti-Ramsden, G. / Friel-Patti, 1983. Mothers' discourse adjustments to language-impaired and non-language-impaired children. In: *Journal of Speech and Hearing Disorders* 48, pp. 360–367
Cooper, W., 1975. Selective Adaptation to Speech. In: Restle, F. / Shiffrin, R.M. / Castellan, N.J. / Lindman, H. / Pisoni, D.B. (Eds.) *Cognitive Theory* (Vol. 1). Hillsdale, N.J. pp. 23–54
*Coulmas, F. (ed.), 2000. *The Handbook of Sociolinguistics*, Cambridge, MA
Craig, H.K. / Washington, J.A., 1993. The access behaviors of children with specific language impairment. In: *Journal of Speech and Hearing Research* 36, pp. 322–336

Croft, W. / Cruse, D.A., 2004. *Cognitive Linguistics*. Cambridge

Crystal, D., 1980. *Introduction to Language Pathology*. London

*1981 *Clinical Linguistics*. Wien, New York

*1982 *Profiling Linguistic Disability*. London

1984 *Linguistic Encounters with Language Handicap*. London

Crystal, D., 1993. *Die Cambridge Enzyklopädie der Sprache*. Frankfurt/Main

Crystal, D. / Fletcher, P. / Garman, M., 1976. *The Grammatical Analysis of Language Disability*.

Danly, M. / Shapiro, B.E., 1982. Speech prosody in Broca's aphasia. In: *Brain and Language* 16, pp. 171–190

Denison, N., 1985. Sprache als Forschungsgegenstand. In: Freisitzer, K. / Höflechner, W. / Holzer, H.L. / Mantl, W. (Hrsg.) *Tradition und Herausforderung. 400 Jahre Universität Graz*. Graz, pp. 430–435

Dressler, W.U., 1980. Qualitative Merkmale phonologischer Paraphasien als Diagnosehilfe. In: Gloning, K. / Dressler, W.U. (Hrsg.) *Paraphasie*. München, pp. 53–62

Dressler, W.U. / Pleh, C., 1988. On text disturbances in aphasia. In: W.U. Dressler / J.A. Stark (eds.) *Linguistic Analyses of aphasic Language*. New York

Duden. 1973. *Die Grammatik*. Mannheim/Wien/Zürich

Eimas, P.D., 1975. Speech Perception in Early Infancy. In: Cohen, L.B. / Salapa-tek, P. (Eds.) *Infant Perception: From Sensation to Cognition* (Vol. 2), New York, pp. 193–231

Eimas, P.D. / Corbit, J., 1973. Selective Adaptation of Linguistic Feature Detectors. In: *Cognitive Psychlogy* 4, pp. 99–109

Eimas, P.D. / Siqueland, E.R. / Jusczyk, P. / Vigorito, J., 1971. Speech Perception in Infants. *Science* 171, pp. 303–306

Emmorey, K., 1987. The neurological substrates for prosodic aspects of speech. In: *Brain and Language* 30, pp. 305–320

Erben, J., 1971[11]. *Deutsche Grammatik*. München

Fillmore, C.J., 1968. The Case for Case. In: Bach, E. / Harms, R.T. (Eds.) *Universals in Linguistic Theory*. New York, pp. 1–90; dt. 1977[2]. Plädoyer für Kasus. In: Abraham, W. (Hrsg.) *Kasustheorie*. Frankfurt/Main, pp. 1–118

1977 The Case for Case Reopened. In: Cole, P. / Sadock, J.M. (Eds.) *Syntax and Semantics 8: Grammatical Relations*. New York; dt. 1981. Die Wiedereröffnung des Plädoyers für Kasus. In: Pleines, J. (Hrsg.), *Beiträge zum Stand der Kasustheorie*. Tübingen, pp. 13–43

Fleischer, W. / Helbig, G. / Lerchner, H. (Hrsg.), 2001. *Kleine Enzyklopädie der deutschen Sprache*. Frankfurt am Main

Franke, U., 1978. *Logopädisches Handlexikon*. München/Basel

Freedman-Stern, R. / Ulatowska, H.K. / Baker, T. / DeLacoste, C., 1984. Disruption of written language in aphasia: A case study. In: *Brain and Language* 21, pp. 181–205

Gadler, Hp., 1976. *Wie restringiert spricht die Unterschicht wirklich? (Eine empirische Studie zu den Differenzen in der Syntax der Mittelschicht und der Unterschicht.)* Frankfurt/Main
Gadler, Hp. / Zechner, K., 1992. AUSWEGE – WEGE in Österreich. In: V.M. Roth (Hrsg.), *Computer in der Sprachtherapie.* Tübingen
Gallagher, T.M., 1991. A retrospective look at clinical pragmatics. In: T.M. Gallagher (ed.), *Pragmatics of Language: Clinical Practice Issues.* San Diego, CA, pp. 1–9
Gandour, J. / Ponglorpisit, S. / Khunadorn, F. / Dechongkit, S. / Boongird, P. / Boonklam, R. et al., 1992. Lexical tones in Thai after unilateral brain damage. In: *Brain and Language* 43, pp. 275–307
Garman, M., 1990. *Psycholinguistics.* Cambridge
Grassegger, H., 1988. *Signalphonetische Untersuchungen zur Differenzierung italienischer Plosive durch österreichische Sprecher* (= Forum Phoneticum 40), Hamburg
*Grassegger, H., 2001. *Phonetik Phonologie.* Idstein
Grice, H.P., 1968. Logic and conversation. In: P. Cole / J.L. Morgan (eds.), *Syntax and Semantics.* Bd. 3: Speech Acts. New York, pp. 41–58
Grodzinsky, Y., 1990. *Theoretical Perspectives on Language Deficits.* Cambridge
*Grohnfeldt, M. (Hrsg.), 1989ff. *Handbuch der Sprachtherapie.* Bde. 1–8. Berlin
Grunwell, P., 1982. *Clinical Phonology.* London

*Hakkarainen, H.J., 1995. *Phonetik des Deutschen.* München
Halliday, M.A.K., 1973. *Explorations in the Functions of Language.* London; dt.
1975 *Untersuchungen zur Funktion der Sprache.* Hannover
1975 *Learning How to Mean.* London
Heidolph, K.E. / Flämig, W. / Motsch, W., 1981. *Grundzüge einer deutschen Grammatik.* Berlin
Heilman, K.M. / Scholes, R. / Watson, R.T., 1975. Auditory Affective Agnosia. Disturbed Comprehension of Affective Speech. *Journal of Neurology, Neurosurgery and Psychiatry* 38, pp. 69–72
Heilmann, K. / Bowers, D. / Speedie, L. / Coslett, H., 1984. Comprehension of affective and nonaffective prosody. In: *Neurology* 34, pp. 917–920
Helbig, G. / Buscha, J., ^{8}1984. *Deutsche Grammatik. Ein Handbuch für den Ausländerunterricht.* Leipzig
Hentschel, E. / Weydt, H., ^{2}1994. *Handbuch der deutschen Grammatik.* Berlin
Hockett, C.F., 1960. The origin of speech. In: *Scientific American* 203, pp. 89–96
Hörmann, H., 1976. *Meinen und Verstehen.* Frankfurt/Main
Huber, W. / Poeck, K. / Weniger, D. / Willmes, K., 1983. *Der Aachener Aphasietest (AAT).* Göttingen
Hudson, R.A., 1980. *Sociolinguistics.* Cambridge
*Hurford, J.R., 1994. *Grammar. A Student's Guide.* Cambridge
*Hyman, L.M., 1975. *Phonology: Theory and Analysis.* New York

Jakobson, R. / Halle, M., 1956. *Fundamentals of Language.* The Hague; dt. 1960. *Grundlagen der Sprache.* Berlin
Jespersen, O., 1904. *Lehrbuch der Phonetik.* 7. Auflage Leipzig 1912

*Keller, J. / Leuninger, H., 1993. *Grammatische Strukturen – Kognitive Prozesse. Ein Arbeitsbuch.* Tübingen

Kimura, D., 1967. Functional Asymmetry of the Brain in Dichotic Listening. In: *Cortex* 3, pp. 163–178

Kimura, D., 1971. Some Effects of Temporal Lobe Damage on Auditory Perception. In: *Canadian Journal of Psychology* 15, pp. 156–165

*Kleiber, G., 1993. *Prototypensemantik. Eine Einführung.* Tübingen

Knura, G., 1980. Grundfragen der Sprachbehindertenpädagogik. In: Knura, G. / Neumann, B. (Hrsg.), *Pädagogik der Sprachbehinderten.* Berlin, pp. 3–64

*Kohler, K.J., 1977. *Einführung in die Phonetik des Deutschen.* Berlin

Kotten, A., 1979. Verbale Umwegleistungen bei Aphasikern. In: Peuser, G. (Hrsg.) *Studien zur Sprachtherapie.* München, pp. 147–164

Kuckenburg, M., 1989. *Die Entstehung von Sprache und Schrift.* Köln

Labov, W., 1972a. *Sociolinguistic Patterns.* Philadelphia

Labov, W., 1972b. *Language in the Inner City.* Philadelphia

Labov, W., 1973. The boundaries of words and their meanings. In: Bailey, Ch. / Shuy, R. (eds.); *New Ways of Analyzing Variation in English.* Washington, DC

Ladefoged, P., 1971. *Preliminaries to Linguistic Phonetics.* Chicago

Ladefoged, P., [2]1982. *A Course in Phonetics.* New York

Lakoff,G., 1971. On generative semantics. In: D.D. Steinberg / L.A. Jakobovits (eds.), *Semantics.* Cambridge, pp. 183–216

*Leech, G., 1974. *Semantics.* Harmondsworth

Leischner, A., 1979. *Aphasien und Sprachentwicklungsstörungen. Klinik und Behandlung.* Stuttgart

Leischner, A., 1980. Über die Einteilung der Paraphasien. In: Gloning, K. / Dressler, W.U. (Hrsg.) *Paraphasie.* München, pp. 21–34

Leonard, L.B., 1986, Conversational replies of children with specific language impairment. In: *Journal of Speech and Hearing Research* 29, pp. 114–119

Liberman, A.M., 1957. Some Results of Research on Speech Perception. In: *Journal of the Acoustical Society of America* 29, pp. 117–123

Liberman, A.M. / Cooper, F. / Shankweiler, D. / Studdert-Kennedy, M., 1967. Perception of the Speech Code. In: *Psychological Review* 74, pp. 431–459

Lieberman, P., 1970. Towards a Unified Phonetic Theory. In: *Linguistic Inquiry* 3, pp. 307–322

*Linke, A. / Nussbaumer, M. / Portmann, P.R., [2]1994. *Studienbuch Linguistik.* Tübingen

Lisker, L. / Abramson, A., 1964. A Cross-language Study of Voicing in Initial Stops: Acoustical Measurements. In: *Word* 20, pp. 384–422

Lisker, L. / Abramson, A., 1970. The Voicing Dimension: Some Experiments in Comparative Phonetics. In: *Proceedings of the 6th International Congress of Phonetic Sciences.* Prague, pp. 563–567

*Löbner, S., 2002. *Understanding Semantics.* London

Lyons, J., 1968. *Introduction to Theoretical Linguistics.* Cambridge

Lyons, J., 1977. *Semantics.* Bd. 1/2. London

Matthews, P.H., 1970. Recent Developments in Morphology. In: Lyons, J. (Ed.), *New Horizons in Linguistics*. Harmondsworth, Middlesex, pp. 96–114

Miller, J.F., 1981. *Assessing Language Production in Children*. Baltimore, Maryland

Monrad-Krohn, G.H., 1947. The Prosodic Quality of Speech and its Disorders. In: *Acta Psychiatrica et Neurologica Scandinavia* 22, pp. 255–269

Morse, P.A., 1972. The Discrimination of Speech and Nonspeech Stimuli in Early Infancy. In: *Journal of Experimental Child Psychology* 14, pp. 477–492

Müller, F., 1981. Zur Anwendung von Kasusbegriffen in der Spracherwerbstheorie. In: Pleines, J. (Hrsg.) *Beiträge zum Stand der Kasustheorie*. Tübingen, pp. 161–178

Mugdan, J., 1977. *Flexionsmorphologie und Psycholinguistik*. Tübingen

Neuland, E., 1975. *Sprachbarrieren oder Klassensprache. Untersuchungen zum Sprachverhalten im Vorschulalter*. Frankfurt/Main

*O'Connor, J.D., 1973. *Phonetics*. Harmondsworth, Middlesex

Ostwald, P.F., 1964. How the Patient Communicates about Disease with the Doctor. In: Sebeok, T.A. / Hayes, A.S. / Bateson, M.C. (eds.) *Approaches to Semiotics*. The Hague/Paris, pp. 11–49

Ouelette, G. / Baum, S., 1994. Acoustic analysis of prosodic cues in left- and right-hemisphere-damaged patients. In: *Aphasiology* 8, 257–283

Paradis, M. (ed.), 1995. *Aspects of Bilingual Aphasia*. Oxford

Paradis, M., 2004. *A Neurolinguistic Theory of Bilingualism*. Amsterdam

Peirce, Ch. S., (1931–58), *Collected Papers*. Cambridge, MA.

Pell, M., 1996. On the receptive prosodic loss in Parkinson's disease. In: *Cortex* 32, pp. 693–704

Pell, M., 1998. Recognition of prosody following unilateral brain lesion: Influence of functional and structural attributes of prosodic contours. In: *Neuropsychologia* 36, pp. 701–715

Pell, M., 1999. Fundamental frequency encoding of linguistic and emotional prosody by right hemisphere damaged speakers. In: *Brain and Language* 69, pp. 161–192

*Peuser, G., 1978. *Aphasie*. München

*Peuser, G., 2000. *Sprachstörungen: Einführung in die Patholinguistik*. München

Philipp, M., 1974. *Phonologie des Deutschen*. Stuttgart

Pick, A., 1913. *Die agrammatischen Sprachstörungen. Studien zur psychologischen Grundlegung der Aphasielehre*. Berlin

*Pompino-Marshall, B., 1995. *Einführung in die Phonetik*. Berlin, New York

*Pullum, G.K. / Ladusaw, W.A., 1986. *Phonetic Symbol Guide*. Chicago

Ries, J., 1931. *Was ist ein Satz?* Prag

Rohen, J.W., 1973. *Funktionelle Anatomie des Menschen*. Stuttgart-New York

Rosch-Heider, F., 1973. On the Internal Structure of Perceptual and Semantic Categories. In: Moore, T.E. (ed.) *Cognitive Development and the Acquisition of Language*. New York, London, pp. 111–144

Rosenblith, W.A., 1963. La perception catégorielle des phénomènes sonores. In: Moles, A.A. / Vallencien (Eds.) *Communications et langages*. Paris, pp. 67–76

Ross, E., 1981. The aprosodias: Functional-anatomic organization of the affective components of language in the right hemisphere. In: *Archives of Neurology* 38, pp. 561–569

Sasanuma, S. / Tatsumi, I.F. / Fujisaki, H., 1976. Discrimination of Phonemes and Word Accent Types in Japanes Aphasic Patients. In: Loebell, R. (ed.) *XVIth International Congress of Logopedics and Phoniatrics*. Basel, pp. 403–408

Saussure, F. de, 1916. *Cours de Linguistique Général*. Paris; dt.: 1967². *Grundfragen der allgemeinen Sprachwissenschaft*. (Ed. P. v. Polenz) Berlin

Schlanger, B.B., 1973. Identification by Normal and Aphasie Subjects of Semantically Meaningful and Meaningless Emotionally Toned Sentences. In: *Acta Symbolica* 4, pp. 30–38

Schlanger, B.B. / Schlanger, P. / Gerstman, L.J., 1976. The Perception of Emotionally Toned Sentences by Right-Hemisphere-Damaged and Aphasie Subjects. In: *Brain and Language* 3, pp. 396–403

Schütze, C.T., 1996. *The Empirical Base of Linguistics. Grammaticality Judgements and Linguistic Methodology*. Chicago

Schwarz, M., 1996². *Einführung in die Kognitive Linguistik*. Tübingen

*Schwarz, M. / Chur, J., 1996². *Semantik. Ein Arbeitsbuch*. Tübingen

Searle, J.R., Speech Acts. *An Essay in the Philosophy of Language*. Cambridge

Sebeok, T.A. / Hayes, A.S. / Bateson, M.C. (eds.), 1964. *Approaches to Semiotics*. The Hague/Paris

Seuren, P.A.M., 1985. *Discourse Semantics*. Oxford

Shapiro, B.E. / Danly, M., 1985. The Role of the Right Hemisphere in the Control of Speech Prosody in Propositional and Affective Contexts. In: *Brain and Language* 25, pp. 19–36

*Smith, B.R. / Leinonen, E., 1992. *Clinical Pragmatics. Unravelling the complexities of communicative failure*. London

Smith, E. / Shoben, E.J. / Rips, L.J., 1974. Comparison Processes in Semantic Memory. In: *Psychological Review* 81, pp. 214–241

Springer, S.P. / Deutsch, G., 1981. *Left Brain, Right Brain*. San Francisco

Stachowiak, F.J. / Huber, W. / Poeck, K. / Kerschensteiner, M., 1977. Text comprehension in aphasia. In: *Brain and Language* 4, pp. 177–195

Stachowiak, F.J., 1979. *Zur semantischen Struktur des subjektiven Lexikons*. München

Starkstein, S. / Federoff, J. / Price, T. / Leiguarda, R. / Robinson, R., 1994. Neuropsychological and neuroradiologic correlates of emotional prosody comprehension. In: *Neurology* 44, pp. 515–522

Stock, D., 1971. *Untersuchungen zur Stimmhaftigkeit hochdeutscher Phonemrealisationen*. Hamburg

Tillmann, H.G. / Mansell, P., 1980. *Phonetik*. Stuttgart

Tomasello, M., 2004. What kind of evidence could refute the UG hypothesis? Commentary on Wunderlich. In: *Studies in Language* 28,3, pp. 642–645

Tompkins, C.A. / Flowers, C.R., 1985. Perception of emotional intonation by brain-damaged adults: The influence of task processing levels. In: *Journal of Speech and Hearing Research* 28, pp. 527–538

Trubetzkoy, N.S., 1967⁴. *Grundzüge der Phonologie*. Göttingen

Ulatowska, H.K. / Hayashi, M.M. / Cannito, M.P. / Fleming, S.G., 1986. Disruption of reference in aging. In: *Brain and Language* 28, pp. 24–41

Ulatowska, H.K. / Chapman, S., 1993. Text processing in aphasia. In: G. Blanken et al. (Hrsg.) *Linguistic Disorders and Pathologies*, pp. 303–310

Van Lancker, D., 1980. Cerebral lateralization of pitch cues in the linguistic signal. In: *International Journal of Human Communication* 13, pp. 227–277

Van Lancker,D. / Sidtis, J.J., 1992. The identification of affective-prosodic stimuli by left- and right-hemisphere-damaged subjects: all errors are not created equal. In: *Journal of Speech and Hearing Research* 35, pp. 963–970

Volmert; J. (Hrsg.), 1995. *Grundkurs Sprachwissenschaft. Eine Einführung in die Sprachwissenschaft für Lehramtsstudiengänge.* München

Weniger, D., 1978. Zur Prosodie bei Aphasie. In: Peuser, G. (Hrsg.) *Brennpunkte der Patholinguistik.* München, pp. 305–325

Werner, O., 1972. *Phonemik des Deutschen.* Stuttgart

Wetherby, A.M. / Prizant, B.M. / Schuler, A.L., 2000. Understanding the nature of communication and language impairments. In: A.M. Wetherby / B.M. Prizant (eds.), *Autism Spectrum Disorders: A transactional developmental Perspective.* Baltimore, pp. 109–141

Wittgenstein, L., 1960. *Philosophische Untersuchungen.* Frankfurt

Wode, H., 1970. *Linguistische Untersuchungen zum Parkinsonismus.* Basel/München/ Paris/New York

*Wurzel, W.U., 1970. *Studien zur deutschen Lautstruktur.* Berlin

Zoeppritz, M., 1976. Kasus für Deutsch. In: Grammatik. Akten des 10. Linguistischen Kolloquiums Tübingen, 1975. Tübingen, pp. 199–208 1977. Kasuserkennung. In: *Semantik und Pragmatik. Akten des 11. Linguistischen Kolloquiums Aachen 1976.* Tübingen, pp. 175–183

Zurif, E., 1974. Auditory Lateralization: Prosodic and Syntactic Factors. In: *Brain and Language* 1, pp. 391–404

Zurif, E. / Mendelsohn, M., 1972. Hemispheric Specialization for the Perception of Speech Sounds: The Influence of Intonation and Structure. In: *Perception and Psychophysics* 11, pp. 329–332